现代
医疗管理统筹

韩冬博 等◎主编

长江出版传媒 ⑩湖北科学技术出版社

图书在版编目(CIP)数据

现代医疗管理统筹 / 韩冬博等主编. — 武汉：湖北科学技术出版社，2023.6
ISBN 978-7-5706-2654-0

Ⅰ. ①现… Ⅱ. ①韩… Ⅲ. ①医院-管理 Ⅳ. ①R197.32

中国国家版本馆CIP数据核字(2023)第124340号

责任编辑：许 可　　高 然	封面设计：喻 杨
出版发行：湖北科学技术出版社	电话：027-87679468
地　　址：武汉市雄楚大街268号	邮编：430070
（湖北出版文化城B座13-14层）	
网　　址：http://www.hbstp.com.cn	
印　　刷：湖北星艺彩数字出版印刷技术有限公司	邮编：430070
787×1092　　　1/16	16.5印张　　833千字
2023年6月第1版	2023年6月第1次印刷
	定价：88.00元

《现代医疗管理统筹》
编委会

前　言

　　现代医院管理是指把现代自然科学、社会科学和管理科学知识及成就应用于医院管理工作,促使医院管理现代化、科学化所进行的计划、组织、指挥、监督和调节等系列活动的总称。也就是说,用现代科学的思想、组织、方法和手段,对医院医疗技术和医院经济进行有效的管理,使之创造最佳的社会效益和经济效益。因此,现代医院管理必须紧密结合社会经济、科学技术发展和改革实践进行。

　　信息技术革命的浪潮汹涌澎湃,在信息技术高度发达、快速进步的大背景下,医院发展要跟上潮流,医院要准确地认知和应用互联网、大数据等信息化手段,使其为患者服务、为医疗服务、为管理服务。本书主要介绍了医院管理与医院信息化、医院管理学、医院智能化管理、医院信息系统、医院信息系统运维管理等方面的内容。本书内容丰富、切合实际、可操作性强。本书编者均来自医院管理层,在医院管理方面有着丰富的经验,希望本书能给广大的医院管理工作人员提供些许帮助。

　　由于时间仓促,加之编写人员能力有限,书中恐有不足之处,欢迎广大读者提出宝贵的意见和建议,以推动医院管理制度体系日趋完善。在本书的编写过程中,得到了相关职能部门员工和临床一线医务人员的大力支持与配合,在此致以诚挚的谢意。

编　者

目　　录

第一章 医院管理制度的基本理论

第一节 医 院 概 述

一、基础概念

(一)医院

医院(hospital)是以诊疗疾病、照护患者为主要目的的医疗机构。具体来说,医院是运用医学科学理论和技术,对患者或特定人群进行防病、治病,提供保健服务的场所,备有一定数量的病床、医务人员和必要的设备,通过医务人员的集体协作,以达到对住院或门诊患者实施诊疗护理与防病工作的医疗事业机构。

根据定义,构成一所医院至少应具备以下几个基本条件。

(1)医院应有正式的病房和一定数量的病床设施,应有能力为住院患者提供合格与合理的诊疗、护理和基本生活服务。以实施住院诊疗为主,一般设有相应的门诊部。

(2)应有基本的医疗设备。

(3)应有相应的、系统的人员编配。

(4)医院应具备基本的医疗、休养环境及卫生学管理设施。

(二)现代医院

关于"现代"含义的解释,德国哲学家、社会学家哈贝马斯指出:"人的现代观随着信念的不同而发生了变化。此信念由科学促成,它相信知识无限进步、社会和改良无限发展。"20世纪70年代至今,为我国现代医院时期。随着社会经济和现代医学科学的发展,现代医院已逐步成为医疗、教学、科研、预防康复和指导基层卫生保健的中心。和传统医院相比,现代医院主要有以下几个特点:一是日益形成分工精细与多种综合的新型医疗技术结构;二是广泛应用现代科学技术的成就;三是培养了一支掌握现代科学技术的专业队伍;四是医疗设备先进、医院建筑现代化;五是医院管理科学化、系统化、信息化;六是医院从医疗型逐步向医疗、预防、保健型转化;七是医院的社会化程度越来越高,医院环境庭院化并向家庭化、艺术化发展。

二、医院的分类

医院根据其所有制的形式,分为公立医院和民营医院。在我国,民营医院根据收支结余的分配形式,又分成营利性及非营利性两种。

(一)根据医院所有制形式分类

公立医院是指政府或社会其他组织为了社会公益目的,利用国有资产举办的,纳入财政预算管理的非营利性医院。

从产权结构角度讲,公立医院也指基于出资人角度,医院的资本结构中国有资本独资或控股的医院,主办主体包括政府举办、国有企事业单位举办等,其基本特征为体现国有资本意志,具有公益性质,提供基本医疗服务,承担维护健康公平的社会责任等。

民营医院(又称非公立医院私立医院),指由社会资本(含外资)依法建立的自主经营、自负盈亏的医院,主要包括联营、股份合作、私营、港澳台投资和外国投资等医院。根据经营性质不同,分为营利性医院与非营利性医院。民营医院的社会责任体现的是医院的自主自愿行为。因此,民营医院与政府之间的关系与公立医院略有不同。例如,营利性的民营医院还要在工商、税务等部门登记。

(二)根据医院收支结余分配形式分类

非营利性医院是指为社会公众利益服务而设立和运营的医院,实际运营中的收支结余只能用于医院自身发展。非营利性医院包括公立医院和民办非营利性医院。

营利性医院是指医疗服务所得收益可用于投资者经济回报的医院。在我国,营利医院都是民办的。

非营利性医院与营利性医院在经营目的、服务任务、收入去向、财政、价格、税收政策等制度方面存在一定的不同。

(三)根据我国政府对医院监管方式分类

习惯上,目前我国政府对医院的监管对象是以所有制形式来分类的(公立医院与民营医院)。然而,仅以医院产权的"公有制"与"私有制"属性来确定医院性质是不恰当的,这种分类方式是不符合社会主义市场经济的,也是不利于医院发展的,这种分类方式在一定程度上局限了民办非营利性医院的发展。

按照医院的营利目的或收支结余分配方式来确定政府监管医院的类别(营利性医院和非营利性医院),才真正符合医院行业发展规律。

在我国,公立医院都是非营利性的,但是非营利性医院既包括公立医院(政府办非营利性医院),又包括民办非营利性医院。建议描述政府的主要监管对象时用"对非营利性医院的监管"替代"对公立医院的监管",目的在于:一是强化非营利性医院的概念,弱化了公立医院"事业单位"的身份,有助于赋予公立医院更充分的经营管理自主权;二是强化非营利性医院的概念,更利于政府对医院财务制度、经济运行机制的运行监管;三是强化非营利性医院的概念,有利于政府的职能转变、淡化行政化色彩;四是强化非营利性医院的概念,也为社会资本进入医疗卫生领域创造了利好的政策环境。

因此,我国政府对医院的监管对象有3种,分别是公立医院(政府办非营利性医院)、民办非营利性医院和民办营利性医院(简称营利性医院)。

第二节　现代大学制度对医院管理制度的启示

一、基本概念

(一)大学管理制度

大学因生存和发展的需要制定出一系列与之相适应的规则来统一行动、工作,如果没有规范性的大学管理制度,大学就不可能正常健康地运行,也难以实现大学的发展目标。著名学者邬大光认为,"大学管理制度一般可以从宏观和微观两个层面进行理解。宏观的大学管理制度是指一个国家或地区的高等教育管理系统,包括了大学管理体制、投资体制以及办学体制等;微观的大学管理制度是指一所大学内部的组织结构与运行机制,它包括了大学组织机构的设计职能部门划分及职能分工、岗位工作说明、教学管理制度、学生管理制度等"。笔者立足于"制度"本身对大学管理制度进行理解,从而将大学管理制度界定为:它是指维持大学组织生存和运作的一系列组织行为规则和运行机制的总称。

大学管理制度作为一个制度体系,和制度一样,同样是由 3 个不同的类型组成,是正式约束、非正式约束和实施机制的有机统一。大学存在于社会这个复杂的环境下,必然与所处的环境有着各种各样的联系并受其制约,因此,我们把正式约束理解为制度环境。非正式约束是指不同的学校有着不同的定位、功能、风格、特色,因而在大学内部形成了长期的、各自传统的、被人们无意识接受的、持久的生命力,构成世代相传、独具风格的文化的一部分。实施机制是指为确保所制定的规则得以顺利执行,确保大学这一组织内部各成员可能进行的合作或竞争方式的一种安排。同样,这 3 个部分也构成了完整的大学管理制度的内涵。

大学管理制度分为根本制度和非根本制度。大学管理的根本制度,是基础性制度,在大学工作中决定其他制度,是制定其他制度的依据。也就是说大学管理制度可以分为两个层面:第一层是大学法人治理结构方面的管理制度,如涉及党政、工会、教代会依法运作及互相协调的管理制度等,这是根本制度;第二层是日常科研工作、教学、学术方面的管理制度,如涉及教学、人、设备、信息、资金等资源的配置和管理,学术研究、科研开发、技术服务的过程管理等。

(二)现代大学制度

现代大学制度是以现代大学理念为基础,依据大学的发展规律建立起来的区别于传统大学的制度模式。原中央政治局委员、国务院副总理刘延东指出,建立中国特色现代大学制度,宏观层面上(学校与外部的关系),要转变政府职能,处理好政府学校、社会的关系,要强化政府统筹指导、宏观布局和质量监督功能,推动高校面向社会、依法自主办学、实行民主管理,发挥社会力量在高校公共治理、评估评价等方面的作用,为高校发展创造良好外部环境;微观层面上(学校内部),高校要完善内部治理结构,坚持和完善党委领导下的校长负责制,充分发挥学术组织作用,拓宽师生参与民主管理和监督的渠道,构建以大学章程为龙头的制度体系,深化人才培养、人事制度、科研及院系管理体制改革,增强高校健康发展的内生动力。

二、政府与大学的关系

公立高校是我国高等学校的主体,在现行体制下,公立高校是国家全额拨款的事业单位,政府与公立高校之间属于管理与被管理关系。近年来,我国对大学管理制度进行了一系列的改革,党的十八届三中全会通过的《中共中央关于全面深化改革若干重大问题的决定》提出,要扩大学校办学自主权,完善学校内部治理结构;逐步取消学校、科研院所、医院等单位的行政级别。

2014 年,《国家教育体制改革领导小组办公室关于进一步落实和扩大高校办学自主权完善高校内部治理结构的意见》指出,根据《中华人民共和国高等教育法》规定,立足现阶段我国高等教育改革发展实际,当前落实和扩大高校办学自主权着重从以下 7 个方面推进:一是支持高校科学选拔学生,深化考试招生制度改革;二是支持高校调整优化学科专业,鼓励高校办出特色;三是支持高校自主开展教育教学活动,深化人才培养模式改革;四是支持高校自主选聘教职工,发挥各类人才的积极性、创造性;五是支持高校自主开展科学研究、技术开发和社会服务,为提升创新能力创造条件;六是支持高校自主管理使用学校财产经费,提高经费使用效益;七是支持高校扩大国际交流合作,提高高等教育国际化水平。

政府正从传统的集权管理模式中走出来,其主要职能将主要体现在以下几个方面:一是规划与立法;二是拨款与筹款;三是评估与监督;四是制定各级各类高校的设置基准,严格审批新建高校;五是制定高校干部任免标准。

三、对我国现代医院管理制度设计的借鉴

大学与医院在机构性质上同属于国家事业单位,由于历史原因,目前都有过度行政化的问题。当前我国正处在改革开放和现代化建设的社会转型时期,旧的体制和机制已明显不适合新时代的要求。

在高校管理体制改革中,重构政府与高校的关系,改革政府管理模式,将大学举办权、管理权和办学权分离、落实和扩大高校办学自主权。政府的力量、市场的力量、社会的力量形成合力,与高等学校内部的力量形成互动,促进高等学校面向社会,依法自主办学,实行民主管理,将高等学校内部管理体制改革推向前进,推动建立和完善现代大学制度、落实党委领导下的校长负责制;逐步取消高校行政级别,实现高校去行政化;引入大学的市场竞争机制,形成多元化办学模式;鼓励社会参与管理,强化中介组织"第三方评价"以完善监督管理机制等外部管理制度,建立现代大学法人制度、实现扁平化管理及"按需设岗、公开招聘、平等竞争、择优聘任、严格考核、合同管理"的人事制度改革等内容均为政府对医院的监管提供了有力借鉴。

第三节 现代企业制度对医院管理制度的启示

一、基本概念

(一)企业管理制度

企业管理制度是企业为了保证正常生产经营管理秩序而制定的,要求员工在生产经营活动中共同遵守的各种规定、规则、章程、办法、标准、程序等规范性文件的总称,也可以是管理行为者在管理实践过程中逐步形成并一致认可的约定俗成的习惯。从最广义的角度来看,企业理念、宗旨、价值观等能够规范员工行为,也是一种制度,只是其形式是一种无形的、内化的制度。企业管理制度是企业管理系统的必备组成部分,由各职能部门制订,经公司审核、批准、实施,既要与国家、行业性法规相结合,也可在企业内部自成一体。企业因为生存和发展需要而制定这些系统性、专业性相统一的规定和准则,就是要求员工在职务行为中按照企业经营生产、管理相关的规范来统一行动工作,如果没有统一规范的企业管理制度,企业就不可能实现既定的发展战略。

企业管理制度将企业一些周而复始的行为以明确具体的程序和标准固化,使企业精神和

理念通过制度的形式表现出来,对成员有一定的导向作用。"没有规矩,不成方圆",管理制度规定了企业行为中哪些可以做、好好做,哪些不能做,不该做,对于员工的行为加以约束和规范,从而帮助企业达到控制要求。因此,管理制度体现了企业管理的刚性要求,它的规范作用,引导作用和制约作用共同保障了相对稳定的企业发展。鉴于此,有人指出,现代企业的竞争首先是资源的竞争,其次是制度的竞争,最后才是人才的竞争。而现代的中国企业绝大多数处于第一类竞争向第二类竞争的转化阶段,在这段时期,对于中国企业来说,制定有效的管理制度是关系到企业未来是否能够持续稳定经营的重点,提升企业管理制度的有效性也就变成一件迫不及待的事情。

目前,企业大都按业务性质对管理制度进行分类,参照管理机构的设置,一般分为科研技术、生产制造、企业经营、法律事务、知识产权财务管理、资产管理、人力资源、产品质量、安全环保、经销服务、行政后勤等若干门类。在层次上,一般可分为 3 个层次。第一层次是指规范企业总体运行和重大事项的管理制度,如企业章程、企业工作规则等,在企业管理制度体系中具有最高的效力,也是其他管理制度制定的依据;第二层次是指在每个门类,也就是每一方面工作的总体规定,是这一类工作总的准则,一般以"规定"为名称,如企业法律事务工作规定等;第三层次是指某一门类总体规定下,针对某一项具体业务而制定的规章制度,一般应以"办法""实施细则"等为名称,如企业法律事务工作中的企业外聘律师管理办法等。

(二)现代企业管理制度

现代企业管理制度是现代企业制度的基本组成部分,是对企业管理活动的各项制度安排,包括公司经营目的和观念、目标与战略、管理组织及各业务职能领域活动的规定。它是企业员工生产经营活动中须共同遵守的规定和准则的总称,具体表现为企业的人事制度、生产管理制度、民主管理制度等一切规章制度。其特征是:以现代经营观念为指导,以市场为导向,面向消费者,生产与流通相结合,内部条件和外部环境相结合,经营战略与具体战术相结合。

二、政府与企业的关系

政府对企业的监管是以国有资产监督管理委员会(以下简称国资委)为核心和龙头,以政府监管和社会监管为保证的监管体系。国资委主导下的监管体制有三方面的特点。

一是权限划分方面。由国家统一所有,分级管理,国务院代表国家对国有资产行使所有者职能变为国家所有,中央政府和地方各级政府分别代表国家对本级政府的国有资产履行出资人职责,并开展监管工作。

二是监管机构方面。新体制设立了唯一代表政府行使出资人职责的国资委,改变了多个部门分别行使国有资产所有者职能的不合理状态。

三是监管权限方面。国资委整合了原有企业监管部门的相关权力,按照管人、管事、管资产相结合的原则,全面负责对企业的监管工作。

国资委的职责和任务是:代表国家履行出资人职责,依法对企业的国有资产进行监管,确保国有资产保值增值,指导推进国有企业改革和重组及现代企业制度建设,完善公司治理结构。国资委在企业监管方面被赋予的权力主要有:人事任免权、资产监管权、重大事项的决定权、日常监控权和拟定相关法规的权力。

2013 年,《中共中央关于全面深化改革若干重大问题的决定》进一步提出深化国有企业改革的方向和任务,强调:"完善国有资产管理体制,以管资本为主加强国有资产监管,改革国有资本授权经营体制,组建若干国有资本运营公司,支持有条件的国有企业改组为国有资本投资公司。"

2015年,中共中央、国务院印发了《关于深化国有企业改革的指导意见》,提出国有企业按照功能划分,实行国有企业分类监管,系统性地组建国有资本运营公司。国有资产管理构架由目前的两级转变为国资监管机构、国有资本投资运营公司和经营性国有企业三级。国资委成为纯粹的监管者,实现与出资者职能的分离。

三、对我国现代医院管理制度设计的借鉴

与企业相比,公立医院虽然具有很强的公益性,但是也具有企业的组织与经营特征,公立医院在生产健康产品的过程中存在大量的经营活动,在机构的经济运行机制上与企业运行也有相似之处,因此,医院的管理体制改革可以部分借鉴企业变革的思路。现代企业的公司是法人企业,公司的管理是由一个法人治理结构来实现的。在我国,对于国有企业而言,法人财产权制度的建设是现代企业制度的关键。现代企业制度的有效运行,得益于规范的法人治理结构和卓有成效的激励与约束机制。鉴于此,我们可以肯定地认为,公司法人治理结构的理论,对于目前我国医院的管理体制的改革同样具有指导作用。我国医院管理体制的改革重点就是建立现代医院法人治理结构,使医院在进行医疗服务的过程中,既保持医院的公益性,又在其经营的过程中取得相应的成效,相得益彰。

另外,国企改革方案中强调,实行国有企业分类监管,系统性地组建国有资本运营公司;国有资产管理构架由两级转变为国资监管机构、国有资本投资运营公司和经营性国企三级;国资委成为纯粹的监管者,实现与出资者职能的分离等,在国有资产监管机构与国家出资企业之间设立经营公司,可以在一定程度上保证国家出资企业的独立自主运营。经营公司作为企业法人、一个资源整合的平台,可以有效地防止政府对国有资产的行政干预,进一步明晰产权关系,完善企业的法人治理结构。这些对于医院管理体制改革——政事分开、管办分开同样具有十分重要的借鉴意义。

第四节　行业监管与运行监管

现代医院监管制度是我国现代医院管理制度的重要组成部分,按照监管内容的不同,可将现代医院监管制度分为行业监管制度和运行监管制度,两者联系紧密,相互影响,构成了政府对医疗服务监管的两大支柱。行业监管制度和运行监管制度的建立健全,对于保障医疗卫生服务的公平性、可及性,维护公民健康权益具有重大意义。

一、行业监管

行业监管,广义上是指监管主体涉及政府各个职能部门(含卫生行政部门)及社会行业组织,监管内容涵盖对医院的准入、价格、质量、医保、管理者任命、编制与人员录用、财政投入与经济运行、规模控制等方面的全行业监管。

这里的行业监管是狭义上的监管,主要指法律法规所规定的,由政府相关部门对医院整个行业的一种政府干预和控制。一般医院行业监管包括医院行业机构、从业人员的准入,医院行业服务提供的价格确定与监督,以及医院行业服务质量的监管。行业监管的对象是行业内的所有医院。

二、运行监管

运行监管,指医院的国有资产管理,院长的选拔、任用、考核,经济运行与财务安全的监管,医院绩效考核与政府财政投入等,进而干预医疗服务提供者的行为,以提高医院的运行效率。

医院的监管不同于事业单位监管,因为医院具有多行业特点,既是事业单位,又是健康服务产业的一个主要环节,即具有生产性和经营性,而且医院生产的健康产品具有特殊性。因此,对医院的监管涉及多方利益,需要多部门协同与监管;政府对医院的监管要考虑其行业特殊性,必须严格落实对医院的行业审批程序,加强其行业监管和运行监管。

对于医院经营性质的行业监管与运行监管的区别在于,当确认医疗机构经营目的的时候,是准入问题,属于行业监管;而对医疗机构进行日常审计,确认其是否按照原定经营性质运营的时候,就是运行监管。

医院运行监管部门作为出资人代表,是"办医院"的职能部门,应该履行职责;卫生行政部门作为"管医院"的职能部门,应该履行医疗质量、医务人员的准入和资质等行业监管。这样才是真正的"管办分开",政府才能真正履行好行业监管与运行监管的职责。

第五节　现代医院管理制度

一、制度

制度,或称建制,是社会科学里的概念。从社会科学的角度来理解,制度泛指以规则或运作模式,规范个体行动的一种社会结构。这些规则蕴含着社会的价值,其运行彰显着一个社会的秩序,被广泛应用到社会学政治学及经济学的范畴之中。制度有广义的解释与狭义的解释。就广义而言,在一定条件下形成的政治、经济、文化等方面的体系就是制度(或称体制),如政治制度经济制度、社会主义制度、资本主义制度等。就狭义来讲,是指一个系统或单位制定的要求下属全体成员共同遵守的办事规程或行动准则,如工作制度、财务制度、作息制度、教学制度等。所谓制度,概括来讲,一般具有以下基本特征:第一,制度是一种规则、法则、规章、行为模式。规则是制度的核心内容。制度具有约束性和强制性,它通过一系列的规则限定了什么是可以做或者是必须做的,为处于其中的人提供奖励或制裁,并通过法律、法规、政策的形式来表现。第二,社会关系决定了制度的规则、法则。通常情况下,人们习以为常的行为方式也是制度的一种表现形式。第三,制度是为了满足人类、社会需要而建立起来并为公众所承认的。

制度也可以包含以下三层含义:第一是宏观层面的,主要是社会形态,如社会制度,它属于国家上层建筑,决定着一个国家各行业的方方面面;第二是中观层面的,主要指各种具体的社会制度,如经济制度政治制度和教育制度等,这个中观层面的制度既包含这一层面的制度的宏观方面,也包含本身范围内的微观层面,体现了制度在宏观层面的要求,又相对独立地规范自己范围内的事务;第三是微观层面的,主要指各种社会组织内部的规章制度,如学校管理制度、军队管理制度和医院管理制度等。制度在反映宏观层面和中观层面制度要求的同时,又对组织自身的具体事务进行独立的规范和要求,有其相对的独立性。

美国学者诺斯认为,"制度是个社会的游戏规则,更规范地讲,它们是为人们的相互关系而人为设定的一些制约",他将制度分为3种类型,即正式规则、非正式规则和这些规则的执行机制。正式规则又称正式制度,是指政府、国家或统治者等按照一定的目的和程序有意识创造的一系列的政治、经济规则及契约等法律法规,以及由这些规则构成的社会的等级结构,包括从宪法到成文法与普通法,再到明细的规则和个别契约等,它们共同构成人们行为的激励和约束;非正式规则是人们在长期实践中无意识形成的,具有持久的生命力,并构成世代相传的文化的一部分,包括价值信念、伦理规范、道德观念、风俗习惯及意识形态等因素;执行机制是为了确保上述规则得以执行的相关制度安排,它是制度安排中的关键一环。这三部分构成完整的制度内涵,是一个不可分割的整体。

此外,我们还可将制度分为岗位性制度和法规性制度两种类型。岗位性制度适用于某一岗位上的长期性工作,所以有时制度也称"岗位责任制",如办公室人员考勤制度、机关值班制度等。法规性制度是对某方面工作制定的带有法令性质的规定,如职工休假制度、差旅费报销制度等。制度一经制定颁布,就对某一岗位上的或从事某一项工作的人员有约束作用,是他们行动的准则和依据。

二、医院管理制度

管理就是在特定的环境下,对组织所投入的资源,如人力、物力、财力及信息进行有效的计划、组织、决策、协调和控制,以便达到既定的组织目标的过程。管理制度即为达到一定的目的而制定的一系列行为规则和运行机制的总称。

医院管理是按照医院工作的客观规律,运用管理学和相关学科的理论和方法,对医院工作进行计划、组织和控制活动,以提高工作效率和效果、发挥医院的整体功能的模式。现代医院管理是指将现代自然科学、社会科学和管理科学知识及成就应用于医院管理工作,促使医院管理现代化、科学化所进行的计划、组织、指挥、控制和协调等一系列活动的总称。也就是说,用现代科学的思想、组织、方法和手段,对医院大医疗技术和医院经济进行有效的管理,使之创造最佳的社会效益和经济效益。现代医院管理是个动态的概念,将随着经济和科学技术的不断发展变化而变化。现代医院管理采用科学的管理方法和管理技术,广泛地运用现代自然科学和社会科学的研究成果,如系统论、控制论和运筹学的应用。现代医院管理中有数以千万计的项目需要收集、储存、传递、处理,现代医院管理要求管理手段现代化,如建立医院管理信息系统使用最优化数学模型、充分发挥计算机在管理中的作用等。由于医院的服务对象是患者,医院管理有其特殊性,不能把医院视为平均价值的集团(部门),医院要提高疗效,缩短疗程,在最舒适的环境下给患者以最经济的治疗。

三、现代医院管理制度

现代医院主要表现为:医院功能多样化,大型医院正在成为集医疗、教学、科研、预防为一体的医学中心和培训基地;大型医院内高度专业分工与多科协作化,新兴学科及边缘学科纷纷成立;医院设备走向自动化、小型化,电子信息程度日益增强,医院建筑不断改进;现代管理理念向医院管理广泛渗透。

现代医院管理制度是指医院在新型的公共治理框架下形成的政府、所有者代表与医院之间责任和权利关系的一系列制度安排及医院内部治理机制设计,包括宏观层面的外部管理制度和微观层面的医院内部管理制度。现代医院管理制度还在探索中,其核心问题是医院的治理问题,即如何使医院的经营管理者追随所有者的目标。建立现代医院管理制度是公立医院改革发展的必经阶段。从广义上来说,现代医院管理制度建设包括医院体制改革、补偿运行机制革新、诊疗质量管理、后勤保障建设等,它涉及了医院管理的各个方面。而从狭义上来看,现代医院管理制度是医院制度的集中表现,是医院管理体制符合时代发展要求,保证医院高效、稳定运行的集中反映。目前各界一般认为,现代医院管理制度就是一种医院管理体制,是医院作为社会公益性组织所表现出的一定的特殊的生产关系。笔者认为,现代医院管理制度是指适应社会发展需求和公立医院改革要求,能够有效改进医院管理,提高医院运行效率,保障医院公益性质的符合行业发展规律的一系列医院制度的总和,包括产权制度、组织制度、法律制度,领导制度和监督制度等形成的管理体制,以及在该体制运行环境下医院处理与各方面关系的行为规范、行为方式、行为准则。

四、新时代中国特色社会主义医院管理制度

新时代中国特色社会主义医院管理制度是指在我国社会、政治、经济转型的新时期,以构建城乡结合、上下结合、急慢分治和防治结合的医疗服务体系,形成基层首诊、双向转诊、分级诊疗、上下联动、急慢分治、防治结合的就医格局为目标,对政府与医院的权责边界、医院法人治理、医院的内部运行机制等内容进行规范的,具有中国特色的系统化制度设计,包括外部管理制度(宏观层面),即明确政府与医院之间的权责边界及医院与市场、医院与社会组织之间的关系而制定的相关法律法规与政策;内部管理制度(微观层面),即医院内部人、财、物、技术、信息、管理架构等规则和章程。

第二章　医院管理与医院信息化

第一节　医院信息管理的概述

一、医院信息管理的相关概念

(一)信息

关于信息的定义有多种解释。信息论的奠基人,美国数学家 Shannon 对信息的定义是:信息是用来消除随机不定性的东西。一般来说,信息的概念有广义和狭义之分。广义的信息是指发生源发出的各种信号和消息被吸收体所理解和接收,这些信号和消息及其所揭示的内容统称为信息。狭义的信息是指经过加工整理后对于接收者具有某种使用价值的数据、消息、情报的总和。我们通常所说的信息是指狭义的信息,其具有客观性、普遍性、无限性、抽象性、依附性、时效性、共享性、传递性等特点。

从不同的角度对信息进行分类,可以产生不同的类型。例如,按信息应用部门划分,可分为医学信息、工业信息、农业信息、政治信息、科技信息、文化信息、经济信息等;按信息的记录符号划分,可分为图像信息、语音信息、文字信息和数据信息等。

(二)医院信息

是指在医院运行和管理过程中产生和收集到的各种医疗、教学、科研、后勤等信息的总和。其中,最主要是医疗业务信息。

医院是一个信息高度集中的单位,医院信息在医院管理中发挥着重要的作用,医院的一切活动都离不开信息的支持。医院信息既是医院管理的对象,也是医院日常管理的基础。医院信息涉及患者的生命安危,其定量和定性的判断都要求十分准确,不允许有误差、遗漏和失真。

(三)医院信息管理

是指通过科学的处理信息,建立管理信息系统和情报资料管理系统,以开发信息资源,使信息为医疗及管理服务。医院信息管理是医院现代化管理的客观要求,其过程就是利用现代信息和通信技术改造医院业务流程中的主要环节,提高管理效率,达到医患之间、医护之间、科科之间、院科之间等的信息分享、协调和合作的过程。

二、医院信息的分类

医院信息可分为医疗业务信息、医院管理信息和医学咨询信息三大类。医疗业务信息主要是患者的临床诊疗信息,包括临床诊断信息、医学影像检查信息、护理信息、营养配餐信息、治疗信息、药物检测信息、重症监护信息等;医院管理信息主要包括医院决策辅助信息、医疗管理信息、护理管理信息、科教管理信息、药品管理信息、器械设备管理信息、物资材料管理信息、环境卫生管理信息、情报资料管理信息、财会管理信息、医院经营管理信息、人事工资管理信息;医学咨询信息包括医学情报、科技情报、各种文字、视听检索资料、病案、图书、期刊和文献资料等。其中最重要的是医疗业务信息。

(一)医疗业务信息

指医护人员从患者及其家属身上获取的关于病情发生发展变化的信息,包括采集病史、体格检查、实验室报告、技术检查等。诊疗护理的过程就是医护人员以自身的知识、经验结合这些信息来做出判断和决策的过程。

(二)医疗业务信息分类

1.诊疗信息

门急诊诊断治疗记录;住院患者诊断治疗记录(包括病历、会诊、病例讨论等记录);临床检验送检单和检验报告单、登记记录检索;医学影像检查;临床病例送检单和病例诊断报告、登记记录检索;内镜检查申请、报告、登记记录检索;电生理检查申请、报告、登记记录检索;药物处方(医嘱单)和临床药学信息;手术通知单、手术记录;麻醉记录、术后复苏记录;输血申请、配血单、输血记录和血库信息;营养医嘱(处方)、饮食护理记录和营养治疗信息;康复医疗处方、治疗记录,义肢、支具和辅助器具处方及安装记录;核医学检查申请单、检查报告、登记检索;放射疗法申请单、治疗记录;其他医疗检查、治疗处方、记录;各专业学科诊疗操作规范和技术常规。

2.护理信息

护理检查、诊断和护理计划;各种对患者的护理观察记录;责任制护理、整体护理执行情况记录;医嘱执行情况记录;护理值班、交接班病情观察记录,护理方式、患者心理、护理并发症记录;对患者进行咨询指导和预防知识教育情况记录;病房护理评价记录;护理操作常规和技术规范;护理质量、差错事故情况记录和讨论情况登记、上报材料等。

(三)医疗业务信息的特点

1.信息的类型多样且复杂

不仅包括患者生理方面的信息,还有心理、社会、家庭等方面的信息。

2.信息获取比较困难

医疗信息能够直接获得的很少,往往要结合医务人员自身的知识和经验等进行判断。比如一些内脏病变、脑部病变等,很多信息需要医务人员耐心仔细地询问才能得到。

3.信息往往不太准确

医疗信息在获取过程中往往带有较强的主观性,医务人员自身的技术和经验会影响到信息的判断,不同的医师可能对同一检查结果有不同结论;不同患者在描述相同程度的症状时可能会有不同的感觉,如疼痛到底痛到什么程度,不同痛阈的患者有不同描述。凡此种特定性指标很难有确定标准。

4.时效性要求高

医疗信息有较强的时效性,患者几个小时前的病情和症状可能与现在的情况有所不同,医务人员要及时利用医疗信息做出判断和治疗处理决策并付诸实施。

5.医疗信息要求连续性

患者病情的发生发展变化是一个连续的过程,医务人员必须连续观察这一过程,从而帮助理解病情的发生发展规律,有助于医务人员的诊疗工作。

三、医院信息管理的作用

(一)医院决策依据

决策是在掌握大量信息之后对各项相关工作的方向、内容及方式的选择和调整过程。医院领导和管理部门可以根据信息和数据出台一些适应当前情况的政策或做出相应调整,确定医院未来发展方向,使医院在专科建设、科室发展规划、经费使用、药品采购、技术力量调整等方面的工作更科学合理。

(二)医院控制工具

控制是管理的重要职能之一,医院控制就是按照规定的任务和目标,使医院医疗、科研、教学等各项工作按照规定的标准、规章制度、常规程序等有控制地运转。医院信息系统是对医院医疗、护理、行政、经费、人员、设备、药品等方面进行管理的物质基础。对这些数据的流向从根本上加以控制和管理,可以使各级管理部门更好地从宏观和微观两个方面对这些重点环节实施监控。

(三)推动医院的医疗、科研、教学、管理工作

各种应用系统在医院的普遍应用,促进了医院管理的现代化和精细化,提高了工作效率,从而大大推动了医院医疗、教学、科研、管理工作的快速发展,有利于医院更好地履行社会责任和提升经济效益。

四、医院信息的处理

医院信息的处理是使信息在管理工作中发挥作用的过程。医院的部门基本上可分为两大类:一是执行医疗信息处理的部门,如医院的临床部门和辅助诊疗部门;另一类是管理信息处理的部门,如职能科室、病案统计资料管理部门。

(一)医院信息的处理过程

医院信息的处理包括采集、加工、存储、传递、检索及利用六个步骤。

1.采集

收集原始信息,医院信息的收集必须注重被收集的原始信息的全面性和可靠性,因为它直接决定了信息处理的质量。

2.加工

是指对被收集的信息进行校对、分类、排序、计算、比较、选择和分析的过程。经过加工的信息更容易被需要者利用。

3.存储

将经过加工处理的信息按某些要求分门别类地存贮起来,便于以后参考备查,如病案资料和档案等。

4.传递

医院信息经过传输构成医院与外界及医院内部部门之间的信息传递,从而形成医院的信息流,包括口头传递、文书传递、图标图像传递、声像设备信息传递和计算机信息传递。

5.检索

医院信息是大量的,为了便于寻找所需信息,需要建立一套信息检索方法,如病案索引、文献资料索引等。

6.利用

即信息经过收集加工、处理和传递到接受者手中被利用。

(二)医院信息的处理要求

1.及时

执行信息处理的工作人员必须有严格的时间观念。对于现代化医院建设,这一点尤为重要。

2.准确

反映了信息的质量要素。信息收集工作者必须遵循《中华人民共和国统计法》的要求,反对弄虚作假。

3.适用

信息要有用,要符合实际需要,不搞烦琐哲学和资料堆集。这就要求信息收集者去粗存精、去伪存真,进行信息的真实加工处理。

4.通畅

信息流通要不受阻挡。因此,必须有健全的规章制度、工作程序,以保证信息的收集、加工、传输、反馈都能按常规运行。

五、我国目前医院信息管理存在的问题

医院信息管理遵循信息获取、加工、存储、传输、应用和反馈这样的一种信息处理的一般过程,通过信息的管理为管理决策和临床决策服务。目前,我国医院信息管理中存在不少共性的问题,主要表现在以下几个方面。

(一)利用的信息内容优先

这一点主要是由于医院管理者本身素质有限造成的,通常只是收集上级部门要求的一些常规统计数据,而对于如何有效利用信息来为医院决策服务没有明确的认识,不懂得应收集哪些资料来为医院管理服务;同时在资料收集中又存在重复和浪费现象,往往不同部门多次收集同一资料,没有从医院全局的角度来综合分析和利用信息。

(二)信息处理的手段相对落后、效率低下

目前我国的医院信息系统建设正方兴未艾,在很大程度上改变了原先以手工操作为主的信息处理方式,但从总体上来说信息处理的效率还不是很高,管理者一般无法在任何需要的时候都能随时得到他所需要的信息,只能得到定期的一些报表资料。

第二节 医院信息化管理的内涵

一、医院信息管理系统的特点

医院信息管理系统的特点包括以下几个方面。

(1)医院信息管理系统在医院内部构成 Internet 网络,连接门诊、急诊、住院、病区(医师、护士)、化验室、药房(中心配药房、药品库、门诊药房、住院药房)、财务中心、后勤(材料、厨房、设备)等工作站。医院外部通过 PSTN、ISDN 和 DDN 等与 Internet 网络系统连接,实现远程医疗服务。

(2)系统简捷实用,界面有中文提示,操作方便,可处理各种复杂的多维报表,可根据用户需要生成各种报表,报表可采用垂直直方图、水平直方图和曲线图等方式输出。

(3)系统采用模块化设计,适用于各种类型医院。

(4)设置数据库和应用程序两级安全保护机制,对各级用户进行统一管理。

二、医院信息管理系统的主要内容

我国医院信息系统建设经过近 20 年的发展,目前已经建立了大规模、一体化的医院信息系统。新一代医院信息系统的主要特征是:全面、全程、闭环、专业、移动、集成、智能。

具体表现在:从面向管理向面向医疗发展,在以管理为主的医院信息系统的基础上,建立起以电子病历为核心的面向临床为主的医院信息系统;从信息服务向智能服务发展,采用人工智能技术与信息系统集成,以患者为中心,实现全程智能化服务;从单机系统、局域网向区域网、广域网发展,在医院网络建设中已经比较普遍地使用结构化网络布线、以太网和快速以太网,网络交换技术等也大量使用;将物联网、云计算和大数据技术等融入医院信息系统建设。

根据《医院信息系统基本功能规范》,医院信息系统包括五部分:临床诊疗部分、药品管理部分、经济管理部分、综合管理与统计分析部分、外部接口部分。根据信息处理的对象和功能,医院信息系统又可分为医院管理信息系统(HMIS)和临床信息系统(CIS)两大类。医院管理信息系统以医院为中心,面向医院人、财、物方面的管理,支持医院的行政管理与事务处理,以提高医院管理效率,获得更好的经济效益和社会效益。管理信息系统包括财务系统、人事系统、门急诊(自助)挂号系统、住院患者管理系统、药品库存管理系统、办公自动化系统等子系统。

临床信息系统以患者为中心,对患者信息进行采集、存储、传输、处理和展现,并提供临床咨询、辅助诊疗、辅助临床决策,以医护人员和医技科室为服务对象,以提高医护人员的工作效率,提高医疗质量。临床信息系统是医院信息系统的核心,包括了临床诊疗部分的全部系统、药品管理的一部分,并且与另外 3 个部分都有关联,各个子系统以电子病历为核心整合在一起。临床信息系统中比较重要的子系统包括以下几方面。

1.电子病历系统(EMIR)

指医院内全面记录关于患者的健康状态、检查结果、治疗过程、诊断结果等信息的电子化系统。它覆盖了整个医疗过程,集成病患所有医疗信息,并可以通过为临床决策提供智能化、知识化的支持,实现对医疗服务全过程的控制,是医院信息化建设的基础和核心。

2.医生工作站系统(DWS)

是指协助临床医生获取信息,处理信息的系统。它以电子病历为中心,支持医院建立电子病历库,为医生提供高效的电子病历和电子处方管理平台,并为病历统计分析提供有效的手段,同时支持医院医卡通或医保卡的使用,为患者建立起连续的就医资料,提高对患者的诊疗与服务水平。医生工作站可以分为门诊医生工作站和住院医生工作站两种形式。

3.护理信息系统(NIS)

是指利用计算机软硬件技术、网络通信技术,帮助护士对患者信息进行采集、管理,为患者提供全方位护理服务的信息系统。护理信息系统一般包括临床护理子系统和护理管理子系统,临床护理信息子系统一般也称为护士工作站,主要完成护士工作的业务处理。由于各科室的护理业务工作的特殊性,临床护理子系统由通用的护士工作站和增加部分特殊功能的临床专科护士工作站组成,如急诊科护理信息系统等。

4.检验信息系统(LIS)

是指应用计算机网络和信息技术,实现临床实验室业务信息和管理信息的采集、存储、处理、传输、查询,并提供分析及诊断支持的信息管理系统,包括临床检验系统、微生物检验系统、试剂管理系统、实验室辅助管理系统等。

5.医学影像归档与通信系统(PACS)

是医学图像存储与传输的数字化处理系统,其应用数字成像技术、计算机技术和网络技术,对医学图像进行存储、传输、检索、显示、打印而设计的综合信息系统。PACS 主要分为医学图像获取、大容量数据存储、图像显示和处理、数据库管理和传输图像的网络五部分。由于医学图像占用海量存储资源和网络资源,一些医院把 PACS 独立出来,建立单独的网络系统。

6.放射科信息系统(RIS)

是指利用计算机技术,对放射学科室管理的数据信息,包括图片影像信息,实现输入、处理、传输、输出自动化的计算机软件系统。它与 PASC 系统共同构成医学影像学的信息化环境。放射科信息系统是基于医院影像科室工作流程的任务执行过程管理的计算机信息系统,其基本功能包括:患者登记、检查预约、患者跟踪、报告生成、账单计费、文字处理、数据分析、医疗档案、综合管理、接口功能、系统管理、胶片管理,还可以在此基础上实现远程医疗。PACS 与 RIS 和 HIS 的融合程度已经成为衡量医院信息化程度的重要标准。

7.临床决策支持系统(CDSS)

指用人工智能技术对临床医疗工作予以辅助支持的信息系统。临床医生可以通过输入患者信息来等待系统输出针对具体病例的建议,从而做出恰当的诊疗决策。临床决策支持系统的建立有利于为疾病的诊断和治疗提供科学的决策,提高医疗卫生质量和效率。随着大数据分析技术应用于临床,临床决策支持系统更为智能化。例如,可以使用图像分析和识别技术,识别医疗影像(X 线、CT、MRI)数据,或者挖掘医疗文献数据建立医疗专家数据库,从而给医生提出诊疗建议。此外,临床决策支持系统还可以使医疗流程中大部分的工作流向护理人员和助理医生,使医生从耗时过长的简单咨询工作中解脱出来,从而提高治疗效率。

8.其他常见的医院临床信息系统

如手术麻醉监护系统、ICU 监护信息系统、心电信息系统、脑电信息系统、血透中心管理系统、超声系统、肺功能系统、内镜系统、静脉药物配制信息系统等。随着医学的发展和信息技术的不断革新,新的子系统还将不断产生。

第三节　医院信息化管理的意义

一、信息管理系统建设在医院中的重要性

对于医院的发展来说，由于管理方法陈旧，患者人数有增多趋势，医生较少，患者和医生之间经常出现一些矛盾。目前，很多医院开始采用信息管理方法，将医院中的很多流程都信息化了，包括挂号、缴费等，从而节约了大量的时间和人力，为患者提供了优质的个性化服务，让患者在治疗的过程中可以更加方便。而且，信息化也可以更好地记录患者的看病过程，也方便追踪患者的病情，方便医院对患者进行治疗。创建患者档案，还可以让医院为患者提供更好的服务，使医院在市场上更具竞争力。同时，信息技术管理可以帮助升级医院医疗设备，随着社会和经济的不断发展，医院的各种设备不断更新，在计算医疗设备数据信息的帮助下，良好的信息管理系统可以为医院工作人员提供更好的工作设备，并改善医院的发展前景。由此看来，医院实施信息系统设备，不仅减少了很多的问题，也帮助医院更好地进行工作。

二、医院信息管理系统建设的作用

信息管理工作建设完成后，医院工作将更加便捷，信息化的治理确保将医院中的所有内容记录在数据中，并记录下所有活动，如患者治疗、住院治疗等活动，这不仅方便了医院工作人员的工作，还优化了患者的医疗治疗过程，减少了许多不必要的麻烦，避免了患者的医疗错误情况，如服用错误的药物等问题。与之前相比，这也可以减少患者等待的时间，例如，在使用信息管理系统之后，医生可以不用手写东西，而且患者排队等候购买药物的时间也可以节省下来，这可以节省医生和患者之间大量的时间，消除了由于时间问题导致医生和患者之间发生冲突的隐患，使医患关系更加和谐。同时，医院的服务质量和服务水平也得到了提高，在此过程中，医院可以为患者提供更多对患者有需要的信息，诸如药物信息，医院员工信息和工作时间安排等信息，这些都是通过信息管理方法完成的。医院也可以通过信息管理系统更好地规范医院规章制度，并通过对信息进行分类来发现问题、解决问题，同时，也可以很好地监控整个医院的工作。

医院管理者也可以对整个系统进行管理，加强医院监督，随时了解医院各个部门的情况，时做出决策和解决方案。

三、医院信息管理系统的有效意义

医院信息管理系统其主要意义展现在两方面：①医院信息系统的应用能够增强医院信息交流的速度与准确度，为医院行政办公管理提供强有力的保证，提高行政管理人员的工作效率，有效辅助医院领导层管理掌控医院全局，与时俱进地规划医院发展方向，从而达到各方面效益都增加的目的；②医院信息系统的应用能够随时为医务人员提供患者诊疗过程中产生的医疗数据，只要打开医院信息系统就能让医务人员做到心中有数，减少医疗事故发生，增加日常运营服务的患者满意度。

第四节　医院信息化管理的标准

一、医院信息标准化与国际疾病分类

(一)医院信息标准化概述

医院信息来源复杂多样、数量庞大,增长更新快,用计算机进行处理比较困难。首先,医学问题不同于工程问题,各种变量及其相互关系难以用数学语言表述,常是不太精确甚至杂乱无章,概念性信息多,量化信息少。其次,医院各部门对数据的需求差异很大,同一类数据对不同的疾病也常有不同的表达和解释,同一种药常有各种不同名称和剂量。最后,医院信息数据种类繁多,包括图像、声音、数值等,不同的医疗诊断设备提供的数据常常标准不一、单位紊乱,病历、记录、医嘱、处方等多采用自然语言,加之医师个人习惯不同,有用英文、拉丁文、中文等不同文种或几种文字混合书写。过去用手工处理信息,只能采集和处理极少一部分,而且收集起来的少量信息可用程度很小。例如,很多医院病案库中大量的病案,可供利用的效率极低,个人病史许多来自门诊的项目,在几年以后进行回顾性研究的时候,几乎都是无用的。

以上诸多因素都是出于信息采集和存储时标准不一所致。由于标准不一致,同行之间无法沟通交流,医院之间难以协调,国际合作更为困难,因此需要信息标准化。这个问题已引起许多国家的高度重视,一些国家在开展医院信息系统研究时,都花费很多力量于信息标准化的工作。例如英国,NHS 在建立医院信息系统前,曾花费多年时间于建立医院信息的数据模式、数据标准和数据定义上。

所谓标准化,就是利用科学原理和实践经验,对医院信息的产生、识别、获取、检测、交换、传输、存储、显示、处理、印刷等技术进行统一化、规范化的处理。它实际上包括两项内容,即对医院各种信息进行分类和编码,所谓分类就是将具有某些共同属性特征的信息归并在一起,而把不具有上述共性的信息区分开来,所谓编码就是将表示信息的某种符号体系转换成便于人或计算机识别和处理的另一种符号体系的过程。

根据中国标准化法,针对信息系统的要求,我国卫生部门已组织一些单位开始就医疗信息的若干领域进行研究和编码。

(二)国际疾病分类(ICD)

是世界卫生组织对国际统计学研究所提出的"国际死亡原因表"经过多次修订后发表的。其应用范围除传统的流行病学外,还用于病案索引的编制和检索、有关卫生服务的计划、检查和评估的统计等多个方面。世界各国都据此向 WHO 提出报告。ICD 对疾病原因归类较为严格精细,其分类已扩展到非致命疾病,对查询病因很有帮助。它以病因、解剖、病理症状等为基准、归类十分灵活,并将疾病分为 17 个大类,106 个小类,共 903 个病种,其编号从 001～999,中间留有若干空号,除了 3 位数类目表外,还有内容类目表和 4 位数亚目。

疾病名称国际上通用为 ICD-9 码,1990 年 5 月世界卫生大会讨论并通过国际疾病分类的第十次修改本一国际疾病与有关卫生问题的统计分类,简称 ICD-10。它对于死因统计和疾病统计的规则和定义更为明确,编码包略有改变。如编码的第一位数字改为英文字母。鉴于我国刚刚开始使用 ICD-9,ICD-10 的使用计划将推迟。对于 ICD-9 各国差不多都采取相同的态度,即用 ICD-9 原文向 WHO 做死亡统计报告,而为了兼顾临床的需要,都有不同形式的版本和扩充。在我国则建立了 CCD,它也经过多次修订,并依据解剖病因分两大基准分类。CCD 弥补了 ICD 的检查方法中没有中医诊断名称等缺陷。CCD 系统包括:CCD-D 现代医学诊断名称,CCD-T 传统医学诊断名称,CCD-S 麻醉手术名称,CCD-P 检验、诊断、治疗方法名称等。

为了与 ICD 接轨又编制了 ICD-9-CCD 联合编目系统,它有一个包含万余词条的疾病名称字库表,包括中英文疾病名、ICD-9 码、CCD 码和病因、死亡统计码。

其正文按 CCD 码排列,但附有 ICD-9、中文及英文词条排序的索引,便于对照查询。药品名称方面,在新的分类编码方案出台以前,多采用原国家医药管理局和医药工业总公司联合制定的医药工业产品词典 version90.00(MPPU901223)。其化学原料药将维生素、生化药品、五官科、皮肤科、麻醉用药、消毒防腐、放射性同位素等用药各成为一大类,共分成 24 个大类 303 种。化学药品制剂分为抗生素、针剂、片剂、大输液、胶囊 5 大类共 75 种制剂。中成药分成蜜丸、水剂、片剂、针剂等 13 个大类 50 种。其编码方案为 13 位码。

二、医院信息系统通信的相关标准

(一)DICOM 标准

1.DICOM 标准的发展

DICOM 标准是医疗设备的国际标准通信协议,包含了医学影像的数字化采集、归档、通信、显示及查询等各种信息交换的协议。该标准规定了接口的硬件和软件规范,使各种医学影像产品可以通过网络互联,并相互交换数据,共享硬件资源。美国放射学会(ACR)和美国的全国电子制造业会(NEMA)倡议并成立了 ACR-NEMA 数字成像及通信标准委员会,以规范图像及其相关信息的交换。该委员会于 1985 年发布了 ACR/NEMA1.0 标准版本,1988 年修订发布了 ACR/NEMA2.0 标准版本,1992 年 ACR/NEMA 标准的第 3 版更名为 DICOM,目前,它的最高版本为 1993 年发布的 DICOM3.0 标准。DICOM 标准应用于网络环境,并克服了前两个版本只能传输数据,不能传输命令等缺陷,可满足数字化医院信息管理系统建设的需要。由此,众多的医学放射设备生产商开始支持 DICOM 标准的通用接口。

DICOM 标准是一个不断发展的标准集,并且每年都有新的修订,其规范目前已涵盖医院环境中大多数医学影像类型,以及常规医疗过程的信息类型,其特殊的面向对象的架构为其扩展提供了极大的空间,将成为整个医院信息化环境所采用和遵循的规范和标准。目前北美、欧洲及日本都以其作为医学影像设备互操作接口及医学影像数字接口,它已成为事实上的国际标准。目前国外的医疗设备厂商一般都以许可证方式提供符合 DICOM 标准的医疗设备,以解决不同厂商的各种医疗设备的互联问题。DICOM3.0 标准的制定使得医学图像及各种数字信息在计算机间的传送有了一个统一的标准。DICOM 通信接口是 PACS 系统非常重要的功能之一,其作用是解决不同厂商的各种符合 DICOM 标准的医疗设备的通信问题。DICOM3.0 不仅推动了 PACS 的标准化进程,也为 HIS、RIS 和 PACS 等系统的整合提供了接口标准。

2.DICOM 标准的目的

是解决医学影像学环境中不同来源的设备和系统间兼容与通信的问题。

(1)为了在各种医疗影像产品之间提供一致性接口,使设备之间实现互操作。

（2）提供与制造厂商无关的数字图像及其相关信息的通信。

（3）便于影像存档与通信系统（PACS）和医院信息系统（HIS）放射信息系统（RIS）接口。

（4）便于建立方便查询的诊断数据库。

3.DICOM 标准的特点

（1）广泛适用于网络环境：DICOM3.0 支持基于开放系统互连协议（OSI）和 TCP/IP 等通用工业标准的网络环境，从而为远程医疗创造了条件。

（2）规定了医疗设备如何对数据交换及相关指令标准响应：DICOM3.0 利用服务类别的概念具体规定了有关指令及其相关数据的语意。

（3）定义了规范标准的级别和兼容水平：DICOM3.0 则明确描述了为达到特定级别而必需的规范声明。精确地描述了生产厂商怎样架构化地声明兼容性（版本 3.0 提供多种兼容性选择，如选择 OSI 还是 TCP/IP）。

（4）可扩展性：DICOM3.0 支持对新特性的扩展。

（5）引入了广义的信息对象概念：包括图形、图像、分析、检查、报告等广义上的各种信息对象。

（6）建立了唯一标志各种信息对象的技术，对定义在网络上运行的各信息对象之间的明确关系具有关键意义。

4.DICOM 文件的组成

DICOM 标准共分 13 个部分，其中有 12 个不同的服务功能类，它规定了接口的硬件和软件规范，有设备兼容性、信息对象定义、服务类、网络通信、介质存储等，使各种医学影像产品可以通过网络互联，并相互交换数据，共享硬件资源。事实上，网络中的某一设备可能仅仅符合 DICOM3.0 的某一个或几个服务功能类。如第 3 部分定义了规范化和复合类的信息对象，它定义了患者信息和影像数据对象，只有理解和遵循这种规范，才能做到信息自动归档和交换。

DICOM 的信息对象及相关属性信息作为数据元素集成为数据集合，并对此数据集合进行编码以便于通信。

DICOM 文件格式提供了数据集合信息存储成文件的方法，每个 DICOM 文件中只能存放一个 SOP（信息对象对类）实例。首先存放的是文件元信息，其次是代表 SOP 实例的数据集合信息。

（1）导言：即 DICOM 文件的文件头，128 个字节，可将文件的有关说明放在导言中，它提供与通用计算机图像文件格式的兼容性，便于访问文件中的图像和相关数据；还包含组长度、文件原版本信息、介质存储 SOP 类等。

（2）前缀：4 个字节，固定为"D""I""C""M"4 个字符。

（3）文件元信息：按数据元素标签以及值的长度来编码表示。每个数据元素与一个 IOD 的属性对应为以下固定格式。①标签：共 4 个字节。②数据类型（VR）：2 个字节。③数据长度：2 个或 4 个字节。④数据：偶数个字节，存放真正数据，数据集合有这些数据元素按照数据元素标签的顺序排列而成。

(二)HL7 标准

1.HL7 标准的发展

HL7 标准主要用于医学信息领域的电子数据交换,提供在医疗计算机应用程序之间进行数据交换的标准。为了推动医学信息管理数字化,不仅需要计算机网络的硬件和软件技术,更需要在标准化的基础上发展医疗信息交换协议。医疗服务复杂性、多样性造成了医疗信息的千变万化,医疗信息较其他科学领域更难实现标准化。多种异构医疗信息系统间需要快捷集成,这是产生 HL7 的根本需求。

1987 年开始,美国国家标准局(ANSI)授权的标准开发机构,开发了一个专门用于医疗卫生机构及医用仪器、设备数据信息传输的标准(HL7)美国医疗卫生信息交换第七层协议。1994 年,HL7 被正式纳为美国国家标准。

1987 年 3 月,在宾夕法尼亚大学医院由萨姆·舒尔茨博士主持召开的一次会议上成立由医师、系统开发工程师及专家组成的一个研究委员会,称为 HL7 工作组(HL7WG),它致力于使那些在医疗应用系统中交换的某些关键数据集合的格式和协议标准化。这个会议大约每 4 个月都会在美国各地举行。HL7 审核国际工作组在美国以外的很多国家都存在,包括澳大利亚、德国、日本、荷兰、新西兰和加拿大。1994 年 6 月,HL7 成为一家 ANSI 授权标准发展组织。HL7 加入了 ANSI 的卫生信息标准委员会(HISB)。

HL7 于 1987 年 9 月通过 1.0 版,包括了总结口头协议及出入院、医嘱输入、电子文件等协议。于 1988 年 9 月通过 2.0 版,1996 年通过了 2.3 版。2000 年发布了 v2.4 版,现已用 XML 开发了 v3.0 版,但 HL7v2.4 版本仍是 ANSI 正式发布的版本。现在,HL7 已有了超过 1500 名的各类会员,每 3 年一次的会议有 250~300 个会员和非会员参加。截止到 1996 年中期,HL7 证明已有几百家医疗机构实现了基于 HL7 标准的计算机接口。到目前为止,HL7 的影响力已经扩及澳大利亚、加拿大、中国、芬兰、德国、日本、荷兰、新西兰、英国、印度、南非、韩国等近 20 个国家和地区。我国在 2000 年 1 月以 HL7 中国协作中心(HL7CHINA)的名义成为其国际会员。

2.HL7 标准的目的

HL7 的目的是促进医疗环境中的通信。为支持许多接口准备了一个完整的标准,并在扩展现存接口定义的基础上增加了一些其他定义。使医院内部不同系统的沟通大大简化,便于各医院之间以及医院与其他机构的系统互联,医师就能从网上直接共享患者的全部病历信息,对患者快捷、有效地治疗。

3.HL7 标准的特点

(1)各个应用系统成为网络中的节点,在网络中能够自动地接受某些信息和做出响应,此过程能随着节点的联络而调整。

(2)医疗信息达到高度的标准化、协议化,信息不仅具有数据传递功能,还具有控制、操纵的功能,已成为沟通各节点的新媒介。

(3)医疗事件信息化,事件的发生可产生出规范化的信息,而对事件的相关处理即是对事件信息的响应。事件的描述与事件的处理相对独立,两部分可在不同节点中进行,并有标准化信息来协调,使得医学信息的记录和管理得到完善。

4.HL7 标准的组成

基于国际标准化组织(ISO)开放式系统架构(OSI)应用层制定的 HL7,适用多种操作系统和硬件环境,可用于多个应用系统间的文件和数据交换。主要包括三方面内容:健康信息表示规则、健康信息指标项分类代码体系、健康信息交换协议。

第三章 医院管理学

第一节 医院管理学概述

一、医院管理及医院管理学的概念

(一)医院管理的概念

医院管理是指根据医院的环境和特点,运用现代管理理论和方法,通过计划、组织、控制、激励和领导等活动,使医院的人力、物力、财力、信息、时间等资源得到有效配置,以期更好地实现医院整体目标的过程。医院管理活动的目的是要在有限的医疗卫生资源条件下,以充分实现医院的最佳社会效益和经济效益,发挥医院的整体效能并创造出最大的健康效益。医院管理的主要任务是认真贯彻执行国家的卫生方针政策,增进医院发展活力,充分调动医院及医务,人员的积极性,不断提高医院服务质量和效率,更好地为人民健康服务,为构建社会主义和谐社会服务。

(二)医院管理学的概念

医院管理学是运用现代管理科学的理论和方法,研究并阐明医院管理活动的规律及其影响因素的应用学科。医院管理学是管理学的一个分支和理论性、实践性、综合性较强的学科,既与医学科学相联系,又与其他社会科学及自然科学紧密相连,是医学和社会科学的交叉学科。医院管理学与管理学、组织行为学、社会学、公共政策学、经济学、卫生事业管理学、卫生经济学、卫生法学、卫生统计学、流行病学等许多学科有着十分密切的关系。

二、医院管理研究的主要任务与研究对象

(一)医院管理研究的主要任务

医院管理研究的目的是发现医院管理活动的客观规律,完善和发展医院管理科学理论,指导医院管理活动实践。医院管理研究的主要任务是研究医院系统的管理现象和运行规律,医院系统在社会系统中的地位、功能和制约条件,医院管理体制,监督、补偿、治理和运行等机制,医院内部组织领导、经营管理、质量控制和资金、人力、物流、信息等要素的组织协调等。医院管理研究是卫生政策与管理研究的重要领域,是研究医院管理现象及其发展规律的科学,综合运用政策学、经济学、管理学的原理和方法,研究影响医院发展的宏观管理体制、运行机制和提高医院内部管理水平、运营效率的理论和方法,其目的是要促进医院实现组织目标、提高医院工作效率和效果。

(二)医院管理学的研究对象

医院管理学的研究对象主要是医院涉及的要素、医院系统及各子系统的管理现象和规律,系统之间的关系、定位、作用和制约机制,医院运行的过程以及影响其运行的内外环境,同时也要研究医院系统在社会大系统中的地位、作用和制约条件。

三、医院管理学的研究内容和学科体系

(一)医院管理学的研究内容

医院管理学的研究内容主要包括,医院管理的基本理论和方法,与医院管理紧密相关的卫生发展战略与卫生政策、卫生服务体系、卫生资源及筹资体系等卫生管理内容,医院人力资源管理、质量管理、信息管理、财务管理、经营管理、后勤保障管理、绩效管理等内部运行管理内容。

也有将医院管理研究分为理论研究、宏观政策研究、服务体系研究、微观运行管理研究等内容。理论研究包括医院管理思想、管理原则、医院管理研究方法论、研究对象、学科体系、医院管理职能等。宏观政策研究包括运用系统论思想,研究医院在卫生体系中的地位、作用及运行规律,管理体制、运行机制、监管机制,以探索医院整体发展思路和战略目标等宏观战略研究;法律法规、政策、税收、支付等政策环境,群众卫生服务需要、需求等社会环境,经济环境,竞争环境等环境研究。服务体系研究包括医疗服务体系、区域医疗规划及资源配置、城乡医疗服务网、医院分级管理等。微观运行管理研究主要包括,运用管理学基本理论,研究医院管理的各个环节、领导、计划、决策、控制、效率(人员、设备的利用)、医院业务流程管理等;组织人事管理、经营管理、质量管理、财务管理、信息管理、后勤管理等。

(二)医院管理学的学科体系

医院管理学的研究内容非常广泛,有必要对其学科体系进行划分,明确该学科的研究对象、研究范畴及其之间的有机联系,促进医院管理学的学科建设和发展。关于医院管理学的学科体系目前国内外还没有形成完全一致的看法,有以医院科室和部门设置为基础进行分类的,如医疗科室管理、医技科室管理、护理管理、病案管理等;也有划分为业务管理、行政管理、经济管理等;这些分类方法概念不够清晰,难以形成理论体系。为了突出医院管理的理论性、整体性、层次性、实践性及实用性等特点,多数医院管理研究者将其分为综合理论和应用管理两大部分。

1.综合理论部分

也称之为医院管理学总论,主要研究医院管理的基本原理与医院概论等基本理论问题,包括医院管理学的概念、研究对象、学科体系与发展,医院管理职能和方法、医院管理的政策等。

医院概论主要从社会角度来研究医院这个特定系统的一般规律,主要包括医院的发展历史、定义和类型、性质、地位、工作特点、任务和功能、医院管理的方针政策、医院发展趋势、医疗法规等。

此外,还要研究医院体系的管理,包括医院管理体制、治理机制、补偿机制、运行机制和监管机制一,医院服务体系的布局与发展规划、医院资源的筹集与使用(如医疗保障制度、医院支付方式改革等)、城乡医疗服务网建设和医院之间协作等。

2.应用管理部分

也可以称为医院管理学各论,主要研究医院管理这个系统中既相互联系又有区别的各个要素及其之间的关系等。这些要素管理主要有组织及人力资源管理、质量管理(包括医疗管理、技术管理、质量改进、安全管理)、信息管理、财务与经营管理(即经济管理)、科教管理、后勤管理(包括物资设备、后勤保障)等。由这些要素形成各个专业的管理,有些专业管理又可以分

为若干子系统。

(1)组织管理:为了实现医院目标,将医院的人员群体按照一定的功能分工划分成相应的组织机构并有机结合,使其按一定的方式与规则进行活动的集合体。医院组织机构设置是医院进行各项活动的基本条件,医院组织管理也是整个医院管理的基础。

(2)人力资源管理:人力资源是任何组织中的第一资源,在医院中则更为重要。医院人力资源管理包括人员的录用、培养、使用等相关的体制和激励约束机制、人员的编配、职权的划分、医德医风建设等。

(3)质量管理:对医院活动全过程进行组织、计划、协调和控制,从而提高技术水平、医疗质量和技术经济效果,包括医疗服务的及时性、有效性、安全性,患者的满意度,医疗工作效率,医疗技术经济效果等内容,可以具体划分为医疗管理、技术管理、质量改进和安全管理。

(4)信息管理:信息处理、信息系统的建立和情报资料的管理,例如医院统计、病案管理、资料管理等。它作为一项专业管理,贯穿在各项专业及其相互联系中。

(5)财务管理:进行经济核算和成本核算,降低医疗成本,避免浪费。管好用好资金,合理地组织收入和支出,以较少的财力和物力发挥较大的医疗技术经济效果,保证医疗业务的开展以及发展业务的需要。

(6)经营管理:从医院经济实体性的角度,将医院经济活动与医疗服务活动相结合,社会效益与经济效益相统一基础上的经济管理过程。医院经营主业是医疗业务,同时有科研、教学、预防保健服务、医药器材物品生产与加工,以及其他生产经营活动。

(7)科教管理:将现代管理学原理、方法应用于医院的科技活动以及教学中,调动临床科技人员和医院有关部门的积极性,实现在科技活动中各要素的最佳组合并发挥最大效能。内容包括医院科研规划及实施管理、科研制度管理、科研人才管理、科研经费管理、临床医学、教育管理、住院医师规范化培训、继续医学教育管理等。

(8)后勤管理:围绕医院的中心任务,对医院的能源供给、环境卫生、保养维修、车辆调度、生活服务、药品器材、医疗设备等进行计划、组织、协调和控制,以保障医院工作的顺利进行,可以划分为总务保障管理、物资管理和设备管理。

医院管理系统各部分可以有各自的目标,但医院作为一个整体系统则有一个总的目标,医院各个子系统的运行和各项专业的管理都必须围绕医院总体目标的实现而进行。医院各项专业管理各有特点,但又密切联系,在实际管理工作中相互交叉、难以分割。不同历史时期,医院管理学研究的内容也各有侧重。在新的形势下,"以人为本"的服务观与"以患者为中心",的医疗观已成为医院管理研究的主旋律。如何完善医疗服务体系,改革医院管理体制和治理、运行、补偿和监管机制,转变医院发展模式,加强医院内部管理,减轻患者负担等已经成为当前医院管理研究的重要内容。而关于医院质量管理、医院经营管理、医学科技与教育、职业道德建设、医院管理理论等的研究,则是医院管理学研究的长久课题。

四、医院管理学的研究方法

目前我国医院管理正处于从经验管理向科学管理的转变之中,医院管理实践中产生许多新的问题,迫切需要从医院管理学学科发展的角度进一步研究,这就必然需要了解医院管理学的一般研究方法,属于方法论中一般科学方法论和具体科学方法论的范畴。医院管理学是一门交叉学科,其研究方法多为借鉴管理学、社会学、经济学和医学等学科的理论和方法,结合医院管理的特点和规律,研究解决医院管理中的问题。主要方法可以分为定性研究和定量研究。

(一)定性研究方法

定性研究方法是社会学常用的一种探索性研究方法,多运用在关于事物性质的研究。通常是根据研究者的认识和经验确定研究对象是否具有某种性质或某一现象变化的过程及原因。定性研究方法主要是通过特定的技术或方式获得人们的一些主观性信息,对特定问题的研究具有相当深度,通常是定量研究的先前步骤。常用的定性研究方法有以下几种。

1.观察法

是社会学研究的最基本方法之一,它不同于日常生活中的一般观察,而是一种有意识的系统行为。定性观察法是指在自然状态下对研究对象的行为和谈话进行系统、详细的观察,并记录其一言一行。

2.访谈法

是指研究者在一定的规则下,按照事先确定的目的和内容,面对面地询问被访者并通过与其交谈获取有关信息的方法。可以分为非结构式访谈、半结构式访谈和结构式访谈,通常与观察法结合使用。

3.专题小组讨论法

也称焦点小组讨论法,是由一个经过训练的主持人以一种无结构的自然形式召集一小组同类人员(通常不超过 12 人),对某一研究专题在主持人协调下展开讨论,从而获得对讨论问题的深入了解的一种定性研究方法。该方法常用于收集目标人群中较深层次的信息,定性了解人们对某问题的看法和建议等。经常作为定量调查的补充。

4.选题小组讨论法

是一种程序化的小组讨论过程,召集 6～10 人来讨论某个特定问题的有关方面及原因,并对其进行收集判断,以确定优先方案,该方法既提供了表达个性和权威的机会,也照顾到了大多数人的意见,常用于社会需求评估。

5.文献分析方法

是通过查阅有关文献资料或记录,在较短时间内尽快了解某个研究问题相关情况的一种方法,是开展各种研究通常必不可少的一种重要方法。

6.德尔菲法

是一种预测和决策的方法,通过匿名方式,让专家独立地针对一个问题进行思考,并采用信函方式与研究者建立信息联系。研究者对信函信息汇总整理并将主要,结果反馈给各位专家,供专家再次分析判断,反复多次后,专家意见趋于一致。该方法通常用于预测领域,也可广泛应用于各种评价指标体系的建立和具体指标的确定过程。

7.新发展的研究方法

主要有头脑风暴法、SWOT 分析法、利益相关者分析法、情景分析法等。

(二)定量研究方法

是指运用概率论及统计学原理对社会现象的数量特征、数量关系及变化等方面的关系进行研究,并能用定量数据表示结论的一种研究方法。该方法使人们对社会现象的认识趋向精确化,与定性研究相结合以进一步准确把握事物发展的内在规律。

常用方法有系统分析法、预测分析法、投入产出分析法、统计分析法和层次分析法等。

第二节　医院管理学的方法论与基本原则

一、医院管理学的方法论

方法论是指认识世界和改造世界的一般方法,在不同层次上有哲学方法论、一般科学方法论、具体科学方法论之分。关于认识世界、改造世界、探索实现主观世界与客观世界相一致的最一般的方法理论是哲学方法论;研究各门学科,带有一定普遍意义,适用于许多有关领域的方法理论是一般科学方法论;研究某一具体学科,涉及某一具体领域的方法理论是具体科学方法论。三者是互相依存、互相影响、互相补充的对立统一关系。哲学方法论在一定意义上带有决定性作用,它是各门科学方法论的概括和总结,是最为普遍的方法论,对一般科学方法论和具体科学方法论有着指导意义。

每一门学科都有其方法论,也就是总的指导思想和原则。研究我国医院管理,其方法论应该包括,必须从我国的国情和医院发展的实际,出发,掌握有关社会科学、现代管理科学和医学科学等知识,并以此为基础,运用一般科学研究的基本方法,如定性调查的方法、统计和实验等定量的方法、综合分析的方法等。同时要研究现代管理科学在医院管理中的应用,紧密结合国情和实际,借鉴国外一切先进的科学管理理论和经验。重视我国医院管理的实践经验,全面理解医院作为社会事业重要组成部分的性质,坚持社会效益第一的原则和促进人民健康的根本宗旨,合理运用医院管理的相关理论和方法。

二、医院管理学的基本原则

医院管理学作为一门科学,其发展既要遵循哲学层面的普遍客观规律、也要遵循管理科学的一般规律,还要紧密结合本学科领域的特点。医院管理学的发展应坚持以下原则。

(一)遵循医院管理客观规律

马克思主义认为,规律是事物、现象或过程之间的必然关系。规律具有本质性的内部联系,也是现象间的必然关系,是现象中的普遍东西。管理作为一门科学,存在不以人们意志为转移的客观规律。医院管理者的责任就是要正确认识并把握医院管理的客观规律,运用科学管理方法,使医院良好运行并实现其发展目标。切忌脱离客观实际、主观随意。

(二)坚持发展的观点

一切客观事物都处在不断运动、发展、变化之中,因此医院管理必须与不断发展变化着的客观实际相适应。医院管理的对象是发展、运动着的,新情况、新问题不断出现,发展观点强调管理上的动态性、灵活性和创造性。要始终坚持发展的观点,改革创新,切不可满足、现状,墨守成规,停滞不前,思想僵化。

(三)坚持系统的观点

所谓系统,一般是指由相互作用和相互依赖的若干组成部分相结合而成为具有特定功能的有机整体,任何系统都不是孤立的,它总是处在各个层次的系统之中,它在内部和外部都要进行物质、能量、信息的交换。所谓系统的观点,就是把所研究的事物看作是一个系统。医院正是这样一个系统,因此研究医院管理必须坚持将医院作为一个整体系统加以研究。医院作为一个系统,由人员、设备、物资、经费、信息等要素组成,并按功能划分为若干子系统及更小的子系统,形成层次结构。

(四)坚持"以人为本"的理念

人是一个系统中最主要、最活跃的要素,也是一切活动的最重要资源。重视人的因素,调动人的积极性,已成为现代管理的一条重要观点。传统管理以管理事务为主体,现代管理则发展到以人为主体的管理,即只有充分调动人的积极性、主动性、创造性,才能实现管理的目标。在医院系统中,服务提供者是医院员工,服务对象是病患中的人,这就要求在医院管理中既要充分调动医院员工的积极性、主动性和创造性,又要切实尊重患者,服务患者,真正做到"以人为本"。

(五)遵循医疗行业特点

医疗行业作为一个服务行业,有其显著特点。医院是一个劳动、知识和资、金密集型兼有的组织,对生产诸要素中劳动力素质的依赖更为明显;医疗服务具有明确的区域性、连续性、协调性和可及性等特点,且调节供需矛盾的方法少、效果差、难度大和周期长;医疗服务的产出直接依赖消费者的协作,医疗服务消费者严重依赖提供者;由于医疗服务的需求弹性较小,医疗服务的价格和服务的效用、意愿之间的关系并不紧密。医院提供的服务是直接面对消费者的即时性供给,具有明显的不确定性、专业性、垄断性和不可替代性,同时责任重大、客观上要求无误和完整,还有部分福利性的特点。医疗服务的需求者具有明确的目的性,即以较少的花费治愈疾病;但其寻求服务的过程则是盲目的、被动的和不确定的;同时医疗服务要求公益性和公平性,往往表现为第三方付费。

医疗服务具有其他服务性行业难以比拟的复杂性,医院管理者要认真研究。

(六)坚持一切从实际出发

医院管理研究在我国还是一门新兴学科,其理论体系、研究方法还很不完善,大多是直接学习和借鉴其他一些学科的理论和方法,尚未形成独立的学科体系。在这样一个阶段,我们必须加强医院管理理论的研究,同时又要认真总结我国医院改革发展的经验和教训,紧密结合医药卫生体制改革的实际,坚持理论研究与医院实践相结合。在研究方法上,要坚持定性与定量研究相结合,针对研究问题,采取适宜研究方法。在推进医院改革发展中,要坚持借鉴国际经验与开拓创新相结合,既要从中国国情出发、坚持走中国特色的创新之路,又要学习借鉴国际的先进经验,同时避免其已走过的弯路。

第三节　医院管理的职能

所谓职能是指人、机构或事物应有的作用。管理职能是管理系统功能的体现,是管理系统运行过程的表现形式。管理者的管理行为,主要表现为管理职能,每个管理者工作时都在执行这些职能中的一个或几个。医院管理的职能主要是管理职能在医院工作实践中的运用,通常包括计划职能、组织职能、控制与协调职能、激励职能、领导职能等。现结合医院管理的具体内容,逐一做出说明。

一、计划职能

计划是管理的首要职能。计划是对未来方案的一种说明,包括目标、实现目标的方法与途径、实现目标的时间、由谁完成目标等内容,是管理工作中必不可少的重要内容。计划贯穿于整个管理工作中,具有如下特点:目的性,即计划工作为目标服务;第一性,管理过程中的其他职能都只有在计划工作确定了目标后才能进行;普遍性,计划工作在各级管理人员的工作中是普遍存在的;效率性,计划要讲究经济效益;重要性,计划是管理者指挥的依据,进行控制的基础。

计划工作也是医院管理的首要职能,主要包括确定医院目标、实现目标的途径和方法等,而目标又可分为医院的整体目标和部门的分目标。按照计划所涉及的时间分类,可以分为长期计划、中期计划和短期计划。长期计划是战略性计划,它规定医院在较长时期的目标,是对医院发展具有长期指导意义的计划;短期计划通常是指年度计划,它是根据中长期计划规定的目标和当前的实际情况,对计划年度的各项活动所做出的总体安排。中期计划介于长期计划和短期计划之间,是指今后一段时间内,医院的发展步调、重点任务等。

按照计划内容来分,可分为整体计划和部门计划。整体计划是对整个医院都具有指导意义的计划,如医院总体发展规划。部门计划是医院科室和部门的工作计划,如医疗计划、药品计划、财务计划、人员调配计划、物资供应计划、设备购置计划、基建维修计划等。

计划工作是一种特定的管理行为,是医院各级管理者所要完成的一项劳动,是一种预测未来、设计目标、决定政策、选择方案的连续程序。所以在制订计划和目标时,要进行调查研究和预测,并在此分析比较的基础上,做出最优的选择。

二、组织职能

组织是为达到某些特定目标,经由分工和合作及不同层次的权利和责任制度而构成的人的集合。实现计划目标,要建立有效的、连续性的工作系统。这个系统包括体制、机构的建立和设置,工作人员的选择和配备,规定职务、权限和责任,建立工作制度和规范,同时建立有效的指挥系统,使单位的工作有机地组织起来,协调地发展。组织有以下基本含义:目标是组织存在的前提,组织是实现目标的工具,分工合作是组织运转并发挥效率的基本手段,组织必须具有不同层次的权利和责任制度,组织这一工作系统必须是协调的。

医院组织是指为了实现医院目标,以一定的机构形式,将编制的人员群体进行有机地组合,并按一定的方式与规则进行活动的集合体。医院组织是组成医院的基本机构,是医院进行各项活动的基本条件,也是整个医院管理的基础。医院组织设置的原则主要考虑以下几点:管理宽度原则,一个领导者有效指挥下属的人数是有限的;统一指挥原则,一个人只能接受一个上级的命令和指挥;责权一致原则,赋予责任的同时,必须赋予相应的权力;分工协作的原则,按照不同专业和性质进行合理分工,各部门也要协调和配合;机构精简原则,保证机构正常运转情况下配置少而精的管理人员。

医院组织机构的设置,要从医院的工作性质和任务规模出发;适应自身的职能需要。组织工作就是为了实现医院的共同目标,需要建立有效的、连续性的工作系统,而建立这个系统所采取的行动过程。医院组织工作的一般程序为确定医院目标、设置组织结构、合理配置资源、授予相应权责利、协调沟通各方关系等。

三、控制与协调职能

控制是指组织在动态变化过程中,为确保实现既定的目标,而进行的检查、监督、纠偏等管理活动。控制就是检查工作是否按既定的计划、标准和方法进行,若有偏差要分析原因,发出指示,并做出改进,以确保组织目标的实现。它既是一次管理循环过程的重点,又是新一轮管理循环活动的起点。按照控制活动的性质分,可分为预防性控制、更正性控制;按照控制点的位置分,可以分为预先控制、过程控制、事后控制;按照信息的性质分,可以分为反馈控制、前馈控制;按照采用的手段分,可以分为直接控制、间接控制。

医院不论是惯性运作还是各项工作计划的执行,都必须在有控制的条件下进行。医院内的控制通常可以分为3种,一是事前控制,又称前馈控制,是指通过情况观察、规律掌握、信息收集整理、趋势预测等活动,正确预计未来可能出现的问题,在其发生之前采取措施进行防范,将可能发生的偏差消除在萌芽状态,如制定实施各种规章制度,开展医疗安全、药品安全、预防医院感染等活动。二是过程控制,又称事中控制,是指在某项经济活动或者工作过程中,管理者在现场对正在进行的活动或者行为给予指导、监督,以保证活动和行为按照规定的程序和要求进行,如诊疗过程、护理过程等。三是事后控制,又称后馈控制,是指将实行计划的结果与预定计划目标相比较,找出偏差,并分析产生偏差的原因,采取纠正措施,以保证下一周期管理活动的良性循环,如医疗事故处理等。

医院进行控制的方式主要有利用医院信息系统,进行各类绩效考核等。控制,是一种有目的的主动行为。医院的各级管理人员都有控制的职责,不仅对自己的工作负责,而且必须对医院整体计划和目标的实现负责。控制工作离不了信息的反馈,在现代化医院中建立医院信息系统将会成为管理者进行控制工作,保证管理工作沿着医院的目标前进的一种重要手段。

协调就是使组织的一切工作都能和谐地配合,并有利于组织取得成功。协调就是正确处理组织内外各种关系,为组织正常运转创造良好的条件和环境,促进组织目标的实现。包括组织内部的协调、组织与外部环境的协调、对冲突的协调等。协调也可以说是实现控制的一种重要手段,与控制相比有更好的管理弹性。

四、激励职能

激励是指人类活动的一种内心状态,它是具有加强和激发动机,推动并引导行为使之朝向预定目标的作用。激励有助于激发和调动职工的积极性,这种状态可以促使职工的智力和体力能量充分地释放出来,产生一系列积极的行为;有助于将职工的个人目标与组织目标统一起来,使职工把个人目标统一于组织的整体目标,激发职工为完成工作任务做出贡献,从而促使个人目标与组织目标的共同实现;有助于增强组织的凝聚力,促进内部各组成部分的协调统一。

医院管理者要对职工进行培训和教育,充分激励职工的积极性、创造性,不断提高业务。水平,更好地实现目标。正确的激励应遵循以下原则:目标结合的原则,将医院组织目标与个人目标较好的结合,使个人目标的实现离不开实现组织目标所做的努力;物质激励与精神激励相结合的原则,既要做好工资、奖金等基本物质保障的外在激励,也要做好满足职工自尊心和自我实现的内在发展激励;正负激励相结合的原则,即运用好奖励和惩罚两种手段进行激励约束。

目前医院激励职工的手段与方法包括:物质激励。在物质激励中,突出的是职工的工资和奖金,通过金钱的激励作用满足职工的最基本需要。职工参与管理。参与管理是指在不同程度上让职工和下级参与组织决策和各级管理工作的研究和讨论,能使职工体验到自己的利益同组织利益密切相关而产生责任感。职工代表大会是目前医院职工参与管理的主要形式之一。工作成就感。使工作具有挑战性和富有意义,满足职工成就感的内在需求,也是激励的一种有效方法。医院文化建设。通过建设富有特色的医院文化,增强职工的凝聚力和归属感,从精神上激励职工产生自尊和责任感。

五、领导职能

领导是在一定的社会组织或群体内,为实现组织预定目标,领导者运用法定权力和自身影响力影响被领导者的行为,并将其导向组织目标的过程。领导的基本职责,是为一定的社会组织或团体确立目标、制定战略、进行决策、编制规划和组织实施等。

领导职能是领导者依据客观需要开展一切必要的领导活动的职责和功能,医院领导的基本职能包括规划、决策、组织、协调和控制等。有效的领导工作对于确保医院高效运行并实现其目标至关重要。在医院经营管理活动的各个方面都贯穿着一系列的领导和决策活动。例如:办院方针、工作规划、质量控制、人事安排、干部培训、财务预算、设备更新等都要做出合理的决定。从我国医院管理现状来看,领导者在现代医院管理中的作用越来越大,地位也越来越重要。领导的本质是妥善处理好各种人际关系,其目的是形成以主要领导者为核心、团结一致为实现医院发展目标而共同奋斗的一股合力。

我国医院的领导体制也在不断变化之中。自 1991 年以来,我国公立医院的领导体制多实行院长负责制,也有少部分为党委领导下的院长负责制;而在一些股份制医院、民营医院、合资医院则有不少实行的是董事会领导下的院长负责制。院长负责制是目前我国医院领导体制的主体形式,在该体制下医院院长对医院行政、业务工作全权负责,党委行使保证监督的职能,职工通过职工代表大会参与医院的民主管理与民主监督。公立医院院长受政府或其下属机构委托全权管理医院,对行政、业务工作全面负责,统一领导。当前,新一轮的医药卫生体制改革正在全面深化的过程中,我国医院的领导和管理体制也必将会随之发生相应的改变。

第四章　医院智能化管理

第一节　医院智能化管理概述

智能化医院随科学技术的发展而逐步提高,由原来仅限于医院智能建筑的概念,逐步发展为智能建筑与信息相融合的多元化、一体化、集成化、无线化、智能化、区域化与标准化的数字医院。

目前,医院具有人员密集、流动性大;设备管理复杂,物流量大;信息发展迅速,实时性要求高等显著特点,使通过智能化系统的建设实现对医院的安全、设备资产、信息的合理有效管理,为医院业务管理、设备运行,以及对外服务提供一种高效率、高科技的管理和服务手段逐步成为医院建设的重点之一。

一、医院智能化系统设计建设的目标

智能化系统建设的目标是构建高速信息传输通道和信息基础设施,适应医院不同领域的信息应用和未来发展需求,方便患者就诊,缩短患者候诊时间,提高医疗服务水平,提高医生的诊疗效率,提供良好的医疗环境等,打造融高效、安全、节能、管理为一体的智慧型数字化医院。

医院智能化系统的设计建设应参照国家智能信息化建筑标准规范,合理考虑维护与操作的可行性、经济性、产品选型和最佳的性价比,而且技术应适当超前,积极采用国内外新技术和新设备,充分考虑功能和技术的扩展。

二、医院智能化系统设计建设的原则

医院智能化系统设计建设必须遵循一定的原则。

(一)整体性

智能化系统涉及诸多领域,应总体设计、分步实施,避免重复建设,避免信息孤岛,注重系统集成和集中管理。

(二)经济实用性

系统应立足于当前实际,选用性价比高的软、硬件平台,运行费用相对较低,系统要具有良好的可操作性,管理方便、应用灵活。

(三)兼容性

智能化设计应注意标准化,应用国际国内主流技术,在系统间、设备间能够兼容,便于集成。

(四)开放性

系统开放体现了系统的可扩展性和可成长性。在设备的选型、网络的结构上应充分考虑系统延伸和扩展的需要,选用的设备具有一定的开放性,以满足二次开发的需求。

（五）稳定性

系统架构、设备选型、软件部署、未来运行应注重稳定、安全、可靠。

（六）规范性

系统设计应按照已有的标准，施工、设备安装、现场管理、验收等应规范。

（七）易维护性

系统应便于维护和备件的采购。

（八）前瞻性

系统不仅要满足当前的业务需要，同时又要考虑未来的发展。

第二节　多媒体音视频及导医系统

多媒体音视频及导医系统作为医院数字化、信息化过程中一个重要组成部分，应充分体现医院的人性化管理。通过采取集中控制、统一管理的方式，以患者为中心，规范了医疗秩序，提高了医院的管理水平和自我形象，为医院做好公共事业服务提供有力的支持。多媒体音视频及导医系统包括公共广播系统、有线电视系统、信息发布系统、自助查询系统、多媒体会议系统、智能导医系统等。

一、公共广播系统

医院公共广播系统主要应用于医院公共场所内的广播通告、背景音乐播放、服务性广播、紧急报警消防广播等，具体功能体现在3个方面。

（1）医院属于人流密集场所，安全问题尤为重要，在消防火灾等紧急情况下，公共广播系统可迅速应对，将广播通告、背景音乐和服务型广播切换至紧急消防广播状态，为院内所有人员提供及时有效的预警及引导。

（2）在患者候诊过程中，播放背景音乐、疾病预防常识等内容，缓解患者情绪的同时，也为患者进行了健康宣教。

（3）针对医院医疗区域功能的各不相同，可分控播放不同的内容，便于就诊人员、有序排队，引导就诊，提高就诊效率。

近年来，公共广播系统越来越多地采用 IP 数字网络广播技术，相较于传统的模拟定压广播技术，其功能强大，音质清晰，可实现分点、分区点播和应急找人，智能化程度高，更能适应现今医院的信息化发展要求。

二、有线电视系统

医院有线电视系统是满足医院患者和医务人员收看经济信息、文化娱乐、新闻报道的一个渠道，主要功能包括接收本地有线、网络数字电视信号或通过卫星地面接收设施收看运营商的电视节目、医院自办宣教节目、健康保健知识、本院新闻、娱乐节目等，有利于传播医院文化，提升医院形象，宣传医院技术优势，普及健康教育等。

医院在有线电视接入时可有多种选择：市有线电视节目源、网络电视节目源、卫星电视节目源和医院自办节目等，随着电视技术的不断发展进步，电视数字化、网络化和高清化已经成为有线电视的主流发展方向。借助复合的数字电视网络，以及更先进的交互式电视网，可更好地普及卫生防疫知识和健康保健知识，同时，还可在原有基础上扩展查询、点餐购物等后勤服务应用，提升医院服务水平。

三、信息发布系统

医院信息发布系统是一个基于网络的综合性信息发布平台，由显示终端、传输网络、信息发布服务器、管理服务器、接口服务器和管理工作站组成，负责医院公共区域内各类显示屏的集中控制和管理，实现以高清数字信号发布挂号、就诊情况、就医导引、医疗科普等重要信息，方便患者就诊和规范就医流程。

医院在医院门急诊大厅、住院部、候诊区、就诊区、分诊台、药房、电梯间等人流密集的公共区域内设置 LED 大屏、电视机、排队叫号屏、广告屏等信息显示屏，并且针对不同功能区域分配不同的信息内容，管理、控制、显示方式多样化，便于缓解患者候诊压力，缓解情绪，提升医院服务管理水平。遇到紧急、突发事件时，也可实时发布预警，提高医院应急处置能力。

四、自助查询服务系统

医院自助查询服务系统是利用在门急诊大厅、候诊区、化验检验窗口等附近设置的自助查询一体机、查询电脑或查询客户端软件，通过网络支持，为患者提供多类信息查询服务，包括医院综合导引信息、医疗科普信息、化验检查单信息、药品信息和政策法规信息等内容，是医院信息发布系统的补充。

近年来，医院在原有的人工服务基础上，增加自助查询服务系统，为患者提供优质、规范的服务，提高了医院的医疗质量和效率，有效避免患者在院滞留时间长、多次排队等候等问题，随着医院信息化的发展和技术的革新，自助查询系统前端所使用的触摸屏可以与其他系统共机使用，由后台不同功能的服务器支持，促进自助查询系统逐步向自助服务终端方面发展，使其可集成查询、挂号、打印报告、预约诊疗、自助发卡、自助缴费等多项功能，为患者提供越来越便捷的服务，改善患者就医环境。

五、多媒体会议系统

医院多媒体会议系统是为医院的行政管理、后勤服务、医疗教学科研提供音视频功能服务的智能化子系统，其使用定位配置的音频、视频、网络及相关智能控制设备，将各种形象化的图、文、声、影等多媒体信息集中表现，可调动与会者感官知觉，提高会议效果。多媒体会议系统主要包含会议发言系统、扩声音响系统、投影显示系统、发言追踪系统、灯光系统、视频自动跟踪系统、集中控制系统，根据需要还可扩展投票表决系统、视频会议系统、桌面显示系统等。

医院行政办公区的多媒体会议室需要满足简单的开会需求，配置简单的多媒体功能，如发言、扩声、音响、投影等；学术报告厅多媒体功能丰富，除音视频功能外，还需设置有线网络口和覆盖无线 WiFi，方便工作汇报、议题讨论等；对于大型医院，可考虑接入网络，实现全院视频会议和预留手术示教现场显示，兼顾手术示教和远程医疗的观摩点。

六、智能导医系统

医院导医系统是指利用医院信息平台的互动性和共享性，在医院门急诊大厅、住院部、候诊区、收费处、取药处所设置的智能化呼叫、分诊排队管理系统、电子地图导医系统等，是一套更为有序且更为高效的分诊方式。

医院在人工导医的基础上设置智能化导医系统,使用科学的方法,将医院的服务做到秩序、文明、公平,给患者提供了公平、公开、高效的医疗方式,减轻了医生和护士的工作压力,有效改善了医疗环境,使医院的医疗秩序规范化、管理现代化,实现医院资源优化配置。

在大、中型医院,患者多,病种复杂,一个诊疗过程可能涉及很多个功能区域,每个功能区域经常分布在不同楼宇或不同楼层的不同位置。电子地图导医系统,利用医院信息平台,根据患者在医院的诊疗状态,智能判断下一个医疗环节涉及的功能区域,利用电子地图将其指引到正确的位置,有效改善了就诊患者由于对医院环境不熟悉,导致在院滞留时间长,诊疗效率低等问题。

第三节　数字化手术室

随着医疗信息技术和医疗设备技术的发展进步,人们对医疗环境要求的改善,数字化手术室的建设是现代化数字化医院发展的必然趋势。目前,不断增加的手术设备造成了手术室使用空间的局促狭小,增加了管理使用的难度,通过数字化、智能化的设备管理来提高手术室的使用效率,可以实现多种信息传播和无纸化作业,使得大流量数据传送支持下的手术演示与技术交流都可以通过数字化手术室来综合实现。

发挥数字化手术室系统在医院洁净手术部建设中的重要作用,同时应结合不同医院医疗的专有特点和特殊属性。数字化手术室系统从其系统管理功能而言,是一项庞大的、复杂的系统工程。随着医疗科技的不断发展更新,新智能化技术不断涌现,洁净手术室的使用功能会更加完善,每个数字化手术室可以按照不同用户的需求设计,供多个科室使用或专供某个科室使用,在更好地为医患人员服务的同时,集网络技术、自动控制技术、图像信号处理技术、综合布线技术于一体,使得手术过程中的各相关系统有机地协调结合在一起,从多个方面保证和实现数字化手术室建设中对洁净手术室的高效、安全、舒适、环保的要求。

数字化手术室是通过将先进的智能化、信息化等技术运用到洁净手术室,使得外科医生能够更好地获得大量与患者相关的重要信息,以及及时满足医院的医疗培训教学工作,同时便于操作,提高医疗效率。数字化手术室,通常按配置的医学装备可分为如下5种类型。

(1)一体化手术室。

(2)MRI导航手术室。

(3)机器人手术室。

(4)杂交手术室。

(5)复合型手术室。

一、一体化手术室

一体化手术室是融合计算机网络技术、图形信号处理技术、空气洁净技术、机电设备自动控制技术于一体,将与手术过程有关的各种系统有机地结合进行统筹设计,为整个手术提供更具准确性、安全性的工作环境，能够实时获得大量与患者相关的重要信息，能够实时观察和控制设备的运行，从而使手术室便于操作，提高工作效率。一体化手术室建设分两个阶段。第一阶段包括手术示教、远程会诊、设备控制、设备数据采集、多媒体控制管理、信息系统集成等。第二阶段是手术室临床信息系统建设，包括智能排班、耗材管理、麻醉系统、手术护理等。这些系统主要依靠系统服务器和工作站来完成。

一体化手术室设备，主要包括 3 个组成部分：一体化手术室集中控制系统（SCB）；一体化学手术室数字网络信息传输及存储系统（AIDA）；一体化手术室交互式咨询控制系统。

在手术室无菌区内用一个触摸液晶屏可以轻易控制所有手术室内的设备，包括内窥镜设备、手术灯床、摄像机、室内照明等几乎所有设备。可实现对内窥镜设备及第三方设备的功能进行一体化、集中化控制和参数设置，可控制多台以上的不同设备，通过一个界面进行集总"控制"，是将现有手术室整合成一个功能性的手术室系统，以提高手术的安全、效率和能力。一体化手术室系统由医院手术总控制室、多间手术室、医生办公室组成，通过网络把教室、专家会诊室、院外专家、出差的医生等连接在一起，组成一个大手术信息共享平台。

手术室内部集中控制系统可配置多种接口，连接手术室多种信号，如固定视频源（包括术野摄像机、全景摄像机、视频会议终端、HIS 患者数据、PACS 影像资料、生命监护器、麻醉机等）；移动视频源（显微镜、内窥镜、彩超机等）；音频源（天花话筒、医生头戴话筒、DVD 机、电话终端等）；显示设备（悬挂式液晶、嵌入式液晶等）；音箱；打印与录制设备；控制触摸屏等组成。

二、MRI 导航手术室

磁共振介入手术室简称 MRI 导航手术室，是复合手术室的重要组成部分。MRI 手术的基本概念是通过进行术中 MRI 成像来协助指导进行的外科手术，MRI 手术室则是指安置有术中导航功能的 MR 扫描设备，并可进行全部或部分外科手术的手术室（或指符合外科手术要求并能进行外科手术的 MRI 机房）。MRI 手术的目的是通过术中 MRI 扫描和导航来提高外科手术对病灶的完整切除率和治愈率。在手术室安装开放磁共振成像设备，采用磁共振介入的原理，向手术医生提供手术过程中动态的、变化的实时信息。

MRI 手术室是 MRI 设备及手术室组合而成的复合体，属多学科相互交融的边缘学科，一台术中核磁共振手术是由手术者、放射科医生、工程师、物理师、麻醉及护士共同配合完成的，放射科医生要参与所有手术病历的术前计划和术中影像学的处理，为外科医生提供最佳的手术入路及术中影像的动态变化，成员之间的交流显得尤为重要。手术室的设计和施工必须满足这些工作要求。

MRI 手术室的布局既要考虑到能进行 MRI 成像又要考虑到便于外科手术的操作和人员的移动。同时，MRI 手术室的面积应大于普通 MR 机房的面积，一般要求在 $40m^2$ 以上。一种是放置在医院外科手术室区域内的专用 MRI 手术室；另一种是将影科的常规 MR 室改建成符合手术要求的 MRI 手术室。

实施中既要实现常规 MR 检查室的电磁屏蔽要求，又要满足洁净手术室的规范要求，解决好净化风管、医疗气体管道、电气管线的屏蔽与滤波是关键点，同时根据选择的厂家不同，应考虑连接磁体失超管的路径。由于 MR 设备重量较大，应考虑楼板的承载力。运输通道的便捷也是场地选择的要素，同时应考虑周围环境的影响，特别是附近移动车辆、周围电梯等对磁共振设备的影响。

三、机器人手术室

手术机器人是复合手术室众多设备中的领军者,机器人手术室是复合手术室的核心组成部分,目前国内达·芬奇手术机器人较为普遍。达·芬奇手术机器人是医学、工程学相结合的又一典范,其功能、性能、操作范围,是目前最好的外科手术机器人系统。

达·芬奇机器人手术系统具有光学放大 10 倍的高清晰 3D 立体图像,同时创伤面较小、操作精确,因此,对在腹腔镜下行胰管空肠黏膜吻合术困难的患者较容易实施手术。外科手术机器人手术逐渐成为微创外科手术的主要潮流。手术种类涵盖泌尿外科、妇产科、心脏外科、胸外科、肝胆外科、胃肠外科、耳鼻喉科等学科。如何更好地发挥达·芬奇机器人实施系统和腹腔镜建设的优势,扬长避短,一直是外科医生探索的课题。

四、杂交手术室

杂交手术室实现了介入医学、外科医学和影像诊断学技术的完美结合,实现了多学科联合治疗的最佳方式,提高了医院的医疗效率和患者的生存率。

杂交手术室是将数字减影血管造影(DSA)机安装在洁净的手术室内,以满足多学科医务人员联合为患者同时进行外科手术和介入手术,这样的洁净手术室即杂交手术室。

杂交手术室开展的手术类型涉及心胸外科、血管外科、神经外科等临床领域。目前广泛运用于心血管外科和血管外科,如在杂交手术室内进行冠脉支架植入和搭桥手术联合治疗,联合血管外科的开放式切开取栓术,血管旁路术和血管内科的球囊扩张支架植入术都能取得比单一手术更好的治疗效果。杂交手术室的优势在于将传统的外科手术室和介入治疗室有效地整合在一起,实现了多学科同步联合的最佳治疗方式。介入治疗和外科手术同步进行,可以避免患者在手术室与导管室之间转运的风险,降低患者损伤程度,提高医院的医疗效率。杂交手术室面积应该大于等于或 $60m^2$,整个杂交手术室组合面积不应小于 $110m^2$。

五、复合型手术室

复合手术室或称混合手术室,是介入治疗发展到今天的一个热点。现代的 Hybrid 手术技术,主要融合了内、外科优势并整合了医学影像学技术,包括数字减影血管造影(DSA)杂交手术室、磁共振成像(MRI)手术室,是大型的一体化复合手术室的总称。该手术室整合了术中介入影像造影设备和磁共振定位技术,除了能够进行复杂的心血管和神经外科手术外,还能进行胸主动脉夹层动脉瘤的术中造影和经皮支架置入,避免因来回搬运患者带来的较高风险。外科医生能在实时影像指导下进行手术,减少手术偏差。将手术室和 MRI、DSA、CT、DR 等大型医疗设备整合在一起,组成超强功能的复合手术室,受到医学界的广泛关注。

总之,上述各类手术室通常是依据不同专业的需求由多个系统组合的名称,均属于数字化手术室的范畴。当前国内各类数字化手术室的发展日新月异,是将净化工程与数字信息化完美融合,在符合现行国标《医院洁净手术部建筑技术规范》GB50333 的基础上,采用数字医学影像及相关信息的格式及其信息交换方法的标准,通过接口采集现代数字医学成像设备的图像数据,实现与医学图像档案和通信系统 PALCS 的有效对接,并能和医院信息系统融为一体,使得 MRI、CT、DSA、ECT、PET/CT 等临床医学检查设备所获得图像资料及时传输到手术室,使手术医生、麻醉医生、手术护士获得全面的患者信息、更多的影像支持、精确的手术导航、通畅的外界信息交流，为整个手术提供更加准确、安全、高效的工作环境，也为手术观摩、手术示教、远程教学及远程会诊提供了可靠的通道，从而创造手术室的高成功率、高效率、高安全性以及提升手术室的对外交流。

因此，数字化手术部系统更加符合未来数字化医院的建设需求，即将数字减影血管造影（DSA，高清信号）、血管内超声（IVUS）、达·芬奇、腔镜、术中 MR、显微镜、高清术野摄像、全景摄像等多路影像及音视频信号传输到医院任会议室，示教室，专家、主任及领导办公室等任何场所（无须专线，任何网络互通的地方均可），并在转播的同时可随时获取患者检查、检验及电子病历等各种信息进行讨论，从而使手术学术交流、教学管理及远程手术指导真正变成现实。同时，从数字化医院未来的发展来看，数字化手术部建设必将成为我国医院手术室建设大的趋势，也为医院未来建设全院数字化手术部统一平台提供了有力的保障。

鉴于数字化手术室项目工程建设比较复杂，涉及手术净化、医疗设备、医疗信息及临床医学等多个领域，而手术室又处于特殊的洁净环境，因此，数字化手术室建设必须从净化工程设计和医疗设备采购两个环节进行整体设计，还需明确手术室功能和用途，如 MRI 手术室、DSA 手术室之间的功能、布线工程设计都不尽相同，各有特点，从而数字化手术部设计也就不同。

数字化手术部项目建设是一项非常复杂的系统性工程，从项目立项、需求调研、方案建议、合同签约、系统实施，到项目验收、售后维护，整个实施过程跨部门、参与人员多、持续时间长、协调难度大。采用闭环管理以医院主管领导为组长，以医务、信息、设备、使用科室等院方领导为主的项目领导小组，主要是对项目实施整个过程中的重大问题进行决策。院方具体工作的执行小组，负责流程规划、设计规划、配合实施等，并由基建部门配合执行，同时负责制订工作计划，掌握工程进度，检查工程质量；指导工作；协调各部门、各单位之间的关系，做好保障服务工作，保障数字化手术室的顺利实施，完成全建设过程的闭环管理。

第四节　手术示教与远程会诊系统

一、手术示教系统

随着手术学术交流越来越广泛，传统的模式已不再能满足当前医生和专家学者的要求，数字化手术室示教系统已成为发展的潮流。数字化手术室示教系统是指基于计算机信息技术、生物医学工程技术及现代医学技术，实现手术音视频信息高清采集、有效视频点播、术后加工、存储、检索，支持手术观摩、示教、学术交流、远程协助等功能的管理信息系统。数字化手术室示教系统应用于医院手术室，为临床手术技能培训和管理提供了现代化手段，有助于医院开展远程医疗与视频学术会议，提高医院临床教学水平，实现基于网络的手术室监管。

为了适应手术教学，以及当前国内医院手术转播的现状，加之医院对手术转播需求的不断提高，手术示教系统逐渐进入医院智能化的视野。手术示教系统的优点在于利用医院现有网络，节省了大量建设经费，且手术过程和细节信息实时、清晰。另外，通过对接各种微创镜类手术设备，提高了教学效果，而且随时随地观看想要观看的手术过程。相对于之前的手术示教，完全摆脱了传统手术示教模式在时间、空间和人数上的限制,实现一次示教,多人观摩。通过高清视频的传送,观摩实习生在示教室内即可清晰获得手术室内的诊疗过程和细节信息,减少了进入手术室的人员数量,避免了观摩人员造成手术室内污染的概率,保障了手术室良好的工作秩序,也保证了观看手术的质量,提高了手术室的管理。

(一)手术示教的内容

1.实时的远程手术示教

观摩人员可与手术室医生双向互动交流,实现实时教学讲解、实时提问、实时解答,提高教学质量。

2.手术录像存储及查询

对手术影像和场景视频进行全程的实时记录,并进行高质量、长时间的存储,用于日后教学。手术后对照这些影像资料进行学术探讨和研究,可以有效提升医生的手术水平。

3.手术现场即时拍摄

对教学过程中的关键动作通过拍摄方法记录下来。

(二)高清手术示教系统配置

高清手术示教系统要呈现的视频画面有术野操作、器械传递、心电监护、麻醉机和呼吸机的工作状况,以及与患者相关的 PACS 影像资料信息。

1.手术室视具体情况配置前端设备

(1)术野操作摄像机。

(2)器械摄像机,除了拍摄手术器械传递的画面外,也可用于拍摄手术室的全景。

(3)麻醉机和呼吸机的工作状况监控摄像机。

(4)高清信号(兼容标清信号输入并转 HD 格式)输入接口,用于腹腔镜视频信号、心电监护仪和 PACS 影像资料的信号输入和格式转换。

2.用户端

授权用户可进入高清手术示教系统管理平台,观看手术现场直播或点播手术录像;同时对手术室前端设备进行控制、画面选择和语音交互。

3.其他要求

一个手术室可以支持多个远程教室同时观看;医学专家可以在局域网任意点连接同一个手术室或连接多个手术室,进行手术指导和讨论;具有对手术高质量音视频存储、回放和管理等功能及手术实况音视频信息实时直播、刻录的功能。另外,为了便于双向沟通和增加现场感,手术示教系统还应提供手术室现场声音传送和对讲功能。数字化手术室对音视频质量有严格要求,系统应选取实时性强、质量高的视频终端,采用成熟可靠的音视频、文本信号传输技术,同时应采取相关安全机制保护患者的隐私。

一个集医疗、教学、科研、预防保健为一体的综合性现代化三级甲等医院,应实现数字化手术室示教系统建设与应用,有效满足低带宽传输,稳定、连续、流畅、高图像质量的网络视频需求,以及手术观摩学习、专家会诊、远程指导等多种视频应用需求,实现医院数字化手术室规范化管理,同时摆脱了传统示教模式在时间、空间、人数及安全性上的限制。

二、远程会诊系统

随着计算机网络通信技术与多媒体技术的飞速发展,远程医疗会诊在医学专家和患者之间建立起全新的联系,使患者在原地、原医院即可接受远地专家的会诊及其指导下的治疗与护理,从而节约医生和患者的大量时间和金钱,有效提高基层医疗机构的服务能力,提高疑难重症救治水平,缓解群众"看病难、看病贵"问题,同时也促进了医疗机构间的科研和教学的共享,在一定程度上解决了医疗卫生资源分配不均问题。远程会诊系统的功能通过远程会诊软件平台,集成视频会议系统、手术示教系统、网络系统硬件平台的功能来实现。

远程会诊是指上级医院专家同基层医院患者主管医生,通过远程技术手段共同探讨患者病情,进一步完善并制定更具针对性的诊疗方案。

远程会诊的基本功能如下。

(一)会诊预约

包括会诊申请单的填写、提交与修改,专家库信息查询,电子资料组织与传送,会诊申请的查询等。

(二)会诊管理

包括会诊流程管理、病历资料管理、会诊报告浏览、随访管理、会诊服务评价等。

(三)会诊服务

包括病历资料浏览、音视频交互病情讨论、病历资料白板书写交互、会诊报告编写发布与修改、会诊报告模板管理等。

无论是远程会诊还是远程手术示教系统,信息安全建设都是其应用和发展的重要内容。为了有效地实现远程医疗信息的安全性,更好地发挥远程医疗服务的作用,应通过相关的技术和管理手段达到信息安全保障的目的,保障远程医疗信息系统安全。

第五节　智能化病房

医院的住院患者,平均在院时间较长,其心理、生理和行为都会发生变化,这与医院病房的环境和功能、医患关系、医疗质量、医疗技术及社会综合因素等都有极其重要的关系。医院应能满足患者的基本生活需求且便于操作;保障医疗安全需要,获得更多相关的保健知识、就诊须知及消遣娱乐等需求。加之信息化、网络化在医院建筑中不断升华,使智能病房建筑和智能病房系统逐步成为现代数字医院发展的必然趋势。

智能化病房的目的是及时通过实效的服务,最大限度地满足医患双方的使用及医院管理要求。智能化病房,即智能自动化的病房,尽量让患者自己照顾自己,减少陪护人员,不但能够有效预防院内感染,还能提高护理质量,提高治疗效果。主要推行以人为本的服务理念,满足社会对护理工作的发展需求,减轻了护士的日常劳动强度,也节省了家属的陪护负担,填补了国内外医疗护理设备的空白。

智能病房系统是病房中的各种医疗传感器和设备利用有线或无线网络连接,将所收集的数据实时传入系统中,并转化为信息传送到医护工作人员的移动医疗应用程序上,从而辅助医护工作者的日常工作。另外,智能病房系统还包含用于突发情况预警、跟踪定位和医疗决策的功能模块,以支持医护工作者的诊断和治疗。

一、环境控制

环境控制是指可实时监测病房内的温湿度,提供预警,也可设置自动调节,或者通过手机App统一控制房间内的灯光、电源、电视、空调、窗帘、净化器、移动求助按钮等设施,营造更舒适的智能病房。

二、病房智能呼叫系统

病房呼叫系统为患者、护士、主治医生提供远程对话功能,可以加快患者与护士之间的联系。通过音视频技术,患者在病床边即可快捷地与护士交流,并能与医生远程沟通。在夜间也可由护理人员通过对讲主机来对病床实施自动循环监听,查探病床有无异状,使医护人员不受时间、地点的约束,方便快捷地建立与患者的沟通,加强相互之间的配合,使治疗取得较好的效果,使医患关系得以融洽,从而进一步提高医院的服务质量。

三、患者知情、信息查询及宣教知识

通过手机App可以方便地查询本次或历次的就诊信息,包括病案首页、医嘱、病程记录、检查、检验、手术麻醉、费用等信息。另外,还包含知情同意相关信息和患者及家属需要的所有医疗相关信息和住院服务信息等。

四、遵从性提醒

基于疾病分类推送相关疾病与治疗知识,有针对性地提示时间、术前准备或者检查检验准备及注意事项等,避免遗漏或延误相关检查。

五、智能床位监测及智能输液监测系统

将运用力敏、振动及温度等多参数结合的传感器安装在病床上,对患者的心率、呼吸率及体动翻身、离床等数据进行动态、实时、连续的采集、分析统计,通过无线技术由物联网网关上传到床旁服务平台,实现护士工作站对病床的统一监测、异常事件提醒等功能,打破了传统采集生命体征的方式,提高了生命体征监测的智能性,减少了护士的工作量。

(一)生命体征监测

床垫里装有无线网传感器,可以实现对床位患者连续24小时不间断的监测,包括体温、心率、呼吸、体动,并且可以自由配置床位患者的体征阈值报警,对体征项数据达到危险值的床位进行实时报警。

(二)离床、坠床监视

通过压力传感器实时对患者离床、坠床进行监测,并给护理人员提供即时的报警信息。

(三)褥疮的风险管理

对于长期卧床的患者,通过设定的时间间隔和上次动作发生的时间,自动生成短消息提醒看护人员给患者再次移动。系统还能够对褥疮的风险进行分析并及时报警,护士可以对不同风险等级的患者进行有效监护。

(四)睡眠质量分析

系统对床位患者每天的睡眠质量进行分析,并通过与长期趋势和医护标准在睡眠时间、躁

动、夜间心率和呼吸率的对比来监控患者夜间睡眠质量,包括浅睡时长、深睡时长、翻身情况等。

现在医院常使用传统的重力驱动输液系统,需要护士与患者实时监视液体,而通过智能输液监测仪及智能输液监测系统,护士在电脑上便能监测输液全过程,包括液量变化、输液速度、需要输液的时间,并在输液结束或输液故障时发出报警信号,提醒护士及时干预,提高了医院的医疗效果和医疗质量,降低了护理强度,减少了医疗事故的发生,在一定程度上减轻了陪护人的负担。

六、信息核对、无线查房、婴儿防盗

利用物联网技术,实现移动护理、移动查房。基于 JCI 标准正确识别患者的要求,采用移动护理终端发出电子信号自动核对患者手腕上的手环信息,每次医嘱实行时,都要用手机扫描一下药品上的二维码和患者手环,如果对不上,系统会自动报警。

医护人员可以利用 PDA 及手推车上的电脑进行查房和医嘱的录入,以及影像传输、电子病历的书写、信息浏览、报告、HIS 中相关医嘱执行情况的查看等。

为新生婴儿佩戴传感器脚环,服务器可根据串口信息自动跟踪每一个婴儿的位置,腕带被切断或出现脱落异常,会及时报警并自动关闭出口大门。

七、自动药房管理

药房根据医嘱自动发药,并通过包药机包装带有条形码的药品,从药房到病房,达到药品分派更安全更有效,药物能够被充分利用和避免可能发生的错误。这样既满足药房对药品管理安全有效的需求,同时也减少了工作量。也有医院采用轨道小车派送药品。

八、可视对讲式病房家属探视系统

安装可视对讲式探视系统,架起了沟通的桥梁,满足了患者家属的信息需求心理,解除或降低了其焦虑与烦恼,改善其恐惧感;而且家属与患者之间的联系,可有助于患者自信心的建立。

九、点餐服务

依托医院 HIS 网络,做到患者点餐信息化,系统具备消费扣款、现金充值、挂失解挂、报表统计等功能,方便患者,提高效率;同时具有餐饮设定、食谱管理功能,患者入院时每人一张卡,相关信息存储卡内,疾病谱与食谱对应,确保安全;每天可自动生成食品原料汇总(明细)表,提高管理效率。

十、互联网娱乐

利用院内无线网络,安全地接入互联网,查看基于授权使用的 App 影视频道等。

十一、增值服务

提供在线超市、护工等 App 应用,实现院内与院外服务的对接,方便建立双方的服务连接,并能提供扩展机制,实现服务的可扩展性。

十二、交费及费用查询

一日账单查询及在线缴费。

十三、参与评价

患者能对医生的治疗各环节提出自己的想法和意见,共同参与到康复过程中;能对护理服

务提供相关评价,促进服务质量改进。

总之,智能化病房可以通过各种通信技术快速实现病房、监控中心及患者之间的数据无障碍共享,实现病房的自动化智能管理。对于现代化数字医院来讲,智能病房的上线有利于整合医院、医护人员、患者资源;有利于提升医院服务水平,降低医院管理工作强度和医疗事故的发生频率,提高患者治疗体验,最终实现医患关系的有效缓解。

第六节 楼宇自动控制系统

医院人流量大,能耗大,空气通风要求高,而且医院的特性决定了对环境要求的多样性和复杂性,这就需要有一个强大的楼宇管理系统去支撑,满足医患各方需求。楼宇自动控制系统是智能建筑必不可少的基本组成部分,主要监控医院大楼的机电设备,可为医患人员提供安全、舒适、经济、高效、便捷的工作和生活环境,并通过优化设备运行与管理,降低运营费用。楼宇自动控制系统是将建筑物或建筑群内的通风空调、变配电、电梯、照明、供热、给排水等众多分散设备的状态变化、运行参数、能源使用状况等进行集中监视、管理,同时又分散控制的建筑物管理与控制系统,主要包括楼宇自控系统、抄表计量管理系统和智能灯光控制管理系统。其关键技术是传感技术、接口控制技术及管理信息系统。

一、楼宇自动控制系统监控的内容

(一)冷热源系统

1.冷源群控系统

监控的内容包括冷负荷需求计算;冷水机组台数控制;冷水机组联锁控制;冷冻水压差控制;冷却水温度控制;机组保护控制;机组定时启停控制;机组运行参数;水箱补水控制;群控控制,等等。

2.换热站控制系统

监控的内容包括二次水温自动调节;自动联锁,即当循环泵停止运行时,热水/蒸汽阀应迅速关闭;机组保护控制,即水泵启动后,水流开关检测水流状态,与水泵的反馈点反映的信息进行印证并进行自动联锁;设备定时启停控制,即根据事先安排的工作及节假日作息时间表,定时启停设备;自动统计设备运行的工作时间,提示定时维修;参数检测及报警,即自动监测系统内各监测点的温度、压力、流量等参数,自动显示、定时打印及越限报警等。

(二)空调新风系统

监测送风温湿度、回风温湿度、新风温度;监测空气质量,并提供超标报警信号;监测风速;监测风机手/自动状态;监测风机故障状态;监测风机风流状态;监测滤网压差开关状态;监视防冻开关,低温时报警;风机起停控制;新回排风阀控制;盘管水阀开度调节;带加湿功能机组将控制加湿阀开度。

(三)送排风系统

(1)通过BAS根据送风量来控制风阀执行器的任意开度。

（2）监测室内的温度，并根据预定的高低限值判断，超限则输出报警信息；使用经典 PID 计算出房间所需的送风量来控制风阀大小，调节温度。

（3）通过软件监测 VAV 末端联动调节空调送风机的速度。

（4）自动监测各回路（送/排风机）的运行状态、风流状态、手/自动状态、故障报警、风流状态。

（5）根据事先设定的工作日及节假日作息时间表，定时启停（送排风机）动力回路。

（6）卫生间排风机将可控制排风阀。

（四）给排水系统

给排水系统主要是对于饮用水地提供，以及对于污水的排放。污、废水泵运行状态、故障报警、手自动状态监测，并控制水泵启停；监测污水坑、废水坑、消防水池、消防水箱、生活水箱的高低液位；集水坑的高低液位报警监测；消防水泵、喷淋水泵、排污水泵、生活水泵的运行状态、故障报警、手自动状态监测，并控制水泵启停；监测中水泵变频状态及故障；监测生活水泵变频状态及故障；监测生活给水管网压力、气压罐压力、减压阀超压报警；系统还可根据时间表对排水泵启停进行分时、分区控制。

（五）变配电系统

为了大楼的安全，对变配电系统的有关变配电状况，由中央监控系统实施监视而不做任何控制，一切控制操作均留给现场有关控制器或操作人员执行。BA 系统提供对于建筑物内的高低配电房及所有变配电设备的监视报警和管理及程序控制，提供对于重要电气设备的控制程序、时间程序和相应的联动程序。

（六）照明系统

（1）具有定时启停功能，可以根据预定的时间表启停设备，进行节能控制。医院公共区域，如走道、大厅、路灯、景观灯等的监测与远程控制或基于光通量传感器、红外传感器的自动控制。

（2）监测照明的故障报警状态，一旦报警，以提醒操作人员做出相应操作。同时可根据相关需求配合安保系统实现联锁控制。

（七）电梯及扶梯控制系统

电梯一般有一套自带电梯控制系统，通过接口网关对电梯上下运行状态和故障报警进行监测，实现对电梯的运行状态、故障报警、上/下行状态的集中监视。

（八）能耗管理系统

通过实现对病区内各护理单元的用电量、用水量（冷水、生活热水）、医用气体（氧气、压缩空气、负压空气、笑气）、空调热能实现量化管理，建立自动抄表系统，即时提供系统的能耗数据，建立单床能量消耗的统计数据和节约分析的意见。这是提高后勤管理效率，降低运行成本的重要手段。

（九）巡更管理系统

电子巡更系统就是保证安保人员按时、全面对防区内各巡视点进行巡视的有力措施。

（十）综合管路系统

弱电桥架、管路的设计与施工是弱电专业的局部工程，是弱电工程的基础。医院建筑内部功能分区较多,桥架管路走向力求合理,且兼顾各系统需求,宜放置多路主干桥架,满足医疗、智能化专网、后勤管理等诸多方面的需求。

(十一)安保监控系统

实现被监控区域的监控和录像,系统操作简便,易于维护,应用广泛。对于监督医院医疗水准,提高医务人员的办公效率,保护医务人员的人身安全及医院财产,都有极其重要的意义。

(十二)通道(门禁)管理系统

区域管制主要涉及电梯厅、楼梯厅、病区通道、病区出入口(包括 ICU 区域隔离通道)、建筑通往地下的通道等,特殊通道一般采用远距离控制。重点管制主要涉及领导办公室、财务室、智能化中心机房、IT 机房、贵重药品间、剧毒药品间、贵重仪器仓库、设备仓库等,主要采用近距离管制。

二、楼宇自动控制系统上线的意义

(一)节省能源

楼宇自动控制系统对全院的设备进行监视和控制,根据预先编排的时间程序对电力、照明、空调等设备进行最优化的节能控制。

(二)节省人力资源

由于楼宇自动控制系统采用集中电脑控制,在投入使用后可以大量减少运行操作人员和设备维护维修人员。

(三)延长设备使用寿命

医院配置楼宇自动控制系统,使医院设备的运行状态始终处于系统的监视之下,完整地记录设备的运行情况,及时发现故障,把事故消除在萌芽状态,确保机电设备的安全、稳定、高效运行。楼宇自动控制系统还可以定期打印出维护、保养的通知单,保证维护人员按时进行设备保养,使设备的运行寿命加长,降低医院的运行和维护费用。

(四)保证医院及工作者安全

楼宇自动控制系统中的电梯控制系统、巡更管理系统、安保监控系统、通道管理系统等模块与消防报警系统联网,极大地提高了医院的精细化管理水平,保障了医院及其工作者的安全。

(五)保障医院环境健康舒适

楼宇自动控制系统对医院设备实施实时控制,如空调新风系统和送排风系统等的准确调节控制,使医院环境更加舒适,从而提高医院工作者的工作效率。

总之,楼宇自动控制系统的精细化控制满足了医疗大楼内部环境要求,并极大地减少了日常巡视的维护工作量,节省了人力资源,提高了人员的工作效率,同时也降低了设备的运行能耗及运行成本,保障了建筑物内机电设备的长期运行安全、稳定,为患者提供了一个合理、高效、节能和舒适的医疗环境。

第七节 物联网在医院业务中的应用

一、物联网的概念

物联网是通过射频识别、红外感应器、全球定位系统、激光扫描器等信息传感设备,按约定的协议,把任何物品与互联网相连,进行信息交换和通信,以实现对物品的智能化识别、定位、跟踪、监控和管理的一种网络,是新一代信息技术的重要组成部分。

物联网技术在医院的应用,主要体现在对医院人、财、物和资金的有效管理,实现人员及物资管理可视化、医疗信息数字化和医疗过程数字化。利用信息化手段,实现医疗信息共享,提高工作效率,提升服务品质,创新服务模式,优化业务流程,控制医疗缺陷,保障医疗安全,提高医疗质量,实现精细化管理,提升医院整体管理形象。

二、物联网在医院的具体应用领域

医院物联网的应用主要基于以下几个方面:①基于重点人群识别和管理;②基于重点设备及物品管理;③基于重点区域监控和管理;④基于医疗信息数字化管理;⑤基于医疗过程数字化管理。具体应用领域如下。

(一)消毒物资追溯管理

随着医院信息化的发展,将物联网技术引入到医院内所有诊疗器械、器具和物品的清洗、消毒、灭菌管理流程中,可以实现对各类器械消毒过程的全程质量监督,有效避免因手术器械感染而造成的医疗差错和医疗事故,基于JCI标准中关于感染的预防与控制的要求,同时也符合《医院消毒供应中心管理规范》中对消毒物品质量提出的新要求。

消毒物资追溯管理系统通过引入先进的RFID技术,将灭菌管理流程中的回收、清洗、打包、灭菌、存放、发放、术前核对、术后清点、追溯几大功能实现信息化,简化工作操作步骤,强化、规范手术供应室流程管理,使整个流程中的所有环节具有可追溯性。一旦发生感染事故,其追溯性可快速追踪流程信息,确定问题所在,有效降低医疗纠纷的发生率,完善了整个服务流程,提高了医院的服务质量。

1.回收

供应室护士用胸卡登录器械包回收系统,进入工作状态。科室护士刷卡并确认其验证信息,系统会显示其器械包中的工具数量,信息确认完成后,即可完成器械包回收确认。

2.清洗

对回收器械进行分类清洗,记录清洗设备数量。

3.打包

对清洗合格的器械按种类打包,并绑定数据标签。

4.灭菌

系统自动记录器械包消毒核实人员、消毒器柜号、消毒时间等信息。信息核实完成后,数据上传至服务器,以便器械包信息的追溯。器械包消毒完成后,送往无菌室存储。

5.存放

器械包消毒完毕后存入无菌存储室,通过 RFID 读写设备,系统自动记录器械包类别、存入时间、取出时间、有效期等信息。可通过信息管理查询系统进行库存及有效期的查询。

6.发放

无菌室根据科室申请发放并采集人员及包对应数据。

7.术前核对

刷卡登录术前模块扫描标签,系统自动完成信息匹配对比。

8.术后清点

通过手术器械包签中的信息对包内器械的种类、数量进行清点。

9.追溯

根据时间、科室、操作人员等条件追溯对应单个器械包。

(二)医疗垃圾追溯管理

医疗垃圾追溯管理系统是采用射频识别技术、卫星定位技术、网络技术,实现医疗垃圾产生、回收、运输、处理等全过程的监控和追踪,使整个处置过程具有可追溯性,为各管理一部门对医疗垃圾处置过程的全程监管提供了基础的信息支持和保障。

医疗垃圾属于危险废弃品,含有大量的感染性废物、病理性废物、损伤性废物、药物性废物、化学性废物及放射性污染物等有害物质。按照相关规定,必须封闭储存、定点存放、专人运输,必须进行焚烧处理,以确保杀菌和避免环境污染,不允许任何形式的回收和再利用。

医疗垃圾追溯管理系统在医院的应用,有利于对医疗垃圾流转数据进行电子数据采集及统计,使管理部门有依据监控并及时准确地掌握废弃物处置情况,提升了管理水平;实现了医疗垃圾运输处置的电子化监管和预警。根据垃圾种类的不同,自动提醒垃圾的处置差异,一旦发生医疗废物污染事故,可有效地确定责任,快速采取措施,减少危害;实现医疗卫生机构对医疗废物登记的电子化管理和处理过程的可追溯,有效降低医院内的感染发生率。其中,手术室作为控制医院感染最重要、最核心的环节,加强对手术室医疗垃圾的监管和追溯,可有效防止院内感染的发生。

(三)婴儿防盗管理

婴儿防盗管理系统是近年来发展起来的一种高科技产品,基于 JCI 标准中对患者安全的要求,其采用物联网射频识别技术(RFID),在婴儿身上佩戴可发射出无线射频信号且对人体无害的智能电子标签,对婴儿所在位置进行实时监控和追踪,还可对企图盗窃婴儿的行为及时报警提示,实现实时监控、主动防护。

医院在人为防范的基础上,使用婴儿防盗管理系统,可避免因新生儿特征相似,理解和表达能力欠缺而出现的错误识别、报错的现象;将医护人员与婴儿、母亲与婴儿绑定,防止婴儿被人从医院内盗走,有效保护婴儿安全,保障各方权益;规范产房的日常管理,防止和避免医生对母婴的例行巡检,提高医疗质量;整合母婴识别、婴儿防盗、通道权限等功能,充分提高医院新生儿管理效能和服务水平。

(四)资产定位追踪管理

贵重、抢救医疗设备作为医院资产的重要组成部分,对医院的发展至关重要。医院管理人员及时、准确地了解贵重设备的分布动态情况,防止贵重设备的丢失与闲置,可增加效益,降低成本,提高设备的使用效率和医疗服务效率,也符合 JCI 标准中对医疗设备安全有效管理的要求。医院资产定位追踪管理系统是在医疗资产和设备上安装防拆卸 RFID 标签,进行资产定位、防盗等管理。通过该系统为每件医院资产分配唯一的定位标签,管理员通过定位标签,短时间内即可全面而准确地掌握资产状况,及时了解贵重、抢救医疗设备的在离线状态,实现自动库存盘点,消除人工盘点的失误。

(五)高值医疗耗材管理

高值医疗耗材属于医疗耗材中特殊的种类,其医疗安全要求高,生产使用过程需要严格控制,仅限于部分科室使用且价格相对比较昂贵。传统的高值医疗耗材的管理基础数据登记不全,领用不规范,相关记录不完全,极易导致错账、漏账、重复记账,安全隐患大。

高值医疗耗材管理系统运用物联网技术,为每种高值耗材对应唯一条形码,对其采购、在库、使用各个环节进行全程控制和跟踪,避免不必要的损耗,实现医院对高值医疗耗材的规范化、精细化管理,加强成本控制,提高医疗质量,保障患者安全。基于 JCI 标准中质量改进与患者安全的要求,在系统中,建立医院审核通过的资质合格产品信息,日后工作中通过扫描产品条形码,即可识别产品资质是否合格,确保源头的安全性;由相关科室扫描条形码完成高值医疗耗材的备库、领取、收费等流程,减少人工录入的失误率,提高工作效率;医院管理人员通过系统中各环节扫描条形码的相应记录,可以准确掌握耗材的流向和质量,实现全程追踪,可追溯源头,堵塞管理漏洞,提高管理质量。

(六)冷链管理

近年来,国家对药品、血液、试剂、生物制品等对温湿度敏感物品的生产、存储、流通等环节的监管越来越严格。冷链药品在存储和运输过程中,需要遵守严格限制的指标,使其在流通的整个链条中处于恒定状态,保证药品有效期和药效不受损失。如果温度过高,药品效价降低或失效,甚至出现严重不良反应;如果温度过低,会出现药品冻融过程,导致部分药品性状发生变化,可能使药品变性或者失效。

医院冷链管理系统是利用新一代信息化网络、传感器技术即 RFID 冷链传感器、二维条码技术等,将其安装到医院的冷藏设备上,通过无线传输,结合各种物联网策略管理技术,融入医院信息系统,使对温度敏感性医用试剂在存储和运输过程中符合国家规定的冷藏要求做到不"断链",实现全程实时智能化管理,对异常情况预警报警,以保证药品、试剂的质量。

(七)门禁管理医院门禁管理

主要布点于病区进出通道、病区治疗室、重要场所进出通道等地,安装门磁开关、电控锁及读卡器等门禁控制装置,对持卡人进行身份识别,设置不同的权限和有效时段信息,防止非授权人员的进出,目的在于对人员的流动进行合理的监管和控制,实现严密而灵活的通道管理,加强医院的安全防范管理,给医生和患者提供一个相对安全、有序的环境,也符合 JCI 标准安全与防范的要求。

门禁管理系统一般与一卡通系统共用一张智能卡,兼容门禁管理、收费和消费管理、巡更管理、考勤管理、停车场管理和图书管理等,所有来医院就诊的患者和医院医护人员,使用该智能卡实现院内各种身份识别和电子支付功能,做到一卡多用。

(八)一卡通管理

医院智能一卡通管理系统是智能卡在医院的应用,和医院的日常管理和生活息息相关,主要体现在人员信息管理、就医缴费、饭堂就餐、门禁通道、停车管理、院内消费、考勤管理和查询管理等方面,实现"一卡多用,多卡合一"。其功能包括身份识别和电子钱包,满足医院现代化管理要求,方便医务人员、患者和患者亲属等各种持卡人在医院工作生活的方方面面,最大限度地缩短患者就医时间、滞院时间,使医院实现电子化管理,提高管理效率。

一卡通系统的基本流程如下:根据身份证等相关证件为医护人员和患者每人发行一张智能卡,作为其在医院内的身份识别凭证和电子钱包,取代众多纸质证件和现金;在医院各服务点安装不同功能的智能卡读卡器、自助机和管理软件;持卡人在服务点机器上刷卡,便能在医院内部自动实现多种身份识别和电子支付服务功能。

(九)食堂售饭管理

医院食堂管理是一个综合管理的系统过程,涉及营养专业、食品卫生、食堂运作、行政管理、经济管理等方面。传统的食堂管理,手工进行订餐、配餐、制作报表,由于数据量大,容易出错,费时费力,管理工作烦琐,在数据分析上时有出入,影响成本核算,误导决策。

医院食堂售饭系统的应用为医院提供了一个高效的管理模式,整个系统流程包括食堂窗口点餐、员工送餐管理、患者营养餐管理、消费精细化管理、后勤决策支持等。医务人员和患者点餐完毕后,所有数据都由计算机分析执行,规范了业务流程,提高了工作效率,改善了服务质量,为医院经营者和决策者提供更加及时、准确的消费数据和管理信息,动态掌握业务整个流程的处置情况。

医院食堂售饭系统采用智能卡、手持机等技术,结合手机点餐等功能,实现智能点餐和结算,通用性强,具备良好的实时性。人员数据和存储容量没有限制,扩展无限制,使用方便,使餐厅食堂管理科学化、现代化。

(十)刷卡洗澡管理

刷卡洗澡管理系统主要采用智能卡、控制器、自助机等技术,解决病房和职工宿舍在洗浴过程中的用水流量问题,实现过程精细化管理,达到节约成本的目的。该系统的应用,符合《绿色医院建筑评价标准》的要求,既节省了水资源,又能提高医院精细化管理水平,避免医院内日常洗澡中常见的长流水现象,通过这种管控方式让大家重视水资源节约问题,同时避免无意识浪费。

(十一)样本追溯管理系统

随着《电子病历系统功能规范》与《等级医院评审标准》的推广与应用,医院对样本的追溯管理、实验室样本的状况检测需求越来越强烈,医院对实验室信息管理系统的要求,不仅仅是对业务流程的记录与规范,而是上升到了管理流程的记录与规范。

样本追溯管理系统以检验瓶贴条码为核心,实现全院样本信息电子化采集、流通、共享。其不仅仅是一个业务流程系统,更是一个管理流程系统,全院有一个整体平台可以实时查询、监控样本流转状态。样本追溯系统的应用,将医院内的临床部门、后勤部门与实验室等多个部门之间形成闭环监控管理,整个系统以监控患者标本为中心,由临床部门医生开单、临床部门护士采标、后勤部门送标、实验室标本组接标审核、实验室工作组预存、实验室出具检验报告及审核,各个环节形成闭环监控管理,并实时监控样本流转过程,并根据设定的预警提示、超时警告信息,实时提醒样本状况,提升了工作效率和管理水平,使整个处置过程具有可追溯性。

三、物联网在医院应用的意义

医院通过物联网技术的应用,可实现对人、财、物和资金的智能化管理,支持医院内部医疗信息、设备信息、药品信息、人员信息、管理信息的数字化采集、处理、存储、传输与共享等,提高工作效率,提升服务品质,创新服务模式,优化业务流程,控制医疗缺陷,保障医疗安全,提高医疗质量,使医院向人性化、主动化、精确化服务的管理模式转化。具体体现在 4 个方面。

(1)有效优化医院业务流程,形成闭环管理,提高医院人员的工作效率和管理水平。基于物联网技术的医院信息系统,为一线医护人员提供了快捷、方便的信息服务,帮助其优化业务流程,提高工作效率和医疗质量,实现以患者为中心,方便患者,缩短就诊流程,减少患者来回奔波,从而有效缓解看病难、住院难的问题。

(2)保障医院人、财、物和资金的安全性,控制医疗缺陷,降低医疗安全生产隐患。利用物联网技术,可达到对医院人、财、物和资金流转的全程可追溯,实现闭环监控管理;若遇到特殊情况,还可发出警示信息,提高了医疗生产的安全性和可控性。

(3)为医院决策及时提供真实、可靠的数据,使医院管理迈向精细化。物联网技术的引入,支持医院内部各类信息的实时传输与存储,从而方便医院决策层对各类数据的动态掌握,达到合理分配资源,改革和完善医院组织结构、运营机制和管理机制,实现医院精细化管理。

(4)实现医疗信息共享,提升医疗服务现代化水平。利用物联网技术,实现患者信息共享,可有效管理、分析患者诊疗信息,减轻患者医疗负担,降低患者就医成本,提高患者满意度,使医疗资源得到有效利用,实现人性化的服务。

第五章　医院信息系统

第一节　医院信息系统的发展史

医院管理信息系统(HIS)是医学信息学的一个重要分支,1972年加利福尼亚大学的George A.Bekey 和 Mortond Schwarts 在他们所著的《医院信息系统》书中提出,一个完整的医院管理信息系统是建立在计算机的基础上,同时能够为医院中的主要医疗和管理事项提供服务的通信系统。

我国在2010年公布的《医院信息系统基本功能规范》中指出,医院信息系统的定义:医院信息系统是指利用计算机软硬件技术、网络通信技术等现代化手段,对医院及其所属各部门的人流、物流、财流进行综合管理,对在医疗活动各阶段中产生的数据进行采集、存贮、处理、提取、传输、汇总、加工生成各种信息,从而为医院的整体运行提供全面的、自动化的管理及各种服务的信息系统。医院信息系统是现代化医院建设中不可缺少的基础设施与支撑环境。

一、国外医院信息系统的发展史

医院信息系统主要源于美国,国外医院信息系统的发展,我们以美国为例做主要介绍。美国医院信息系统大致经历了4个阶段。

(一)探索阶段(20世纪60年代初至70年代初)

因为医疗保险制度改革,要求医院向政府提供患者详细信息,以此为驱动力,麻省总医院开发出了著名的流动护理系统 COSTAR,供医疗、财务和管理人员使用,另一个著名系统是PROMIS,它是第一个完整的、一体化的医院信息系统。当时所使用的是小型计算机,开发语言是汇编语言,开发的 HIS 系统的功能主要集中在护理和收费上,目的是满足医疗保险制度的要求。

(二)发展阶段(20世纪70年代中至80年代中)

1973年美国召开了首届关于公共卫生机构的管理信息系统会议,1977年 WHO 发布了国际疾病及健康相关问题统计分类 ICD-9,很多医学信息标准陆续公布,如检验联机接口标准等。1985年,为解决数字化医学影像的传送、显示和存储问题,美国放射学会发布了 DICOM标准,这期间有著名的 Omaha 系统,使医院信息系统得到了大面积推广应用。这时所使用的是微机和局域网,主要开发语言为 MULPUS,当时开发的 HIS 系统基本覆盖了医院业务管理的方方面面。

(三)成熟阶段(20世纪80年代末至90年代中)

20世纪80年代末,开发重点转向与诊疗有关的系统,如医嘱系统、实验室系统、PACS 系统、患者监护系统等。1987年,为了解决各系统之间的接口问题,发布了著名的 HL7 标准。1989年,发布了统一的医学语言系统 UMLS。这期间使用了网络和高速硬件设备,主要目的是为了降低医院运行成本和提高患者的治疗效果。

（四）提高阶段(20 世纪 90 年代末至今)

20 世纪 90 年代末开发重点转向电子病历、计算机辅助决策、统一的医学语言系统等方面，开始出现了有关的法案，进行了各系统的集成与融合。1997 年开始筹建新一代的医院信息系统，系统周期估计为 18 年(1997－2014 年)，总投资 50 亿美元，分 6 期完成，最终实现全球远程医疗。经过 30 年的艰辛历程之后，医院信息系统正向广度和深度发展，达到了前所未有的新高度、新水平。这主要表现在建立大规模一体化的医院信息系统，并形成计算机区域网络，这不仅包括一般信息管理的内容，还包括电子病历(CPR)、医学图像档案管理和通信系统(PACS)为核心的临床信息系统(CIS)，以及管理和医疗上的决策支持系统、医学专家系统、图书情报检索系统、远程医疗等。

二、国内医院信息系统的发展史

（一）萌芽阶段(20 世纪 70 年代末至 80 年代初)

1978 年，原南京军区总医院引用国产 DJS－130 计算机开始进行医院信息系统研究，后来解放军总医院与人民大学合作，开发自己的医院信息系统，在小型机上实现患者主索引、病案首页、药品、人事及图书采编、检索与借阅等信息管理。我国在此期间发展医院信息系统的特点是：受技术及商品禁运影响，只有少数几台小型机在少数医院使用，速度慢、可靠性差、容量小、昂贵，连汉字显示都很困难。

（二）起步阶段(20 世纪 80 年代中期)

1985 年，中华医学会第二届医院管理学术会议召开，计算机在医学中的应用成为会议的一项重要议题，这是我国医院管理初步进入现代化的标志之一。次年，原卫生部向 10 个单位下达了研制统计、病案、人事、器械、药品、财务 6 个医院管理软件的任务委托书，一些大型医院相继开发了很多各自的医院信息系统。这期间我国医院信息系统开发的特点是：单机作业、兼容性差、数据流通性差，但是积累了一些经验。

（三）局部发展阶段(20 世纪 80 年代末至 90 年代初)

这期间医院信息系统开发计划开始列入"八五"科技攻关课题，部分医院相继研制和开发基于局域网的医院信息系统，并且开始注重标准化工作，这期间我国医院信息系统开发的特点是：开始基于局域网技术，但规范没有统一标准，系统兼容性差，难移植。

（四）全面发展阶段(20 世纪 90 年代中期至今)

1993 年由原国家计委牵头，正式下达了国家"八五"科技攻关课题《医院综合信息系统研究》，1995 年，攻关项目中国医院信息系统(CHIS)的问世，标志着我国医院信息系统研制、开发应用水平进入了一个新的阶段：一体化医院信息系统(IHIS)的新阶段。主要特征如下：①覆盖全院的计算机网络系统，早期是基于 155Mbps 的双环 FDDI 光纤网络，后来过渡到 100/1000Mbps 光纤以太网。一个千张床位左右的医院布网点在 1000 个左右。②精心设计的关系数据库系统，该数据库逻辑上集中存储包括医院行政管理和患者临床所必需的基本数据，并且较好地实现了数据的完整性、一致性、规范标准和广泛的共享。③自顶向下设计的、完整闭一体化医院信息系统，它以整个医院的管理目标为根本目标，而不再是仅仅涉足于部门级的窗口业务的需要。基本实现了信息在发生地一次性录入并可以被医院各部门充分共享的功能。

1996 年，启动"金卫工程"，医院信息系统与全军远程医学网络工程和全军卫生机关数据库与网络工程并列为"三大工程"，2001 年底全军医院全部采用了军队医院信息系统。这期间我国医院信息系统开发的特点是：基于网络化、大型数据库系统，采用面向对象的开发语言，操作界面比较友好。但标准性、通用性、移植性仍然还存在很多问题。纵观我国医院信息系统的发展史，不难发现国内医院信息系统的发展还存在下列问题：发展不平衡；法律性文件没出台或不完整，没有统一的信息处理规范，致使建设的医院信息系统及实施细则五花八门，各系统间及医院信息系统与社会医疗保险接口困难重重，标准化建设工作重视不够；导致重复建设、浪费建设、重建轻用等问题突出；软件工程技术还不能跟上实际应用的需求。2010 年，我国颁布了最新的《医院信息系统基本功能规范》，进一步规范了医院信息系统开发过程中的详细要求。

三、新时代医院信息化发展现状与策略

随着新时代健康中国战略的逐步推进、深化医改措施的加快落实，卫生健康事业得到了长足的发展。医院在我国卫生服务体系中占有举足轻重的地位，其发展水平、服务能力对卫生健康事业发展、人民健康水平的提高具有重要的意义。围绕建立现代医院管理制度，政府先后推动了城市公立医院改革、县级公立医院改革，2017 年全面推开了公立医院综合改革，旨在建立具有中国特色的权责清晰、管理科学、治理完善、运行高效、监督有力的现代医院管理制度，也为民营医院预留了发展空间。在各项改革政策的推动下，医院资源不断丰富，服务能力持续提高，2017 年全国医院达到 31056 所，医院执业（助理）医师数增加到 193 万人。医院医疗服务提供量增加，服务效率提高，2017 年入院人次达到 1.89 亿，诊疗人次 34.39 亿。次均门诊和住院费用增幅趋缓，2013 年以来，次均门诊和住院费用的增长幅度均逐年下降，2017 年医院次均门诊和住院费用分别为 257 元和 8891 元。

目前，虽然我国医院服务能力在逐步提高，不断满足居民卫生服务日益增长的需求，但是，人民群众对医疗健康需求多样化、高品质化和优质医疗资源相对不足之间的矛盾仍然存在。医院信息化作为提高医疗服务可及性和质量的必然要求与重要支撑手段，在应对这一矛盾上还有更大潜力可挖，应能发挥更大的应用效益。云计算、大数据、物联网等技术的应用有力支撑了医院信息化建设发展，人工智能、"互联网＋"等新模式、新业态为医院信息化建设注入了新动力，特别是在深化医改措施落实，提高人民群众获得感等方面发挥着越来越重要的保障作用。本文归纳了近年来医院服务能力情况、信息化进展与主要成效，重点分析了医院信息化在标准、机构、安全、技术等方面的问题和难点，提出下一步发展方向和策略，为进一步推动医院信息化建设提供了依据。

(一)新时代医院信息化发展特点

我国医院信息化工作始于 20 世纪 70 年代末。当前，各医院信息化建设发展不平衡，绝大多数医院已结束了以财务核算、收费为核心的医院管理信息化阶段，进入到医院业务应用导向阶段，注重不断完善业务应用系统建设，支撑便捷的管理和应用。部分基础较好医院开始步入数据导向的新阶段，开展医院数据仓库、临床数据中心（CDR）建设，推动系统间的互联互通和数据融合利用。部分有条件的医院已经开启智能导向阶段，以"数据为中心"，综合利用各类数

据服务临床决策过程,提高医院管理的科学化、规范化、精细化水平。新时代医院信息化发展具有理念新、需求新、业态新、技术新的特点。在发展理念方面,在国家大卫生、大健康的背景下,明确把以治病为中心转变为以人民健康为中心。医院信息化要支撑建立优质高效的医疗卫生服务体系,促进健全现代医院管理制度,适应深化医疗、医保、医药联动改革,以及推进医养结合。在需求方面,人民群众对高品质医疗资源的要求进一步提高,对医疗服务有更多样、多层次、多元化的需要。医院管理者对医疗质量与效率有更高要求,对提升精细化、规范化水平有更多期待。在业态方面,国务院《关于印发新一代人工智能发展规划的通知》指出,要围绕教育、医疗、养老等迫切民生需求,加快人工智能创新应用,为公众提供个性化、多元化、高品质服务。同时,"互联网+"已经渗透到医疗健康多个领域。国务院办公厅《关于促进"互联网+医疗健康"发展的意见》《关于深入开展"互联网+医疗健康"便民惠民活动的通知》拓宽了医院信息化的服务空间,也促进了互联网医院、线上慢病复诊、检验检查区域中心、网络处方购药等新型医疗业态落地。在技术层面,云计算、大数据已在医院广泛应用,提高了医院基础设施使用效率,促进了业务应用系统的数据融合,推动了人工智能在辅助临床诊断、促进教学科研、提升科学管理方面的应用和移动互联网等新技术广泛应用,改变了传统信息技术架构与应用模式,提升了医院信息化应用与运维能力,并推动了医疗健康大数据、医疗人工智能的应用发展。

(二)医院信息化的主要进展和成效

为了解全国医院信息化的进展情况,国家卫生健康委统计信息中心对全国范围内的2021所医院的信息化建设应用情况进行了调查和研究,本书部分数据引用了调查编写的《全国卫生信息化发展研究报告(2017)》。

1.顶层规划日趋完善

国家卫生健康委分别于2016年10月、2017年12月和2018年4月印发了《医院信息平台应用功能指引》《医院信息化建设应用技术指引》和《全国医院信息化建设标准与规范》。其中《医院信息平台应用功能指引》从惠民服务、医疗业务、医疗管理等方面设计了9类122项应用。《全国医院信息化建设标准与规范》包括业务应用、信息平台、基础设施、安全防护、新兴技术等方面共5章、22类、262项应用,进一步指导医院信息化的规范发展。

2.标准体系不断健全

目前,国家卫生健康委已立项研制基础类、数据类、技术类、安全与隐私类,以及管理类5大类信息标准283项,正式发布了224项。涉及数据集89个,数据元3300多个,共享文档70个。发布了健康档案共享文档和电子病历共享文档的规范,为医院信息化建设以及互联互通奠定了基础。

3.基础设施得到加强

医院数据中心机房具备一定规模,三级医院建成比例为92.6%,二级医院为84.2%。集成平台是简化院内各系统调用接口数量、实现数据集成以及与区域全民健康信息平台对接的基础保证,已有37.6%的医院建成,其中三级医院建成比例为40.9%。已有36.1%的医院建成了CDR或数据仓库(DW),其中三级医院建成比例为39.9%。CDR的关键是实时数据库,数据仓库是通过ETL实现主要功能,在患者主索引的基础上进行标准化数据存储,通过数据清洗、标化、归集之后提供统一视图浏览、数据访问、检索与查询等服务。

4.医疗、运营管理系统发挥重要作用

医疗管理系统中,三级医院住院医嘱管理、住院病历书写、患者基本信息管理、护理记录、临床检验信息系统建成分别为97.1%、96.8%、94.0%、94.0%、91.2%;二级医院住院医嘱管理和住院病历书写信息系统建成均超过了90.0%。运营管理系统中,三级医院挂号服务、住院床位管理、财务管理、业务结算与收费系统建成分别为97.0%、96.9%、96.0%、94.1%;二级医院中,住院床位管理、业务结算与收费系统建成分别为88.3%、86.2%。

5.信息化便民应用效果显著

信息化便民惠民服务包括互联网服务、预约服务、自助服务、智能叫号、便民结算、智能导航等。95.5%的三级医院开展了多种形式的便民惠民服务。其中,预约服务、自助挂号、智能叫号服务开展较多,分别占89.8%、83.9%、83.3%。73.8%的二级医院开展了便民惠民服务,其中,信息公开服务和预约服务开展较多,分别占59.7%、57.0%。

6.强化网络信息安全

医院普遍重视数据安全。95.2%的医院对其核心数据进行了备份,其中三级医院为97.9%,二级医院为94.3%。63.9%的医院通过异步/同步复制、双活等技术建设了容灾系统。医院网络安全方面,70.9%的医院采用了物理隔离的内外网设备隔离模式,23.0%的医院采取了逻辑隔离的模式。三级、二级医院采取物理隔离的占73.7%和69.8%。

(三)医院信息化发展难点分析

当前,医院信息化仍然存在资金投入缺乏长效性、人才匮乏、配套政策法规尚需进一步完善、院领导的支持与参与缺乏、相关信息标准滞后、业务信息系统建设不平衡、临床指导缺乏、资源统筹和整合利用不足、信息安全防护体系亟待完善、信息系统产品功能规范不统一等问题。各方面问题在新阶段均有新的具体表现,在标准规范、信息化保障、网络安全以及新兴技术应用方面的问题显得较为突出、紧迫。

1.标准规范方面

在标准制定方面,尚有部分领域需要填补空白。例如:数据集成、检验检查设备接口等缺乏标准,口腔、眼科、妇幼、中医等专科医院相关标准远不能满足需要。现有卫生信息标准在标准覆盖面、使用层面还有许多不足。大部分医院缺乏信息标准使用能力,医院的信息标准化程度更多依赖于所选择软件开发商的标准遵从度,企业标准使用多,而通用标准使用少,是造成"信息孤岛"的重要原因。医院各业务系统的标准还难以统一,医院内部、行业应用开发都缺乏统筹使用的标准。医院"互联互通标准化成熟度测评"尚未普遍开展,已通过测评的医院数量还较少。

2.信息化保障方面

大部分医院整体信息规划能力不足,仅有35.9%的医院全面制定了信息化整体规划。信息化投入总量不足、来源单一,大部分医院信息化投入主要来源于医院自筹资金,约1/2的三级医院平均投入低于200万元/年,1/3的三级医院在100万元/年以下。医院信息部门成为支撑医院信息技术与业务融合建设的主要力量。

83.9%的医院设立了信息中心或信息科,主要承担了医院信息系统建设、网络运行与维护、设备管理综合统计等工作,有的还承担电话、视频系统管理、远程医疗,甚至图书馆(室)、病案统计管理等职责。医院信息化人力资源缺乏,75.6%的医院反映信息部门人员不足,67.3%的医院希望拥有既了解系统运维,又理解业务与数据分析利用的人才。人才有效激励机制缺乏、在职培训与教育不足等问题不同程度的存在。

3.网络安全方面

随着医院信息化程度不断提高,医疗业务服务突破了空间和时间界限,面临着更为复杂的网络与信息安全风险。调查发现,全面实施信息安全等级保护测评的医院仅占12.2%,三级医院中还没有等保测评计划的占8%。在安全技术应用方面,权限管理、身份认证占比分别为86.5%、63.0%,数据防泄露仅为36.6%。

58.3%的医院表示亟须解决医疗数据安全问题。可以看出,医院亟须加强网络安全建设,有效执行和监督网络安全管理制度,加强技术防护。

4.新技术应用方面

云计算技术能够弹性、动态利用资源,统筹基础资源管理;大数据技术在加快数据计算、促进数据融合利用方面具有重要作用;"互联网＋"、人工智能增加了医疗资源提供方式,辅助决策支持,让患者和医护人员分别得到更好的就医、行医体验。提高新技术应用水平,既要考虑数据资源、算法、算力等技术层面问题,更要考虑如何调动医疗卫生人员积极性,使其深度参与业务建模等专业化问题。新技术应用还缺乏有机组成各方面专业背景的人才团队,特别是"人工智能"方面。开展大数据应用,医院存在建设资金、数据质量、信息标准、数据共享障碍、政策配套、技术开发等方面难点。利用人工智能,医院会面临医疗服务供需方式变化、法律与社会伦理边界模糊、个人隐私安全风险等问题。

(四)发展策略与重点

医院信息化作为卫生健康事业的重要内容和支撑保障,是全民健康信息化建设的重要方面,要进一步夯实医院信息化发展基础,适应深化医改的政策导向、面向医院自身发展需要、满足便民惠民新需求。

1.推进适应深化医改政策导向的医院信息化建设

要落实分级诊疗制度,推动医联体建设等医改重要政策的实施,信息共同体非常重要,因为它是医联体成为服务共同体、责任共同体、利益共同体、管理共同体的基础。通过医院间信息互通共享,助推开展医疗集团、医疗共同体、专科联盟、远程医疗协作等,增强服务供给能力,提高服务公平性和可及性。各地结合医保支付方式改革进度,借助信息平台实现异地就医住院费用即时结算。要综合运用健康医疗大数据资源和信息技术手段,促进完善公立医院管理体制和治理机制。健全医院评价体系,完善现代医院管理制度,优化医疗卫生资源布局。加强医疗机构监管,健全对医疗、药品、耗材等的监测机制,协同医疗服务价格、医保支付、药品集中采购、药品使用等业务信息,助推三医联动。要规范药品、疫苗流通的全流程信息管理,促进合理用药。为强化医药质量和医疗卫生服务行为监管,规范从业机构和人员的行为,建立事中、事后监管信息系统。完善规范化培训系统,促进医教协同,为落实以全科医生为重点,加强基层卫生人才队伍培养提供技术支撑。

2.加强面向医院发展需要的信息化建设

完善医疗业务信息系统建设,探索应用移动医疗、人工智能等技术,进一步优化院内流程、强化医疗协同,改善医疗卫生服务设施条件。加强大数据技术在绩效评价、学科建设、医疗质量控制、决策分析等方面的应用研究,提升医院管理、科研、教学水平。利用物联网技术,实现装备管理、后勤保障等管理效率与精细化水平。推动跨机构、业务条线的健康信息共享,开展跨域互联互通业务协同试点工作。二级以上医院要健全医院信息平台功能,三级医院要实现院内医疗服务信息互通共享,推动实现跨医院的电子病历(EMR)、居民电子健康档案(EHR)和检验检查结果的共享。二级以上医院普遍提供分时段预约、智能导医分诊、候诊提醒、检验检查结果查询、诊间结算、移动支付等线上服务,有条件的机构可开展移动护理、生命体征在线监测、智能医学影像识别、家庭监测等服务。

3.促进满足便民惠民新需求的医院信息化建设

充分发挥"互联网＋"的优势,探索互联网健康医疗服务模式,整合线上线下资源,推进互联网健康咨询、网上预约分诊、移动支付等应用。推广发行电子健康卡,整合医院不同就诊卡,实现"一卡通",推动覆盖全生命周期的一体化电子健康服务。进一步优化服务流程,提供信息查询和推送服务,推广在线完成挂号、缴费、查询、医保报销,减少患者往返医院次数,减少在医院内的重复排队,减少门诊全程候诊时间,缩短平均住院日,让广大群众感受到信息化带来的切身实惠。大力发展远程医疗,覆盖所有地级市和县的医疗机构,让优质医疗资源下沉、群众更方便。

建设主动推送、个性化服务的医院信息服务环境,开展健康促进与教育、健康管理和慢性病防控等公共卫生服务。推动医养结合工作的开展,为机构、社区、居家老年人提供优质、便捷、高效的健康养老服务,提高老年人满意度。建设从三级医院到县医院互联互通的远程医疗网络,组织对口帮扶,分类救治大病和慢性病贫困患者。

4.夯实医院信息化发展的基础

加强医院信息化组织领导、统筹规划,推进落实医院信息平台应用功能指引、全国医院信息化建设标准与规范,进一步规范医院信息化建设。推动医院集成信息平台建设,改变条块式、烟囱式医院系统建设模式,强化主数据管理和临床数据中心建设,支撑患者全息视图、医院管理监控等基于平台的应用。全面宣贯并推进统一的病案首页书写规范、疾病分类与代码、手术操作分类与代码、医学名词术语"四统一"。持续推进医疗健康信息互联互通标准化成熟度测评。加强医院信息安全防护体系建设,坚持与信息化工作同谋划、同部署、同推进、同实施。国家加快制定数据管理、信息安全相关法规政策,加快推进以电子认证为基础的行业网络可信体系建设。重点推进国产密码应用。医院要贯彻国家信息安全等级保护制度、分级保护制度和信息安全审查制度,完善安全管理机制,开展信息安全隐患排查、监测和预警。

(五)展望

我国医院分布广、数量多、发展水平不一,承担了应有的医疗卫生服务职责,信息化建设发挥着独有的医疗业务、运营管理支撑作用。新时代医院信息化要强有力地保障医院发展,建立横向纵向、全方位协同的推进体系尤为关键。强化医院领导者的信息化战略思维、加强标准规范自上而下的贯彻落实、夯实机构队伍以及网络安全的基础保障、探索与规范新技术与业务融合发展是重点。医院信息化必将成为推动我国医疗卫生服务体系持续完善的核心动力之一。

第二节　三级医院的信息化建设

现代医院发展与信息化紧密相连,医院信息化建设不仅是医院现代化管理的重要体现,也是医院的核心竞争力之一。2018年4月,国家卫生健康委员会正式发布了《全国医院信息化建设标准与规范(试行)》(以下简称《标准与规范》),该《标准与规范》着眼于未来5～10年全国医院信息化应用发展的建设要求,为医院信息化建设提供了方向性指导和实操性指南,也将引导提高各级医院信息化服务水平,促进整个行业信息化的发展。随着医院信息化建设目标的实现情况,以及信息系统的实施效果越来越受到政策制定者和医院管理者的重视。开展信息化综合评价有利于评估我国三级医院的发展现状,提高政府推进医院信息化建设决策的科学性和准确性,为制定医院发展战略提供量化、客观的依据。结合我国三级医院信息化发展现状,从理论层面初步构建评价框架,应用德尔菲专家咨询法对指标进行筛选,为建立全面、可操作性强的医院信息化发展综合评价体系奠定基础。

一、三级医院信息化现状分析

(一)三级医院的界定

三级医院是指为几个地域提供高水平的专科性医疗卫生服务、实施高等医疗教育、负责科研任务的区域性以上的医院。三级医院接受一、二级的医院转诊患者,帮助一、二级医院培养医疗人才,指导一、二级医院开展业务等,本文所述内容针对三级医院,包括三级甲等和三级乙等医院。

(二)医院信息化的概念

医院信息化是指利用网络及数字技术有机整合医院业务信息和管理信息,实现医院所有信息最大限度地采集、传输、储存、利用、共享,并且实现医院内部资源最有效的利用和业务流程最大限度的优化,高度完善的医院信息体系。医院信息化包括了系统规划及设计、硬件匹配、维护运营、信息分析及利用、人员匹配等方面。它不仅仅是简单的信息化设备的购置,还需要进行系统的长远规划和阶段性设计,需要负责人系统的安排人员进行设备和系统的学习,并且医院信息化的推进需要动员全院人员进行配合。目前,医院信息化系统大致包括了管理信息系统和临床信息系统,管理信息系统是为了满足医院运营管理者的系统,包括了门诊的挂号系统、门诊的收费系统、入院的登记和收费系统、药剂科的药品管理系统、设备科的设备耗材管理系统、人事部门的管理系统等系统,临床信息系统包括了门诊医生的工作系统、患者病例系统、合理用药系统、临床使用到的检验系统、医学影像系统、重症监护系统等。

(三)三级医院医院信息化现状

伴随着医院信息化的发展,国家及医院都投入了很多的人力、物力和财力,使得大部分三级医院已完成医院信息系统的搭建,并逐渐运营起来。信息化系统在医院业务运营过程中成了必不可少的基础,发挥着越来越重要的作用。医院信息系统也正在朝着精细化管理和战略性管理的方向发展,从一开始简单满足运营管理,一步步朝着临床细分应用和管理决策辅助应用等方向拓展。在信息系统紧锣密鼓搭建的同时,医院也开始配备更多的专业人员来进行医院信息系统的管理。在医院信息化系统运营过程中,对操作系统的医疗人员进行系统的培训,确保信息系统的正确使用,也使得更多的人员参与到医院信息化建设的进程中来。

(四)目前三级医院信息化存在的问题

1.投入问题

随着医院信息化的不断发展,我国在医院信息化建设方面的投入也慢慢在增加。相比于美国医疗卫生总花费中有 2%～4% 是用于医疗卫生信息化建设上,我国 4000 亿元投入到了医疗卫生中,不过用于信息化建设的投入仅占 1/1000,远远低于美国,三级医院信息化建设需要得到更多的重视,得到更多的投入,才能更好地发展,助力现代化医院建设。

2.标准问题

目前,我国三级医院信息化应用差异很大。由于区域发展的差异性很大,没有形成医院信息化系统的统一标准,不同应用之间相对比较独立和封闭,所以信息整合存在很大的技术难题。

3.应用问题

医院信息化发展主要经历 3 个阶段:医院信息系统阶段、临床管理信息系统阶段、区域医疗卫生服务阶段。国际上医疗技术较发达的国家逐渐由第二阶段向下一阶段过渡,我国大多数医院属于第一阶段。在层次、标准和观念上都与国外存在着极大差距。并且,我国三级医院信息化系统的应用大多集中在临床信息系统,比如收费系统、电子病例系统、药品管理系统、设备耗材管理系统等,目前处于只重视业务相关最急需的系统,其他系统比如知识信息系统、资料管理等系统信息化程度较低。

4.区域局限

目前,我国三级医院信息化建设主要是以医院为基础进行的,区域内仍然存在发展不同、系统不统一、信息整合困难等问题。由于区域内医院众多,三级医院覆盖区域一、二级医院也都处于发展过程中,应用众多、各自的需求又有所不同,区域内没有统一的协调和合理的规划容易给后期的推进带来诸多问题,对区域内医院信息化的发展带来一定程度的阻碍。

5.信息应用不够广、不够深

目前,很多医院正在一步步搭建信息管理系统,但应用的范围有限,一般局限在门诊收费、开医嘱等,不能实时在系统里看到检验结果、影像报告等诊疗信息,没有充分把信息系统用起来,范围不够广。随着医院信息化进程的推进,很多三级医院已经积聚了大量的信息,但这些信息的提取和利用普遍不高。目前也有些医院意识到这个问题,会匹配"综合查询"或"医务统计"等功能,但深层的使用普遍没有或者极少,不能深挖数据,不能进行深层的分析和研究。也有很少医院对药剂科药品管理系统数据和临床使用规律进行分析,设置最低安全库存和"高库存红线",当药品库存低于最低值时及时进行采购,当库存高于最大值时,停止采购等,这也是深层利用信息化系统的信息来做决策、指导现实方案的例子。

6.人员配备及信息安全问题

医院信息化的发展过程中,需要有战略眼光的领导者领导团队作出系统性的规划,也需要招聘具有医学背景和计算机软件背景的人才进行运营,同时也需要对参与者进行培训等。医院领导层需要充分调动信息化流程上的人员的积极性,更好地进行信息系统管理,更多的进行思考,以便更好地推进信息化进展。除此问题外,医院信息化发展过程中,还存在信息安全等问题。

二、三级医院信息化发展趋势

了解了三级医院信息发展的现状,分析了其目前运营过程中存在的问题,未来,医院信息化建设会有哪些发展趋势呢? 结合外部环境和上述研究,合理预测三级医院信息化发展的趋势。

(一)区域化和标准化

未来的医院信息化会逐渐从"各自为政"的个体通过约定的标准进行统一,使区域内医院之间能够进行信息的有效对接,然后形成区域医院信息系统,这样能更好地整合区域医疗卫生信息,通过区域联网,实现医疗资源信息共享,不同的医院可以通过统一的信息平台提取到诊疗信息并在当次治疗之后及时进行同步更新,使得不同医疗工作者可以为同一个患者提供连续的、系统的诊疗服务,既能有效地降低医院基础运营成本,同时也能更好地服务辖区居民。

区域医疗信息化是目前我国卫生信息化探索的方向,区域医疗信息化的建设是以需求为牵引、信息技术为手段来带动某一区域医疗服务模式的改变,以达到医疗资源的共享和有效利用。将医院信息化建设推至区域平台,也是符合大数据的原理,顺应了时代的发展,同时也能使区域化的大样本量所分析出的结论更具有说服力。另一方面,区域信息化也能为居民提供更有效、精准的诊疗服务,更好地造福于辖区内的居民。

(二)精细化和深入化

随着信息化的系统规划,在不断的实践和积累下,医院信息化平台搭建得会更加完整,在未来,医院信息化发展在实现区域化之后,如何体现自己医院的特色呢? 医院通过对某些领域信息化运营从设计、运用和管理上进一步精细、深入,可以更好地体现医院的特色,同时在区域内逐渐形成影响力,成为某些领域的区域领导者。

(三)虚拟化和云服务

随着计算机和互联网的发展,医疗服务方面也会搭上虚拟化的快车,借助云计算技术,实现医院业务平台虚拟化。例如在未来,通过医院搭建的信息化平台,远程就医、远程会诊等可以让患者在很近的医院就能有国内外最先进的专家、最精准有效的治疗。医院信息化建设的虚拟化趋势,可以尽可能降低运营成本,实现在线操作,同时,也能更方便。

(四)更好地支持健康管理

随着医院信息化的进一步发展,医院信息管理系统会从内部的系统扩展到覆盖患者管理的系统,甚至扩展到健康人群的管理系统,通过医院搭建的信息化管理平台,不仅使患者能有更好的就医体验,实现预约就诊、一通卡、跨区付费、快速医保等,也能快速进行出院后随访、实时进行健康监控等,甚至发展到通过医院信息化平台,建立全民健康档案,指导辖区居民预防疾病,实现辖区居民的健康管理。健康管理是指一种对个人或人群健康的危险因素进行全免得管理,建立以个人健康档案为核心的全生命周期的健康管理过程。患者个人健康档案不仅仅在某医院使用,还能通过网络在其他任何地方查看,如可以利用现在发展的微平台达到个人健康档案远程查看的目的。健康管理是一项系统工程,需要医院搭建完整的信息化平台,也需要全民参与,是未来"大健康"的趋势,顺应这个趋势,医院信息化的发展会进入一个新阶段。

(五)更好地支持医院决策

随着完整的医院信息化系统的搭建和运用,医院决策领导可以从信息系统中提取出与决策相关联的数据做进一步的分析,为医院决策者的决策提供更精准的理论依据,更好地支持决策,使决策不再完全是通过经验来得出,辅以数据分析作支持,让决策更加科学、可靠。

(六)更好地支持医学研究

区域医院信息系统里会载入临床疾病信息,在一些医学研究中可以对相关的信息进行提取、整理、分析,可以助力临床研究,为研究结果提供更精确的、更具说服力的支持。这也是为了医院信息化的一个必然趋势,在区域资源共享下,也能让样本量更大;同时,也能促进区域内医学研究合作,增进学术碰撞,为新研究和新技术的诞生贡献力量。

通过分析我国三级医院信息化发展现状,构建的评价指标体系能较全面地反映医院信息化的建设水平,并从科学、合理的角度分析信息化发展中存在的不足,对提高医院管理水平、医疗服务质量和整体竞争力,推动三级医院信息化的可持续发展具有重要的意义。但随着信息技术的不断发展,建立医院信息化评价的长效化指标体系还有待进一步的探索和研究。

第三节　医院信息系统的组成与功能特点

一、医院管理信息系统的组成

医院管理信息系统的组成主要由患者管理系统(PAS)和部门通信系统(SCS)两部分组成。患者管理模块是医院管理信息系统的核心,其目标是实现病患者在医院整个治疗过程的成本与费用控制,完成制订治疗计划、治疗过程和治疗结果的性能控制。部门通信模块是围绕病患者实现医师、护士、化验室和各科室之间的诊疗信息通信。HIS系统主要包含6个方面。

(一)医院经济核算系统

包括挂号子系统、门诊药(房)划价子系统、门诊医技划价子系统、住院登记与收费子系统、住院费用查询子系统、住院医技划价收费子系统、药房管理子系统、院长查询子系统和系统管理子系统。

(二)医院临床信息系统

包括门急诊挂号子系统、门诊医嘱子系统、门急诊输液管理子系统、门诊分诊管理子系统、门诊医生工作站、病房管理子系统、住院医生工作站、住院护士工作站、住院医嘱子系统、电子病历系统、临床路径管理子系统、药品管理子系统、配置中心管理系统、手术室管理子系统和医疗统计子系统。

(三)医院临床检验系统

包括检验仪器维护子系统、药处方与化验结果对应子系统、化验室的自动获取数据子系统。

(四)医学管理系统

包括病案管理系统、医务管理系统、护理管理系统、院感、传染病管理系统、科研教学管理系统、远程会诊系统、人力资源管理系统、财务管理系统、药品管理系统、设备管理系统、物资管理系统。

(五)医院后勤供应系统

包括医院物资库存管理子系统、医院大型设备管理子系统和医院固定资产管理子系统。

(六)接口

与系统中 RIS、PACS 的接口和与院外信息系统的接口。

二、医院管理信息系统的功能特点

医院管理信息系统的功能包括以下几个方面：①采用基于 B/S 的模块化架构，可在一个开发平台上完成系统管理、数据分析、数据处理、数据压缩和数据传输等功能；②提供包括患者基本数据、诊断、医嘱、治疗和病史等一系列电子文档和覆盖医院整个工作流程的成本核算与控制体；③以患者唯一的用户标志快速地在数据库查询和调用患者的有关资料，通过整个治疗过程清晰的架构和日常业务的优化达到降低成本、增加效益和提高服务质量。

医院管理信息系统从功能上可以划分为门急诊管理系统、住院管理系统、药品管理系统、物理诊断系统、财务管理系统、医师诊断系统、行政管理系统、电子病历系统、中心数据库和远程医疗系统等。

(一)门急诊管理模块

包括门诊和急诊患者挂号、收费、表格处理和病历统计等其他事件处理。

(二)住院管理模块

包括患者出入院患者病床预定、患者缴费单、表格处理和病历统计等。

(三)诊断模块

包括诊断编码和诊断文档等。

(四)治疗模块

包括治疗计划、临时医嘱、长期医嘱、病史记录和化验记录等。

(五)护理模块

包括护理记录、护理分类、治疗时间表、治疗记录、化验记录和治疗统计等。

(六)手术模块

包括手术计划与手术记录、麻醉计划与记录和材料消费等。

(七)药品管理模块

包括中心药房、门诊药房、住院药房和药库房等药品管理。

(八)档案模块

包括数据文件、医疗分析、事故处理、统计和电子病历管理等。

(九)财务控制模块

包括成本核算、费用结算、财务记录和统计报表等。

(十)日常管理模块

包括值班安排、电话单、工资册、工时记录统计和信息传送等日常事务管理。

(十一)系统维护模块

包括数据维护、数据安全和远程维护等。

(十二)后勤管理模块

包括医院供给、材料、设备、饮食计划和管理等。

(十三)其他子系统

包括 HIS 的扩充功能,例如化验室的生成处理系统、影像处理系统和远程服务系统等模块。

第四节　医院信息化新技术的应用与展望

一、医院信息化研究和新技术应用的必要性与意义

医院信息化是一个复杂的系统工程,新需求和新问题总会随着社会进步和技术发展不断出现,提出解决问题的思路和方法,确定相应的解决方案和路径,研究或选择相应技术则成为医院信息化研究的主要目标与重要任务。例如,从医院自身管理考虑,由于医疗业务及其各个辅助科室都会产生大量的数据,这些数据有不同的来源,也以不同的存储方式进行保存,这给数据的共享和决策管理带来困难,所以规范化数据采集、存储、查询、统计分析等技术的研究是非常必要的。又如,医院是以患者为中心,从患者的角度出发,每个人在医院产生的诊断、治疗、消费、药品信息都必须记录在案,建立电子病历的需求就被提出来,研究解决电子病历标准规范、制定基于电子病历的医院综合信息平台技术方案和涉及医院信息系统升级改造等一系列技术问题就成为其急需和关键。再如,先进的医疗设备是医院诊疗水平的标志之一,但是这些大中型特检及治疗设备,都是相对独立的,如何将这些设备产生的信息传输到医院信息系统中与来自于临床的各个方面的信息统筹整合,合理存储,并能提供最佳方式的检索和有效利用等问题都是需要研究和解决的课题。从以上分析,可以看出信息化研究和新技术应用将是推进信息化建设发展的关键一环。

特别是在信息技术日新月异的今天,许多关于信息的感知、传输、存储和数据挖掘等技术领域的科学设想,已经成为现实,并得到广泛的应用。一些新技术的应用将会给人类社会带来深刻的变革和巨大的影响,在生物医学领域也是如此。所以关注新技术的发展和应用前景,敏锐地抓住机遇,实时地将适用的新技术应用于医院信息化建设中,将会给未来医院信息化,乃至整个医学科学发展带来革命性的变化,意义重大和影响深远。

二、医院信息化新技术的应用

信息新技术的发展令人目不暇接,而且往往是第一时间用于医疗卫生领域。当前信息技术的热点,如系统集成、移动互联网、物联网、大数据、云计算等,都在医疗卫生领域有成功的应用,极大地推进了医院信息化应用发展。

(一)集成技术

随着医院信息化应用广度和深度的不断提升,医院信息系统的种类和数量不断增加,业务关系越来越复杂,一家大型医院的信息系统数量可以达到上百个之多,数据量达到数十 TB,而且还运行在不同的开发、运行和数据库环境。如此数量的、异构的信息系统,如果继续沿用

以往的接口技术进行集成,医院信息系统结构将变得非常繁杂,效能低下,最终可能导致系统崩溃。

系统集成涉及用户界面、业务和数据3个层面。界面集成是指采用单点登录技术,将各个业务系统的登录界面整合在一起,用户只需输入一次用户名和密码即可在一个界面上展示所有业务功能,并在点击后进如相应的业务操作。界面集成并没有改变原有业务系统的工作模式,只是将各个系统的登录界面做了统一,起到整体操作的效果。业务集成是指业务系统之间的实时或异步信息交换、功能调用和流程调度,业务集成包括应用程序接口(API)调用、业务组件调用和基于服务功能调用3种方法。API是一组定义、程序和协议的集合,通过调用API接口实现业务系统之间的信息通信和共享。业务组件调用则是采用CORBA、EJB、DCOM、WebService等标准对API等应用进行封装处理,以业务组件形式提供调用数据集成是指在数据库系统之间的数据交换和共享,以及数据之间的映射变换。数据集成通过业务系统间的数据交换达到集成,解决数据的分布性和异构性问题。数据集成的技术包括,建立通用共享数据库、建立统一的数据逻辑视图、系统间数据库访问以及采用数据仓库技术等。

系统集成的形式可以分为点对点模式、集线器模式和SOA模式。点对点模式是业务集成的最初形式,一个业务系统与另一个系统直接通话,采用接口开发的方式,通过一定标准协议紧密集成在一起。点对点模式实现简单,可用于基本的信息交互和数据传递,但问题是系统间紧密结合、缺乏弹性,当系统数量增加时部署模型复杂,若系统数量为N,则系统之间的连接数量为$[N \times (N-1)]/2$。集线器模式引入了中间件技术,将集成逻辑与业务逻辑分离开,大大增强了系统部署的弹性,并且简化接口开发工作量,N个系统之间的连接数量减少为N,从而将复杂的网状结构变成了简单的星形结构,易于管理大量的系统和连接。SOA模式是面向服务架构的新型集成体系,它将软件的功能设计成一个个独立封装的服务,并通过信息交换协议进行发布,达到无界限的联通和软件复用在SOA模式下,医院信息系统的各种功能被设计为独立的服务,包括系统服务和应用服务等,还可加入新的服务,运行时系统根据用户业务需求组合调用。SOA模式可以通过企业服务总线(ESB)实现,ESB将集线器模式的星形结构扩展为总线结构,将总线上的各个服务按照用户需要的业务逻辑组装起来,使这些服务按照业务逻辑顺序执行,从而实现用户完整的业务功能。

(二)无线通信技术

是信息技术中发展最快的领域之一,WiFi、RFID、蓝牙、ZigBee、NFC、3G、GPS、卫星通信等无线通信技术都已经用于医疗卫生信息化领域,并形成一个称为"移动医疗"的分支:在上述无线技术的医疗应用中,WiFi主要用于数据传输,它是医院局域网的扩展,将信息系统的操作从医生办、护士站和诊疗室扩大到患者床边。RFID则用于医疗物品、设备和患者定位、示踪和追溯,将医疗信息监控从计算机扩展到物体和患者,实现物联网中的物与物的相连。蓝牙、ZigBee则主要用于近距离的数据传输,具有抗干扰和低功耗等特点,主要用于医疗设备数据的传输,许多生命体征采集设备、床边诊疗设备都使用蓝牙或ZigBee技术,将数据传输到设备基站中。NFC是一种极短距离的数据传输技术,通信距离仅为20cm(主动通信模式)和10cm(被动通信模式),传输速率在0.5Mb/s以内,能够实现设备间快速的识别和数据传输。电信3C网络具有覆盖面大、传输距离远的特点,主要用于远距离的数据传输。3G网络的另一个特点是移动中的数据传输,例如在行驶的救护车上将患者的数据传输到医院。目前使用的 4G 网络速度是 3G 网络速度的数十倍,带宽可达到数十 Mb,更多的诊疗数据可以通过 4G 网络实时传输。全球定位系统(GPS)的主要功能是定位,通过电子地图实现人员、物体的准确定位,辅助医疗救治的快速定位。GPS 还可用于物体的示踪,用于医疗的调度指挥、资源管理等场合。国内的 GPS(北斗定位系统)已经投入运行,将在医疗卫生信息化中发挥积极作用。卫星通信目前主要用于远程医疗和远程教育,随着卫星通信资源的丰富,其在医疗卫生信息化中的应用前景十分广阔。

(三)物联网

2005 年 11 月 17 日,在突尼斯举行的国际电信联盟(ITU)发布的 ITU 互联网报告,对物联网做了如下定义:通过二维码识读设备、射频识别装置、红外感应器、全球定位系统和激光扫描器等信息传感设备,按约定的协议,把任何物品与互联网相连接,进行信息交换和通信,以实现智能化识别、定位、跟踪、监控和管理的一种网络。根据这一概念,物联网这一概念可以解释成为人到人、人到机器、机器到机器之间的信息的交互连接。

物联网的体系架构自下到上可分为感知层、网络支撑层和应用层。感知层通过智能卡、RFID 标签、读写器和传感器等来收集信息;网络层通过无线网、有线网、RFID 网等来实现信息的传递;应用层的关键是智能信息的处理和协同,当海量的信息传入终端后,需要进行数据的集中管理和处理。

物联网正在成为继计算机、互联网和移动通信网之后全球信息产业的又一次科技革命浪潮。近年来,美国、欧盟、日本等全力助推物联网的发展,试图将其作为振兴经济、抢占未来国际竞争制高点的法宝。同样,在医疗服务领域,通过物联网相关技术的使用,实现对人体更透彻的感知,利用感知、测量、捕获和传递人体状态的相关设备或系统可以随时随地获取人体健康信息;实现更全面的互联互通,将储存在个人电子设备、相关健康数据库中的信息进行交互和共享;实现更深入的智能化,通过数据挖掘、分析工具以及功能强大的运算系统对海量、复杂的医疗数据进行处理和整合,更好地支持医疗决策和行动。物联网的应用能有效地提高医疗卫生的公共服务和保障能力、缓解医疗资源短缺和突破医疗资源共享的瓶颈,目前医疗物联网已经成为世界各国共同认可的重要发展方向。

通过电子医疗和 RFID 物联网技术能够使大量的医疗监护工作实现无线化。随着疾病谱的改变,心脑血管、高血压、呼吸、睡眠等疾病人群的发病率增高,对人们的健康造成较大的危害。对老年人和慢性病患者进行远程监护、疾病管理和健康管理是解决医疗资源紧缺、降低医疗费用的有效途径。因此,通过物联网随时随地监测和采集人的各种生理参数,实行家庭安全监护,实时得到患者的各种各样的信息,可以及时对健康信息进行管理,更好地把握患者的健康情况。

物联网技术已被广泛运用于医疗机构的内部管理,如通过集成生命体征采集传感器的 RFID 标签及移动检测仪实时监控患者的生命体征,使患者得到更加安全的医疗服务,而这些监控的信息会自动进入患者的健康档案和电子病历。另外,通过条码、RFID 标签以及相关的移动技术可以追溯医疗机构内的所有环节,实现医院的床位管理、物品管理、医生管理等。物联网技术的应用将进一步提升医疗诊疗流程的服务效率和服务质量,提升医院综合管理水平,实现监护工作的无线化,全面改变和解决现代化数字医疗模式、智能医疗及健康管理、医院信息系统等问题和困难,大幅度提高医疗资源的共享,降低公众医疗的成本。

物联网在医疗领域中应用"条码化"的患者身份管理,在移动医嘱、症状体征录入、病案管理、检验标本的管理、婴儿防盗、护理流程、临床路径等方面都能发挥重要作用。

其应用基本可以分为以下 3 个方面:医疗数字信息化、医疗物资监督管理、远程医疗监护以及临床路径的应用。

1.医疗数字信息化

物联网技术在医疗信息管理方面具有十分大的作用,主要集中于患者身份的识别、样品识别、病案识别等。

(1)患者身份管理:门诊患者使用内嵌 RFID 芯片的门诊卡,可以减少门诊缴费环节;在发药、执行医嘱时能进行严格的身份确认。医护人员能够通过移动终端读取患者的过敏史、检验结果等。

(2)婴儿防盗防抱错:婴儿出生后戴上有 RFID 芯片的腕带,芯片中的信息与其母亲的信息相对应,可以避免抱错婴儿。产科病区出入口安装读写设备,通过时自动读取信息,链接护士工作站,及时出现报警信息,可以防止婴儿被盗。

(3)医疗器械与药品追溯:通过准备记录物品和患者的身份,包括产品使用环节的基本信息、问题产品及患者信息、质量问题产品及涉及地区等信息,追溯到不良药品和隐患,控制所有的还没有投入使用的医疗器械和药品,为事故处理提供有力支持。

(4)信息共享互联:通过医疗信息和记录的互联,整合成一个有序发达的医疗网络,通过授权可以查阅患者的相关病史和医疗措施。乡镇和社区医院与地区中心医院实现无缝对接,可以快速地完成转诊等工作。

(5)药品制剂存储和防误:将 RFID 用在药品的存储、使用、检查核实过程中,可以改善人工纸笔记录,防止缺货,避免药品使用时候与相似药品混淆。同时,在药品的药效追踪、患者的使用记录、保质期和保存环境进行信息化管理,可以避免用药疏失,确保准确安全用药。

2.医疗物资监督管理

借助物资管理的可视化技术,可以实现医疗器械与药品的生产、配送、防伪、追溯,避免公共医疗安全问题,实现医疗器械与药品从科研、生产、流动到使用过程的全方位实时监控。物联网技术在物资管理领域的应用方向具体有以下几个方面。

(1)医疗设备与药品防伪:RFID 标签依附在产品上的身份标志具有唯一性,难以复制,可以起到查询信息和防伪打假的作用,是假冒伪劣产品一个非常重要的查处措施。

(2)全程实施监控:从药品的科研、生产、流通到使用等各个环节,RFID 标签都可进行全方位的监控。特别是出厂的时候,在产品自行自动包装时,安装在生产线的读取器可以自动识别每个药品的信息,传输到数据库,流通的过程中可以随时记录中间信息,实施全线监控。通过药品运送及储存环境条件监控,可达成运送及环境条件监控,确保药品品质。当出现问题时,可根据药品名称、品种、产地、批次及生产、加工、运输、存储、销售等信息,实施全程追溯。

(3)医疗信息管理:通过实现不同医院、运输公司的合作,借助 RFID 技术和 GPS 技术建立一个可定位、可追踪的医疗垃圾追踪系统,可实现对医疗垃圾运送到处理厂的全过程管理,避免医疗垃圾的非法处理。

3.远程医疗监护

从广义上讲,远程医疗监护是使用远程通信技术、全息影像技术、新电子技术和计算机多媒体技术发挥大型医学中心医疗技术和设备优势对医疗卫生条件较差的地区或特殊环境提供远距离医学信息和服务,它包括远程诊断、远程会诊及护理、远程教育、远程医疗信息服务等所有医学活动。从狭义上讲,是指远程医疗,包括远程影像学、远程诊断及会诊、远程护理等医疗活动。

4.物联网技术——在临床路径的应用

(1)对医疗行为时限要求的实时监控与预警反馈:根据目前对于医疗服务、病案管理的要求筛选出最具代表性的对于医疗行为时限要求的关键性指标,比如每日患者应接受的检查、治疗和护理项目,主任医师、主治医师查房时间,书写手术记录人员资格等,根据完成情况通过物联网实时上传到医疗数据中心服务器,医疗服务器对比设定参数后,将没有按时完成的项目通过无线通信技术反馈到医护人员类似掌上电脑或者智能手机的手持终端中。

(2)对贵重药品、特殊医疗耗材进行实时监控与预警反馈。

(3)对临床路径执行的不合理变更进行监控:医院医疗数据中心服务器对进入临床路径中可能出现的变更按照预设的编码进行分类;RFID 将临床路径执行过程中的变更(尤其是与医疗服务程序、服务过程相关的变更)上传到医疗数据中心服务器;医疗数据中心服务器进行分析、评估、监控与预警,将初步的分析结果以类似"短信"的方式实时反馈到职能部门与科室主要负责人的手持终端设备,督促其进行整改或采取必要的弥补措施。

(4)对临床路径中各类危急值的监控与预警:医院对于患者病理状态下的各类检查数据以RFID 技术整合入医疗数据中心服务器,系统对偏离正常值比较大的需要紧急处理的病理检查数据,或者不适合进行下一步操作、手术的检查数据进行预警,即时主动反馈结果的同时,系统主动拒绝诸如手术医嘱的开出,保障医疗安全。

(5)患者拥有的具有唯一标志的 RFID 可以实时存储就医服务的全过程、就医过程中所有的生化以及影像学的检查结果、就医过程中发生的费用以及其他就医过程中的重要信息数据,并通过无线数据传输技术进行打印或者数据刻录。拥有相应权限的职能部门可以用手持终端设备在医疗数据中心服务器下载相关数据。

(四)虚拟化

1.虚拟化概念

虚拟化是将计算机资源进行抽象的一种方法。通过对计算机物理资源的虚拟化,用户可以像使用计算机物理资源那样使用虚拟化资源;虚拟化是物理资源的逻辑表示,不受物理限制的约束。虚拟化应用包括计算机 CUP、存储、网络等各种资源的虚拟化,用户可以在虚拟系统中使用物理系统的部分或者全部功能。虚拟化技术能够通过区分资源的优先次序,并随时随地将系统(服务器、存储、网络等)资源分配给最需要它们的工作负载,从而简化管理和提高效率,提高资源的高效利用。

2.虚拟化技术

(1)服务器虚拟化:是指在物理服务器上运行多个相互独立的操作系统的一种技术。通过虚拟化软件将单台或若干台物理服务器划分为多个虚拟机,并为每个虚拟机分配物理服务器上的资源,包括 CPU、内存、硬盘和网络资源等。虚拟化允许具有不同操作系统的多个虚拟机在同一物理机上独立并行运行。每个虚拟机都有自己的一套虚拟硬件(CPU、内存、硬盘和网络等),可以在这些硬件中加载操作系统和应用程序。采用虚拟服务器技术可以充分发挥物理服务器的计算潜能,迅速应对数据中心不断变化的需求。

(2)存储虚拟化:是把各种不同的存储设备有机地结合起来使用,从而得到一个容量很大的"存储池"提供给各种服务器使用,同时数据可以在各存储设备间灵活转移。存储虚拟化的基本概念是将实际的物理存储实体与存储的逻辑表示分离开来,应用服务器只与分配给它们的逻辑卷(或称虚卷)打交道,而不用关心其数据是在哪个物理存储实体上。逻辑卷与物理实体之间的映射关系由安装在应用服务器上的卷管理软件(称为主机级的虚拟化),或存储子系统的控制器(称为存储子系统级的虚拟化),或加入存储网络 SAN 的专用装置(称为网络级的虚拟化)实现管理。

(3)应用虚拟化:也称为桌面虚拟化,该技术把应用程序的人机交互逻辑(应用程序界面、键盘及鼠标的操作、音频输入输出、读卡器、打印输出等)与计算逻辑隔离开来,客户端无须安装软件,通过网络连接到应用服务器上,计算逻辑从客户端迁移到后台的应用服务器完成,实现应用的快速交付和统一管理。应用虚拟化通常包括两层含义:①应用软件的虚拟化;②桌面的虚拟化。应用软件虚拟化是将应用软件从操作系统中分离出来,通过自己压缩后的可执行文件夹来运行,而不必须要任何设备驱动程序或者与用户的文件系统相连。桌面虚拟化是专注于桌面应用及其运行环境的模拟与分发,是对现有桌面管理自动化体系的完善和补充。

(4)网络虚拟化:是将物理网络中的交换机、网络端口、路由器用虚拟表示形式所取代,网络管理员能够对虚拟网络各类要素进行配置以满足其需求。网络虚拟化可分为外部网络虚拟化和内部网络虚拟化。外部网络虚拟化指将多个物理网络整合为更大的逻辑局域网,或者将单个物理网络划分为多个虚拟局域网。内部网络虚拟化指通过在虚拟服务器内部定义逻辑交换机以及网络适配器,创建了一个或多个逻辑网络。内部虚拟化网络能够连接运行在一台服务器上的两个或多个虚拟服务器,允许虚拟服务器在没有外部网络的主机上交换数据,而且虚拟服务器之间的网络流量不必经过物理网络基础设施。内部网络虚拟化可减少物理网络流量,提升虚拟机性能,增加虚拟机安全性。

3.虚拟化的意义

(1)提高 IT 资源的利用率:传统的 IT 用户需为每一项业务应用部署一台独立的服务器,实际上服务器在大部分时间处于空闲状态,资源得不到最大利用。虚拟化硬件是由多个个体组成的一组硬件资源,将许多资源组成一个庞大的、计算能力十分强大的"巨型计算机",再将这个巨型计算机虚拟成多个独立的、可动态配置的系统,分配给不同的业务应用,达到 IT 资源的最大利用。

(2)提供安全高效的运行环境:用户可以在一台计算机上模拟多个不同的操作系统,虚拟系统下的各个子系统相互独立,即使一个子系统遭受攻击而崩溃,也不会对其他系统造成影响;通过虚拟机的备份机制,发生故障的子系统可以被快速恢复。

(3)便于管理和升级资源:传统的 IT 服务器资源是硬件相对独立的个体,对每一个资源都要进行相应的维护和升级,会耗费企业大量的人力和物力。虚拟化系统将资源整合,在管理上十分方便,提高了工作效率。

(4)节约投资和能耗:采用硬件虚拟化能最大限度节约硬件投资,同时有效地节约数据中心能耗,缩小数据中心占用的空间,提高维护人员的工作效率。

(五)云计算技术

是信息网络时代的产出物,它是将不同种类的计算作为主体依据,把数据和计算结果依据网络进行分析,从而形成的一种新的计算方式,对于大规模的数据通过共享的途径进行计算和处理。从广义上来讲,云计算技术是一种依据网络从而得出结果的交付以及使用的服务;从狭义上来讲,云计算技术是以共享计算机为主机,使用互联网网络实现与其他计算机之间的联系,从而进行计算的计算方式。总而言之,云计算技术是一种以互联网为载体,服务标准为行为指导的服务型计算方式,从而提供出更方便、更迅捷的网络服务。

医疗改革以来,医院的信息化建设就层出不穷,不断地进行着发展与创新,但是在这个过程中不可避免地存在着一些问题,对后续工作的顺利进行产生了阻碍。另外,医院之间的差异性,极大地拖住了信息化建设整体水平的提升,再因为传统观念的根深蒂固,使得很多人难以接受信息化的建设,并没有全面深刻地认识到信息化的建设,这些都在一定程度上阻碍医院信息化建设的发展步伐。在医院信息化建设的过程中,因为云计算技术的采纳,使得医院各类资源数据被整合处理,相关工作人员可以对医院的发展现状更好地进行把握,进而制定出符合实际需要的资源配置方案。医院在进行信息化建设的过程中,对人力、物力、财力进行大量的投入用以相应设施,但是应用云计算技术,就会大大地节约成本,它只是依靠互联网服务器来完成整个过程。因此,云计算技术应用于医院信息化建设中,一方面可以对资源信息进行充分的利用,提高工作的效率与整体服务质量;另一方面,促进了各医院之间信息的互相交流利用,提高其经济效益,促进医院的整体发展,为医疗事业发展奠定基础。

1.云计算技术在桌面终端的虚拟化应用

其必要性主要体现在以下方面:首先,医院的信息维护人员面临着不同的服务器架构,复杂的用户需求及多样化的操作系统,需要桌面终端虚拟化的支撑;其次,医院信息技术人员需要随时处理相应的问题,需要移动端的信息保障,此项技术的核心就是实现存储设备及服务器的桌面化及云端开发。当前,应用最广泛的技术是 VDI 虚拟桌面技术,通过多台服务器并行或 N+1 冗余配置,其可以使客户端借助相应的桌面软件随时登录并进行操作,实现了医院办公的快捷性。

桌面云终端的建立,需要构建以虚拟化层、基础设施层及云管理层为基础构架的平台系统。并在移动端及 PC 端设计对应的客户端,例如 VMware、Hyper-V 等,这样就可实现云端的同步及随时登录使用。同时,云存储特殊的加密方式,可以最大限度地保障信息的安全性。

2.云计算技术在储备设备中心及服务器中的应用

将医院原有的存储设备及服务器进行虚拟化,可以满足存储设备与服务器一体化的云平台需求。首先,将高配置的服务器进行有效的分割虚拟化,将原来的单个高配置服务器进行虚拟化分割,使其成为具有特定功能的小服务器。其次,对低配置的独立服务器进行有效的资源整合,构建一个核心的服务器群体,进而实现系统功能的提升。在此过程中,需用到虚拟化技术,在服务层考虑的就是 IaaS 基础设施的应用,其中虚拟化的对象为内存、IO 及 CPU。CPU 的虚拟化就是将物理层的 CPU 虚拟化为单独的或若干个处理器。在工作过程中,其在云端互不影响,相互独立。IO 的虚拟化可以实现对实际设备的统一管理,进而满足不同人群的需求。内部存储的虚拟化的本质是整合及分割,从而实现对云端的统一调配及管理。

3.云计算技术在患者电子病历信息共享中的应用

当前,医院的病历经常会出现纸质报告信息丢失、患者信息缺失及数据资料不连续等问题。而云计算技术在患者电子病历信息共享中的应用,可以在一定程度上解决纸质病历存在的问题;同时,通过患者病历数字化也可实现患者病历信息共享,这样就可使患者真正参与到就诊活动中,及时获取自身的临床信息,从而高效地与医生进行交流,提高医疗服务质量及效率。在医院信息化的过程中,云计算技术还可借助租用服务模式为有需要的医院提供软件租用服务,实现医疗信息及服务的有效共享,提升医院的服务质量及工作效率。与此同时,软件开发商还可对使用的软件进行维护及进一步优化升级、降低软件成本、提高软件性能,从而减少医院信息化建设过程中的投资风险。

4.云计算技术在医学影像方面的应用

目前的医疗活动进行的过程中,患者就诊时,医生需要借助影像设备,比如超声、磁共振、CT 等来为患者进行检查和治疗。我们知道,影像设备的最终检查结果是以电子影像的形式呈现出来,这往往就需要很大的空间内存用来储存结果,而且一些高质量的医疗影像资料的要求严格,所需的储存空间就会非常大,若想要长久储存这些信息资料,就需要足够大的空间内存才可完成,这是很不现实的。因此,云计算技术的应用就极大地满足了这种需求,用来完成这项任务。使用云计算技术进行储存,将上百台计算机存储的数据信息进行整合处理,各功能之间协同工作,不仅可以对数据信息进行储存,还可以对外部人员提供业务咨询服务。云计算技术在医院信息化建设中的应用,为医院信息的储存提供了服务,很好地解决了医学影像信息处理的存储问题,促进了医院信息化的建设。

5.云计算技术在医院软件服务的应用

由于云计算技术的技术专利性,服务成本非常之高,很多医院望而却步,使得云计算技术并没有得到广泛的应用,影响着医院信息化建设的整体进程,但是云计算技术提供租用服务从而为医院提供相关软件的服务。医院可以根据自身的需求类型来租用所需要的软件,为自身提供服务,这样不仅解决了自身需求问题,也极大地降低了成本。另外,软件供应商对于租借的软件在原有的基础之上,进行开发更新与日常维护,以降低软件实际使用成本的方式,在很大程度上规避医院可能出现投资风险,促进信息化建设的顺利进行。

(六)大数据

是指那些超过传统数据库系统处理能力的数据。它的数据规模和转输速度要求很高,或者其结构不适合原本的数据库系统,为了获取大数据中的价值,必须选择另一种方式来处理它。数据具有的"4V"特点:大量、多样、高速、可信。大数据的计量单位从目前常用的 TB(2^{40} bytes)扩展到 PB(2^{50} bytes),甚至 ZB(2^{70} bytes),增加千倍和十亿倍,大数据量以年 50% 的速度增加。大数据呈现结构化、半结构化和非结构化的多样性以及数据流传输的高速性。大数据的分析结果具有很高的可信度和商业价值,因此大数据主要用于预测、决策和分析等用途。

虚拟化、物联网、云计算技术应用催生了大数据技术,一般能够使用传统的数据库、数据仓库和 BI 工具能够完成的处理和分析挖掘的数据,还不能称为大数据,这些技术也不能称为大数据技术。面对大数据环境,包括数据挖掘在内的商业智能技术正在发生巨大的变化。

《纽约时报》的一篇专栏文章称"大数据"时代已经降临,在商业、经济及其他领域中,决策将日益基于数据和分析,而不是基于经验和直觉。哈佛大学社会学教授加里·金指出:这是一场革命,庞大的数据资源使得各个领域开始了量化进程,无论学术界、商界还是政府,所有领域都将开始这种进程。

在医学领域,大数据应用涉及以下几方面。

(1)药品研发:实验室和临床数据分析有助于加快药品研发过程和提高药品安全性。

(2)临床决策支持:通过临床数据进行分析,为医生的临床诊疗方案提供决策支持。

(3)药物临床应用分析:通过分析药物临床效果、副作用和不良反应等数据,对药物进行筛选。

(4)流行病、疫情监控:利用搜索引擎等手段预测和监控流行病和疫情。

(5)人口健康分析和预测:对国家和区域居民健康档案、电子病历等数据进行分析,预测人口健康和疾病。

(七)移动医疗设备

1.数字化医疗设备

随着医院信息化应用程度的不断提高,数字化医疗设备已经逐步取代传统的模拟医疗设备。数字化医疗设备在采集人体模拟信号(如图像、电信号、温度和血压等)后,通过模数转换器(A/D)将模拟信号转换为数字信号,再由设备内部的计算机进行处理和显示,并可从设备提供的标准数据接口输出。医院信息系统从数字医疗设备的数据接口获取数据进行管理和应用,同时也可向设备发送指令,控制设备的操作。一个典型的例子是 CT 成像设备,CT 采用 X 线成像,X 线从 CT 的 X 线球管发出,透过人体后被安装在 X 线球管对面的 X 线传感器接收,传感器的功能是将 X 线信号转换为电信号,该信号的强弱以电平高低表示(即模拟信号)。模拟信号通过模数(A/D)转换器转换为数字信号,数字信号以数值大小表示信号强弱。经过上述转换后,数字信号进入 CT 设备内部计算机系统进行图像重建和显示。重建后的图像可按照国际图像格式标准(DICOM 格式)进行处理并提供输出。医院的图像信息系统(PACS)即可从 CT 输出接口获取 DICOM 格式图像进行存储管理和向全院提供查询、浏览和归档等服务。同时 PACS 系统可通过接口与 CT 连接,进行患者图像匹配,控制 CT 图像传输等操作。

2.移动医疗设备

简单地说就是在数字化医疗设备的输出端加装无线发射装置,实现与外部计算机系统的数据传输。例如,加装了无线装置的床边 X 线机、B 超机、心电图机,在患者床边完成检查后就可即时将检查数据发送到医院信息系统,带有无线装置的监护仪、生命体征采集设备用于 120 患者急救、灾难救治,在患者的运送途中即可将信息发送到医院信息系统,为患者的诊断和救治赢得宝贵时间。

移动医疗设备最广泛的应用是便携式和家庭式个人移动医疗,集数字化、无线化、便携化和智能化为一体的个人移动医疗设备给人们带来了全新的健康服务和医疗体验。

个人移动医疗由传感器、模数转换器、无线发射装置、数据处理器和远端服务系统组成。如同数字化医疗设备一样，传感器将人体的生理信息转换为电信号，通过模数转换为数字信号后通过无线发射装置发送到数据处理器。在个人移动医疗应用中，智能手机是最常用的数据处理器，它通过蓝牙等无线传输方式，接收从传感器发送来的生理信息，并进行处理、分析和显示。进一步，手机通过 WiFi 等无线网络将生理信息发送到远端服务系统，远端服务系统可以是医院、保健和健身机构的移动医疗服务平台等，由这些服务系统对生理信息做进一步的分析处理，并提供连续监控、反馈、提醒和健康指导。个人移动医疗设备的特点是小型化和可穿戴化，装有多种传感器的穿戴医疗设备可全时间和全方位获取人体健康信息，为医疗保健服务提供一种全新的模式。无线医疗设备市场方兴未艾，各种新型无线医疗设备层出不穷，无线医疗设备将在保健和健康服务领域发挥巨大作用。

三、医院信息化建设的展望

(一)患者就诊信息化的展望

为确保"提高患者就诊效率"的目的能够达成，医院信息化建设过程中，应将 HIS 系统作为主要系统，结合 PACS、LIS 等多个系统，构建综合型信息系统平台，使其功能得以发挥，充分满足医院的运行需求。患者就诊的具体步骤如下。①优先就诊：当患者来院就诊时，医生可利用患者的身份证件或就诊卡，自 HIS 系统中，获取其挂号信息。如，HIS 系统提示，患者为急救病患、残疾人以及老干部，系统则提示设置患者就诊类别优先级。此时，该类患者既可优先就诊。②选择医生：对于患者来说，当一个科室在当天有两个或以上医生同时开诊时，患者可登录 HIS 系统中的患者挂号系统，通过对比该科室多名医生的就诊时间和擅长介绍，选择看病的就诊医生。

(二)医嘱执行信息化的展望

我国各大医院，应在建立在 HIS 系统的基础上，将医嘱执行的功能，纳入到系统功能当中。确保医院在需要执行医嘱时，能够立即通过系统，使医嘱得以执行。医嘱执行的具体实现流程如下：①医生输入用户名及密码，登录 HIS 系统。②在 HIS 系统中，点击功能菜单。③在功能菜单中，选择"医嘱流程"项目。当该项目选择完成后，医生可根据相应的用药方式，拉取菜单，对药物进行配置。④配置完成后，HIS 系统则会自动生成医嘱，并将其保存至系统数据库当中。⑤需要执行医嘱时，对用药条码进行扫描。此时，HIS 系统，会对扫描信息进行识别。并在系统数据库当中，自动匹配与扫描信息一致的数据，以供医生查询，提高医嘱执行效率。

(三)入院评估信息化的展望

当新的患者入院时，能否立即对其病情进行全面的评估，是决定医护人员所采取的诊疗方案以及医疗措施，能否满足患者需求的主要因素。为此，本院将"入院评估"的功能，添加到了医院信息化系统当中。以 HIS 系统为基础的入院评估的实现方式如下：①当新的患者入院时，需立即对其进行全面的评估。评估的过程，在医院综合信息平台完成。②评估过程，医生可通过与患者交谈，询问患者病史等方式，对其病情进行评估。在此基础上，利用"用户名＋密码"登录电子病历系统，并点击"入院管理"。此时，将患者信息输入后，既可完成入院评估的过程。除此之外，HIS 系统还具有病情评估的功能。例如：当某危重患者入院后，医生需将患者的生命体征，导入到系统当中。此时，系统会立即对患者的病情进行分析，并在终端上，显示评估结果。而医生则可根据评估结果,为患者提供治疗,提高医院的服务质量。

(四)医疗信息数据安全性的展望

就目前的情况看,我国各大医院的信息化系统,基本已经普及。但信息安全性的问题,仍会受到较大的威胁。长此以往,将对患者信息安全的保障,造成一定的阻碍。未来,医疗卫生系统建设过程中,医院需加强对上述问题的重视程度。需利用"秘钥""备份"等技术,对信息进行加密及备份。确保信息的传输以及保存,提升对医疗信息数据的安全性。

(五)建设医院 HIMSS7 级的展望

HIMSS7 级,对医院信息化水平的要求较高。医院必须具备无纸化的 EMR 环境、病历完全结构化、标准化传输(符合 CCR 或 CCD)、建立数据仓库、支持连续医疗(门诊、急诊、急救)、计算机化医生医嘱录入系统(CPOE)系统,同时,保证系统安全性达标,方可达到 HIMSS7 级的标准,提高医院的信息化系统建设水平。以"病历完全结构化"为例:医生可以自然语言,在系统中录入患者的病历。数据录入后,系统会按照自然语言词语的类别,定义相关元素,实现对疾病的结构化管理。假设某患者腹部疼痛 2 日,伴呕吐。则可将"腹部",作为身体部位元素,将"疼痛"作为症状元素,将"2 日"作为时间元素,将"呕吐"作为附属症状元素,实现对病历的完全结构化管理。

第六章　医院信息系统运维管理

第一节　医院信息系统运维概述

当前,随着信息化进程的加快和深入,网络平台速度不断提升,信息系统应用范围逐步拓宽。信息系统运维工作的对象、内容、技术、方式、手段等各方面都发生了重大变化,从而使信息系统运维工作更加重要和急迫。对于信息系统管理者来说,掌握信息系统运维管理是其必须掌握的一个技能。

一、信息系统运维概念

信息系统运维是指信息系统的运行和维护,是运维部门结合业务特点并按照相关管理制度内容和流程,采用一定的技术、方法和手段,对信息系统、系统设备、运行环境及人员等进行综合管理。其目的是维护信息系统的正常运行和使用,保证业务需要,提高业务运作效率,降低业务运作成本,当前的信息系统运维工作主要包括两个方面。

(一)硬件资源运维

主要包括主机、存储、网络、安全、机房基础环境源等,及时监控和解决各种硬件故障和运行问题,定期检查各硬件设备的运行和性能变化情况,及时解决如件容量不够、设备性能下降、网络带宽延迟等影响系统运行问题及各种潜在故障和隐患,保证硬件设备正常、稳定、可靠、高效地运行。

(二)软件资源运维

主要包括数据库、中间件、操作系统、应用系统等,及时监控和解决各种软件故障和运行问题,定期检查各系统软件的运行和性能变化情况,及时解决数据库空间不足、软件性能下降、系统出现漏洞等各种潜在故障和隐患,针对系统业务需求变化和业务流程的变更,及时升级、更新系统软件,保证软件系统的正常、稳定、可靠、高效运行,满足业务工作需要。

二、信息系统运维管理的概念

运维管理主要包括运维平台和运维手段建设,岗位职责规范,制度及流程的制订、变更和执行,工作监督、检查和绩效考核,人员素质的培养和提高,数据交换及应用,系统安全及容灾管理等。按事件处理规程,做好各种事件的审核审批和处理工作,协调运维各岗位间、部门间、用户间的工作关系和顺畅联系,落实上级下达的运维工作任务,不断提高运维工作质量和效率。信息系统运维管理的概念如下:为保障信息系统与业务系统正常、安全、有效运行而采取的管理活动,其中包括信息系统运行管理、信息系统维护管理及信息系统运维成本管理。

经过近几年信息化进程的快速发展,信息系统运维和运维管理工作更加体现出重要性,这种重要性表现在运维阶段既是实现项目效益的关键阶段也是业务整合真正的开始。近期,国内外相关研究表明,各类信息化项目生命周期符合"二八"现象,即规划和建设阶段占了约

20%的时间,运维阶段占了约 80%的时间,同时约 80%的效益是在运维阶段产生的。因此,运维和运维管理阶段是信息化项目投资发挥效益的关键阶段,同时,也是"业务整合"真正的开始。原因在于只有在运维阶段,应用系统所提供的服务才能更真实地反映业务用户的需求和期望。因此,信息系统运维工作结果的好坏直接关系到应用效益的发挥,通过提供安全、稳定、高效的信息系统运维外包服务,才能更好地整合业务,提升医疗行业的行政效能和公众服务水平。

第二节　ITIL 运维标准

一、ITIL 基本概念

ITIL(信息技术基础架构库)是英国中央计算机和电信局(CCTA)在 20 世纪 80 年代末制订的一套 IT 服务管理标准库。它把各个行业在 IT 管理方面的最佳实践归纳起来变成规范,旨在提高 IT 资源的利用率和服务质量。经过多年的完善,这套标准已经趋于成熟,演变为 ISO/IEC20000,是 IT 运维领域的国际标准,主要适用于 IT 服务管理(ITSM)。ITIL 为 IT 服务管理实践提供了一个客观、严谨、可量化的标准和规范。现由英国商务部 OGC 负责管理。

ITIL 被定义为"以流程为导向、以客户为中心,通过整合组织业务与 IT 服务,提高组织 IT 服务的提供和支持能力及水平。"ITIL 遵循 PPT 原则,即受到良好培训的人员通过执行明确定义的、以技术驱动的流程,为它所支持的业务提供高质量服务。

二、ITIL 的发展历史

ITIL 目前有 3 个版本,最初的 V1 版主要是 IT 管理者的经验积累,包含 40 多个流程。在此之后,CCTA 又在 HP、IBM、BMC、CA 等主流 IT 资源管理软件厂商近年来所做出的一系列实践和探索的基础之上,总结了 IT 服务的最佳实践经验,形成了一系列基于流程的方法,用以规范 IT 服务的水平,并推出了新的 ITILV2 版本。V2 版在 V1 版基础上对管理流程进行了分类与整理,形成了业务管理、服务管理(ITISM,ITIL 核心模块)、IT 基础架构管理、应用管理、安全管理、IT 服务规划管理与实施 6 个模块。2005 年 12 月,ITIL 正式成为国际标准 ISO 20000 V3 版本于 2007 年 5 月 30 日正式发布。V3 版在 V2 版的基础上首次引入了服务生命周期管理理念,强调业务管理驱动和自上而下的实施方式,重点突出 IT 服务与业务管理的集成,提高 IT 服务与业务管理之间的透明度,分为服务战略、服务设计、服务事务、服务操作管理、服务提高 5 个部分。

近年来,ITIL 在全球的发展异常迅猛,最早是 1999 年被引入中国的,在被引入的前三年,由于了解它的单位不多,这方面的成功案例也相当有限,所以,在国内处于一种不愠不火的状态。但是从 2002 年开始,ITIL 在国内开始受到越来越多的关注。

三、ITIL 的组成与运维管理

(一)ITIL 框架的组成模块

ITIL 框架包含 6 个模块,分别为服务管理(包括服务提供、服务支持)、ICT 基础架构管理、IT 服务管理规划、应用管理、业务管理和安全管理。

这 6 个模块组成了 IL 的核心。下面将对其中各个模块的新的范围、内容及其关系进行介绍。

1.服务管理

（1）服务提供：服务提供覆盖了规划和提供高质量 IT 服务所需的过程，并且着眼于改进所提供的 IT 服务的质量相关的长期过程。服务提供包括服务级别管理、IT 服务财务管理、容量管理、IT 服务持续性和可用性管理。

（2）服务支持：服务支持描述了同所提供的 IT 服务日常支持和维护活动相关的过程。这种服务支持组件更多地处理事故管理、问题管理、变更管理、配置管理和发布管理，以及服务台功能的日常支持和维护。

2.ICT 基础架构管理

ICT 基础架构管理覆盖了标识业务需求到招投标过程、ICT 组件和 IT 服务的测试、安装、部署及后续运行和优化的 ICT 基础架构管理的所有方面。这些方面就是关于管理 4P 的问题，这 4 个 P 是人（people）、过程（process）、产品（product——工具和技术）和合作伙伴（partners——供应商、厂商和外包机构），但 ICT 基础架构管理更集中考虑那些同实际工具和技术紧密相关的 IT 领域。

3.IT 服务管理规划

IT 服务管理规划检查组织机构内规划、实施和改进服务管理过程中所涉及的问题和任务。它也考虑与解决文化和组织机构变更、开发远景和战略及方案的最合适方法等相关的问题。

4.应用管理

应用管理描述了如何管理应用，从最初的业务需求到业务设计、建设、部署、运行、优化直至和包括应用废弃的应用生命周期的所有阶段。它将重点放在应用的整个生命周期内确保 IT 项目和战略同业务建立紧密的联系，以确保业务从其投资中获得最佳价值。

5.业务管理

业务管理提供了建议和指南，以帮助 IT 人员理解他们如何才能为业务目标做出贡献，如何更好地联系和挖掘角色和服务以发掘其最大化的贡献。也就是说，IT 服务提供的业务管理方案主要关注业务机构及其运行的关键原则和需求。这种业务意识将帮助服务管理同业务有效地紧密联系起来，并且使 IT 所提供的业务收益最大化。

6.安全管理

安全管理详细描述了规划和管理用于信息和 IT 服务的给定安全级别的过程，包括同响应安全事故相关的所有方面。它也包括了风险和脆弱性的评估和管理，以及成本有效控制的对策的实施。IT 安全管理要求应该成为每个 IT 管理人员岗位描述的一部分。管理人员负责采取合适的步骤以将安全事故发生的机会减少至可接受的级别，这也就是风险评估和管理的过程。

（二）ITIL 的运维管理

运维管理包括服务台、事件管理、问题管理、配置管理、变更管理、发布管理、服务级别管理、财务管理、知识管理、供应商管理等标准管理理念,值班管理、作业计划管理、考核管理、应急预案管理、培训管理等辅助管理办法。

1.服务台

服务台是 IT 部门和 IT 服务用户之间的单一联系点。它通过提供一个集中和专职的服务联系点促进了组织业务流程与服务管理基础架构集成。服务台管理事件和服务请求,实现与用户的沟通。服务台的主要目标是协调客户(用户)和 IT 部门之间的联系,为 IT 服务运作提供支持,从而提高客户的满意度。服务台应实现以下功能:支持通过电话、网络、电子邮件等方式向用户提供单点联系接口;支持对所有的故障和服务申请进行预处理,检查用户输入信息的正确性和完整性;支持用户通过服务台咨询、短信或电子邮件等方式了解投诉或服务申请的处理过程;支持对故障和服务申请的跟踪,确保所有的故障和服务申请能够以闭环方式结束;能够提供对知识库的查询功能。

2.事件管理

事件管理负责记录、归类和安排专家处理突发事件并监督整个处理过程直至事故得到解决和终止。事件管理应支持自定义事件级别、事件分类,提供方便的事件通知功能,支持对事件进行灵活的查询统计,并可以详细记录事件处理的全过程,便于跟踪了解事件的整个处理过程。事件管理的目的是在尽可能最小的影响客户和用户业务的情况下,使 IT 系统恢复到服务级别协议所定义的服务级别。

系统应支持以下功能。

(1)支持事件记录的创建、修改和关闭。

(2)支持向事件记录输入描述和解决方案信息,支持创建事件记录时自动记录创建时间、创建日期和事件流水号。

(3)支持创建、修改和关闭事件记录入员的权限控制。

(4)支持将事件记录自动分派到相应支持组和个人。

(5)提供对事件记录的查询功能。

(6)支持灵活定制相关报表,可利用历史事件记录生成管理报表。

(7)支持与问题管理、配置管理、变更管理等其他管理流程的集成。

(8)支持与变更管理、配置管理、事件管理等其他管理流程的集成。

3.问题管理

问题管理是指通过调查和分析 IT 基础架构的薄弱环节、查明事故产生的潜在原因,并制定解决事故的方案和防止事故再次发生的措施,将问题和事故对业务产生的负面影响减小到最低的服务管理流程。与事件管理强调事故恢复的速度不同,问题管理强调的是找出事故产生的根源,从而制定恰当的解决方案或防止其再次发生的预防措施。

系统应支持以下功能。

(1)支持问题记录的创建、修改和关闭,创建问题记录时自动记录创建时间、日期。

(2)支持对事件、问题和已知错误的区分。

(3)支持自动分派问题记录到定义的支持组或个人。

(4)支持对问题记录定义严重等级和影响等级。

（5）支持对问题记录的跟踪和监控。

（6）支持生成可定制的管理报表。

（7）支持向问题记录输入描述和解决方案信息。

（8）提供对问题记录的查询功能。

4.配置管理

配置管理流程负责核实 IT 基础设施和应用系统中实施变更及配置项之间的关系是否已经被正确记录下来,确保配置管理数据库能够准确反映现存配置项的实际版本状态。其目的是提供 IT 基础架构的逻辑模型,支持其他服务管理,流程特别是变更管理和发布管理的运作。

系统应支持以下功能。

（1）支持对配置项的登记和管理。

（2）支持对配置项属性的记录,如序列号、版本号、购买时间等。

（3）支持配置项间关系的建立和维护。

（4）支持配置项及其关系的可视化呈现。

（5）支持对配置管理数据库访问权限的控制。

（6）支持对配置项变更的历史审计信息。

（7）支持配置项的状态管理。

（8）支持针对配置项的统计报表。

（9）支持与事件管理、问题管理、变更管理等其他管理流程的集成。

5.变更管理

变更管理实现所有 IT 基础设施和应用系统的变更。变更管理应记录并对所有要求的变更进行分类,应评估变更请求的风险、影响和业务收益。其主要目标是以对服务最小的干扰实现有益的变更。

系统应支持以下功能。

（1）创建并记录变更请求,即系统应支持信息的输入,并确保只有授权的人员方可提交变更请求。

（2）审查变更请求,即系统应支持对变更请求进行预处理,过滤其中完全不切实际的、不完善的或之前已经提交或拒绝的变更请求。

（3）变更请求的归类和划分优先级,即系统应支持基于变更对服务和资源可用性的影响决定变更的类别,依据变更请求的重要程度和紧急程度进行优先级划分。

（4）系统应支持对变更请求的全程跟踪和监控,支持在变更全程控制相关人员对变更请求的读/写修改访问。

（5）系统应支持将变更请求分派到合适的授权人员。

（6）系统应支持对变更请求的审批流程、支持对变更请求的规划,并支持对变更请求的通知和升级处理。

（7）系统应提供可定制的管理报表,如按类型、级别对变更进行统计和分析、变更实施的成功率、失败率等。

（8）支持与事件管理、问题管理、配置管理等其他管理流程的集成。

6.发布管理

发布管理负责计划、安排和控制到测试和运行环境中的发布,其主要目标是保证运行环境的完整性及被发布组件的正确性;部署负责将新的或变更的硬件、软件、文档、流程等迁移到运行环境中。

系统应支持以下功能:支持发布的分发和安装;支持与配置管理、变更管理、服务级别管理等流程的集成。

7.服务级别管理

服务级别管理是为签订服务级别协议(SLA)而进行的计划、草拟、协商、监控和报告,以及签订服务级别协议后对服务绩效的评价等一系列活动所组成的一个服务管理流程。服务级别管理旨在确保组织所需的IT服务质量在成本合理的范围内得以维持并逐渐提高。

系统应支持以下功能。

(1)服务级别协议(SLA)模板定制功能,即系统应能提供统一创建、浏览、修改和删除SLA模板的功能。

(2)SLA违例通知功能,即一旦发生SLA违例情况,系统应及时发送通知给IT运维服务的相关各方。

(3)SLA报告生成功能,即系统应支持SLA报告自动生成功能,并支持将生成的报告自动推送给IT运维服务的相关各方。

(4)支持生成可定制的管理报表。

8.财务管理

财务管理完成预算编制、审核、批复和下发等功能,实现对费用支出的管理,实时监管每一笔费用的支出,并对超出预算或异常的费用及时给出预警提示,实现从预算到使用,再到考核的闭环管理。IT服务财务管理流程产生的预算和核算信息可以为服务级别管理、能力管理、IT服务持续性管理和变更管理等管理流程提供决策依据。财务管理应提供如下功能:费用预算制定、费用申请管理、费用执行管理、费用考核管理。

9.知识管理

知识管理流程负责搜集、分析、存储和共享知识和信息,其主要目的是通过确保提供可靠和安全的知识和信息以提高管理决策的质量。

系统应支持以下功能。

(1)添加知识,提供支持人员提交经验和知识输入的接口或界面,支持 Word/Excel/TXT等格式文档作为附件的输入。

(2)支持知识库的更新。

(3)查询知识,提供完善的查询功能,如查询关键字、知识列表等。

(4)提供模糊匹配、智能查询、点击统计等增强功能。

10.供应商管理

供应商管理流程管理供应商及其所提供的服务,系统应支持以下功能。

(1)供应商信息的录入、查询、增删、分类等。

(2)对供应商进行定期评估,并支持对评估结果的查看。

（3）对合同信息的录入、查询、增删、分类等。

（4）对合同执行情况的定期评价和统计汇总。

11.辅助流程

（1）值班管理。系统应支持对值班的管理，应实现以下功能：值班信息的记录，值班信息应包括班次编号、值班人、记录时间、监控项是否正常、问题及处理等；值班信息的查询和统计。

（2）作业计划管理。系统应支持对作业计划的管理，实现以下功能：提供基于模板的作业计划制定功能，快速完成作业计划（年计划、月计划）的制定；对于待执行的作业计划，系统提供自动提醒功能；对于作业计划的执行情况，系统提供统计分析功能。

（3）考核管理。系统应支持对员工工作量、工作绩效进行考核，并对考核结果进行统计分析，应实现以下功能：支持对工作任务、工时和工作完成情况等信息的收集；综合工作任务类别、工时和任务完成情况对员工的工作量和工作绩效进行量化；对任务类别、工时、任务完成情况、工作量等信息进行分析统计，如分析工时、工作量、工作任务的分布和比例等。

（4）应急预案管理。系统应支持针对重大故障和灾难的应急预案的管理，应实现以下功能：支持应急预案的制定、审批、更新、批准执行等流程；支持应急预案的输入、修改、删除、查询；支持应急预案操作人员的权限控制；支持应急预案执行报告的发布。

（5）培训管理。系统应支持培训管理，应实现以下功能：提供基于模板的培训计划制定功能，帮助用户完成培训计划的制定；对于待执行的培训计划，系统提供自动提醒功能；对于已实施的培训，系统支持培训效果的测评和分析，以及分析结果的发布。

四、医疗卫生行业引入 ITIL 服务管理的作用

一是，从技术导向转变为运维流程导向。将各种技术管理工作、工作站管理、服务器和存储设备管理、网络管理等进行了适当的梳理，形成了典型的流程，便于将支持工作规范化，提高工作效率。同时工作人员绩效考核变得简单直观。

二是，变被动处理为主动预防。由于定义了标准的支持流程，各种支持活动准确记录，可以实现知识共享，并可以进行事件故障的分析，预测可能发生的故障，从而采取适当的措施，预防事故的发生。

三是，对维护的软件和硬件设备实行实时动态的跟踪，便于随时查询获取状态，及时决策。

四是，由于明确定义了各种职责，信息部门内部分工协作，整合各医疗卫生机构的资源，可以对各业务部门提供统一的、集成的服务。

五是，形成了信息共享，为维护管理提供了知识库，便于问题及时处理。新接手人员也能迅速解决问题。

总之，ITL 可为各医疗卫生机构的信息运维流程提供一个客观、严谨、可量化的标准和规范，引进 ITIL 管理标准，参考 ITIL 来规划和制定各医疗卫生机构信息系统的基础架构及信息服务管理流程，将信息服务管理流程化，使信息部门在处理问题时，变被动为主动，从而确保信息服务流程能为业务运作提供更好的技术和服务支持，提高信息部门的服务效率。

第三节 医院信息系统运维规划

一、信息系统运维目的与目标

医院信息系统具有许多特征。其中的两个特征,一是流程特征,二是工具特征。

医院信息系统基本上是在手工日常工作步骤的基础上,经过优化形成程序流程。程序运行过程中,通过程序流程约束医护人员的操作,规范医护人员的操作,这就是信息系统的流程特性。在信息系统建设完成投入运行后,信息系统的程序成为医护人员日常工作的工具,医护人员通过操作程序完成自己的工作,这就是信息系统的工具特性。

由于信息系统的流程特性和工具特性,信息系统成为医院日常工作的支柱之一。这要求信息系统必须长时间的稳定运行。这里所说的长时间是指 3～5 年,即 26280～43800 小时。要求一个信息系统能够稳定运行几万小时,是一件十分困难的事情。另外,医院信息系统与其他行业信息系统相比,还有一个特殊之处,医院是全年无休息日运营单位,造成医院信息系统无法借助休息日进行系统维护或升级改造,这大大增加了信息系统运维难度。信息系统是否能够长时间稳定运行,需要信息系统运行维护(以下简称运维)的支持。通过信息系统运行维护和管理,提高系统运行的可靠性、安全性和稳定性。

二、信息系统运维的背景与现状

在制定信息系统运维规划之前,应该调查医院信息系统运行情况。医院信息系统运行情况包括服务器和存储设备、网络链路、系统软件、应用软件、安全设备等子系统运行状态。调查了解各子系统宕机时间间隔,产生故障的部件,造成的影响范围;目前信息系统运维工作情况(包括日常巡检情况,故障排除情况);参照 ITTL/ISO 2000,调查了解在信息系统运维过程中事件管理、配置管理、变更管理、发布管理等应用情况;运维制度制定情况、组织机构设置情况、人员配置和工作情况。

在调查的基础上客观描述医院信息系统服务器和存储设备、网络链路、系统软件、应用软件、安全设备等子系统运行情况。统计各子系统宕机时间间隔,统计产生故障的部件及造成的影响范围。客观描述目前信息系统运维工作情况,包括日常巡检情况、故障排除情况。描述信息系统运维过程中事件管理、配置管理、变更管理、发布管理等应用情况。描述运维制度制定情况、组织机构设置情况、人员配置和工作情况。

三、信息系统运维的对象

信息系统运维的对象有服务器、存储设备、网络链路、网络设备、安全设备、系统软件、应用软件、机房环境等。

服务器包括数据库服务器、应用服务器、管理服务器、虚拟服务器。

存储设备包括存储控制器、光纤交换机、磁盘柜、硬盘等。

网络链路包括光纤和铜缆。

安全设备包括防火墙、WAF 防火墙、入侵防护(IPS)、入侵检测(IDS)、网络审计、数据库审计、堡垒主机等。

系统软件包括操作系统、数据库、中间件、工具等。

应用软件指医院运行的各种程序。

机房环境包括温度、湿度、配电柜、UPS 等。

四、信息系统运维的内容

信息系统运维内容分为技术部分和管理部分。技术部分是针对信息系统软件和硬件的运维技术工作。管理部分是为保障做好技术工作而做的管理类工作。

(一)技术部分的工作包括

机房环境状态监测与故障排除;服务器和存储设备运行状态监测和故障分析与排除;网络运行状态监测和故障分析与排除;安全设备运行状态监测和故障分析与排除;系统软件运行状态检查、参数优化;应用软件 BUG 排除、操作失误造成数据破坏的查找与纠正、程序调优等。

(二)管理部分的工作包括

运维制度的制定与调整,运维机构的组建与调整,运维人员的管理,事件管理、配置管理、变更管理、发布管理、应急体系管理、文档管理等。

五、制度与流程、组织机构、人员

为了做好信息系统运维工作,要首先建立信息系统运维体系。信息系统运维体系包括显形部分和隐形部分。显形部分指信息系统运维制度、组织机构、运维人员等。隐形部分指信息系统运维制度的持久性和不断完善;组织机构的持久性和不断改进;人员管理的持续性和人员素质的不断提高。

(一)制度与流程制度

与流程是做好信息系统运维工作的基础之一。对于复杂的管理,必须给出流程,以便在执行过程中按照既定流程执行,对于简单管理,可以在编制规章制度中体现流程要求。运行维护制度包括:运行维护流程规范类、资源管理规范类、环境管理规范类。

(二)组织机构

为了做好信息系统运维工作,要建立负责信息系统运维工作的组织机构。根据医院信息系统运维需要,医院信息系统的运维工作可以分为两个机构负责信息系统运维工作,即一个是建立在信息化管理层面的信息系统运维管理机构;另一个是建立在具体实施工作层面的信息系统运维机构。

信息系统运维管理机构主要是以医院信息化发展和结合医院业务自身特点来制定运维方式、制度、运维范围,并管理和考核各项具体运维工作的机构。

信息系统运维机构是具体实施信息系统运维工作的部门。

(三)人员

做好信息系统运维工作必须有人员保证。人员保证有几重含义;一是必须有专职负责信息系统运维工作的人员,二是负责信息系统运维工作的人员要有责任心,三是负责信息系统运维工作的人员要有较好的技术水平,四是负责信息系统运维工作的人员要有管理意识。

第四节　医院信息系统运维建设

一、医院信息系统运维体系建立

信息系统运维体系的一个主要内容是持续不断的改进,可以参照 PDCA 戴明环。

PDCA 模型是一种持续改进、循环提高的管理模型。在质量管理中应用广泛,后被推广到其他管理领域。

(一)P 过程

管理过程首先应该有策划,不仅包括目标,还要包括实现该目标的措施,即要做什么和怎么做,也就是 P 过程。

(二)D 过程

策划出来之后,应该按照策划的结果进行操作和落实,这个过程中必须配备必要的资源,对应 P 过程。

(三)C 过程

即检查过程,是非常重要的一个阶段,通过检查的各项手段,看是否实现了预期目标,有没有达到预期的效果。

(四)A 过程

检查阶段找出的问题,应确定原因,采取纠正措施,实现改进,这是 A 阶段的主要内容。

二、医院信息系统运维机构组建

运维管理机构主要是以医院信息化发展和结合医院业务自身特点来制定运维方式、制度、运维范围,并管理和考核各项具体运维工作的机构。运维机构是具体实施和操作的部门,根据运维工作范围和内容可划分为 5 个部分。

(一)服务台

运维管理的中枢。负责接听电话,处理请求;根据事件优先级别协调二线运维人员、网络组人员处理事件;对于外包系统,负责联系公司工程师处理事件;在 ITIL 中记录事件;提醒用户提交申请报告。

(二)二线运维部

信息化系统运维管理的核心运维机构。负责处理日常的现场运维事件;软件、硬件的维护工作。

(三)三线运维部

保证临床提出的变更需求得到及时有效处理,保证紧急重要的变更第一时间安排处理;完善变更发布前的培训工作,提高程序试用效率;负责程序的日常维护;负责科室提出的数据申请的统计查询工作;负责数据库的日常维护管理工作。三线运维部也可以由具体的技术支持公司承担。

(四)硬件维修部

保证医院内计算机、打印机等硬件设备的正常使用;对设备的维护和维修事件进行及时处理并记录;负责计算机系统的维护工作。

(五)网络部

负责全院内外网的运行与维护;负责网络相关项目的执行与管理;负责机房的建设、运行、维护管理及综合布线;负责所有网站的开发与维护,邮件系统的运行及管理;负责全院内外网信息系统硬件的采购、管理、维修、报废管理;负责核心数据库审计相关工作。

目前,医院信息化运维机构建立大部分是合在一起的,同时具有管理职能和实施技能。特殊医院例如首都医科院肿瘤医院,运维管理和执行分成了两个机构。

三、医院信息系统运维人员岗位管理与绩效考核

(一)医院信息系统运维人员岗位管理

运维人员既是运维管理的基础,也是运维管理的核心。根据实际工作情况进行岗位分工,采取职能支撑型分工模式,把具备同样工作目标的人员整合到一个部门当中,承担起运维管理的部分职责,形成部门内的成员向部门领导汇报,部门领导向中心领导汇报的"直线一职能型"的组织分工。运维管理岗位技能划分如下。

1.一线运维工程师

熟悉业务流程和统计工作;负责信息系统事件接线及处理工作;负责协调信息系统出现故障对的各项工作;负责将信息系统出现的各类问题及时纳入知识库;负责对问题进行必要的归纳总结。

2.二线运维工程师

负责信息系统事件现场处理工作;负责记录信息系统出现问题的解决方式及方法;负责对问题进行必要的归纳总结;负责答复用户对信息系统提出的问题并及时主动的发现系统中潜在的问题。

3.网络工程师

熟练使用各类网络设备并掌握其配置方法,能分析排除网络故障;负责网络建设及网络综合布线需求;负责外网宽带接入国际互联网服务;负责网络日常维护及网络设备的维修。

4.运维管理工程师

负责网络安全及网络病毒防护及监控,预防并阻止网络安全问题的发生并分析和审计数据库数据。

5.维修工程师

具有计算机软硬件知识,能熟练安装和配置计算机;保证计算机、打印机等硬件设备的及时维修;负责协助计算机的软件、系统的维护工作。

(二)医院信息系统运维人员绩效考核

绩效考评的目的是对运维人员进行客观评定,是保障信息系统运维工作顺利实施的重要手段,可提高运维人员的工作效率和基本素质。绩效考评主要是了解运维人员工作情况,为运维人员的薪酬决策等人力资源管理提供依据。

四、医院信息系统运维工作记录

在实施信息系统运维过程中要对运维过程中产生的信息进行记录,具体记录内容如下。

对监控到的告警或错误事件,要进行预警、分析、跟踪。对影响到系统及数据备份正常运

行或涉及需要其他变更,相关人员根据《变更管理规范》进行处理,并记录。

对于受理并监控信息系统运行维护的事件,应该对事件进行记录、整理,并应及时向相关负责人报。

在进行故障修复时要进行证据的收集和保全,记录现场情况,归档备查。

在应急处理过程中,应急采取手工记录、截屏、文件备份和影像设备记录等多种手段,对应急处理的步骤和结果进行详细记录。

信息系统恢复运行后,应对事件造成的损失、事件处理流程、应急预案进行评估,对响应流程、预案提出修改意见,撰写事件处理报告。

第五节　网 络 运 维

一、网络运维概念

什么是网络运维?顾名思义,网络运维就是维护网络安全和网络通畅使之正常运转,但它又不仅局限于网络设备中的路由器、交换机、防火墙,还包括服务器、存储设备、机房动力系统、空调系统等网络相关设备或系统的运行维护,以及通过对网络和相关设备的部署,保证网络运行能够满足应用系统的需求变化。

最初的网络运维只是简单地对底层网络设备进行管理,使网络能够正常高效地运行。随着信息系统的日益成熟和复杂,业务系统设计环节逐渐增多,单一的网络运维不足以满足系统管理的需求,需要落实如何保障业务系统各个环节,降低运行成本,提高突发事件的应对能力,提高服务质量和效率,保证业务系统的正常运行。

二、网络运维与ITIL

ITIL所强调的核心思想是应该从客户(业务)而不是IT服务提供方(技术)的角度理解IT服务需求。换句话说,就是在提供IT服务的过程中,首先考虑的是业务需求方,而不是技术决定需求。业务管理者以自己习惯的思维方式处理IT问题,通过业务管理模块深入了解IT基础构架支持业务流程的程度;以及IT服务管理在实现端到端IT服务过程中的作用,从而有助于更好地处理业务管理者与服务提供者之间的关系。因此,IT服务管理的国际标准是ITIL,此标准独立于任何厂商,与任何组织、业务性质无关,只是总结IT服务管理领域最重要的实践部分。它是IT服务管理实践的合理抽象,仅明确地指出了应该做什么,不说明如何做。当具体实施ITIL时,就可以把标准具体化,而实现的方法需要自己建立。

在做网络运维工作时,应按照ITIL的思想,结合网络运维的实际情况,制定按照ITIL理念建立的网络运维方法。

三、网络运维内容

优秀的网络管理系统不但要对网络设备,包括路由器、交换机、安全设备(防火墙等)、服务器、PC等进行管理,通过一些技术指标和阈值的应用来监控网络的运行状况,而且还要采用融合技术,整合现有的各种设备的监控软件,实现统一管理平台。通过整合,对于业务中不同角色所需内容通过仪表盘等技术方式实现,让领导和相关业务部门能够参与到管理中去,可视化的监控与管理,拉近业务管理者与服务提供者之间的距离。一方面让 IT 系统运行情况一目了然,大大降低了技术门槛;另一方面,能使 IT 运维的流程更加标准化、自动化与规范化。

但 ITIL 的实现和优秀的网络管理系统的建设,不是一朝一夕就可以实现的,其建设过程需要持续不断的投资与整合,而我们面对的是随着系统建设而带来的大量的具体工作。

(一)网络运维制度

网络运维制度的建立与执行,完善的网络运维制度,通过梳理运维流程,在保证运维质量的同时,才能兼顾运维的效率。后期网络管理系统的建立,也是以自身网络运维制度建立的流程为基础的。而不打折扣的执行,是实现网络运维质量与效率的前提。例如,硬件的周期性巡检;设备运行参数监测;运维、值班与交接班记录的填写等。

(二)主动运维

做好网络运维,要主动出击,才能化被动为主动,掌控全局。网络运维管理在现实中,往往运维人员配置不多,但承担的工作量却巨大。所以,最大限度地利用现有设备的管理工具,通过智能化报警,在故障发生时或状态异常时,通过语音、短消息、邮件等多种方式主动通知管理人员,即使运维人员不在工作现场,也能通过远程登录客户端的方式,在任何能够与系统管理主机连通的地方,直接进行管理。这样就可以最大限度地降低巡查的密度,以减少人力资源成本。

(三)网络结构调整

在运维过程中,除了应对突发事件进行分析处理外,运维的另一项任务就是对网络的结构和部署进行及时调整,以保证网络运行能够满足应用系统不断增长的需要。所以,运维当中的数据统计就十分必要了,这将作为系统建设与阈值标准的基础。

(四)设备巡检

1.设备巡检频率

硬件的周期性巡检,涉及网络运维的全部设备。不是所有的设备部件都可以通过监控软件来实现远程监控,而且不排除监测指标项的遗漏与差错。因此,硬件的周期性巡检就十分必要了。根据设备的重要程度和监测程度,结合日常运维经验,建议巡检频率。

对于重要的网络设备,建议实施一天一次的巡检频率。对于一般网络设备,建议实施一月一次的巡检频率。对于周边网络设备,建议实施一季度一次的巡检频率。

2.设备巡检工具

完善设备管理工具,可以全面监控设备的运行状态,在保证网络运维质量的前提下,可以极大地降低运维强度,减少人力资源的投入。

3.周期性巡检的内容

应涉及设备外观指示灯的状态,外周运行环境参数,设备物理位置等。而这些内容是否正常,需要根据设备自身特点和正常运行状态,记录上述标准参数。

设备运行参数监测,有了设备管理工具的帮助,就可以远程监测设备的运行状态,甚至通过关键参数阈值的设置,对设备的运行状态进行自动预警或报警。减少硬件现场巡查,但并不意味着可减少或者避免进行设备运行状态的监测。因为运行维护的核心就是设备的正常运转,自动化智能化程度再高,也需要人工的干预与补充。每天至少一次的设备运行参数监测,就显得十分必要了。监测内容不仅包括设备运转状态、性能参数,还涉及应用软件的运行情况及在线任务的成功与否等。这些重点关注的内容,也可作为日后监测软件参数阈值的设定的依据,甚至成为系统更新、参数选型的数据基础。

运维、值班与交接班记录。运维、值班与交接班记录是网络运维中日常工作的基础。系统中存在的问题和业务管理者的需求,都可以通过分析上述记录得到较为全面、客观的数据。所以,重视记录的规范化、结构化,都会为今后的统计分析提供便利。

资产管理。资源资产的管理,管理 IT 系统中的资源资产情况,也是网络运维中的一环。这些资源资产可以是有形的物理存在,也可以是无形的软件组成,其信息要准确地与财务部门的固定资产系统数据一致。

第六节　服务器和存储设备及虚拟机运维

一、服务器、存储设备及相关设备运维管理的目的

服务器、存储设备及相关设备运维工作的目的是保证这些信息系统的核心设备能够正常地、稳定地长时间运行。

一般的服务器和存储设备在信息系统硬件子系统设计时,多采用避免单节点的冗余设计,用于提高硬件子系统的运行可靠性。但是,冗余设计只是提高了可靠性,不能保证不出现故障。同时,冗余设计还增加了出现故障的机遇。在这种情况下,通过运维工作提高硬件子系统的可用性是一种弥补硬件可靠性不足的重要手段。

服务器、存储设备及相关设备运维工作的主要工作内容是做好日常硬件设备巡检工作。检查人员定期对医院服务器、存储硬件及相关系统内容完成各系统硬件、软件等状态、运行情况的全面检查,并填写相关检查记录表,以保障医院各业务系统安全、稳定的运行。

二、服务器、存储设备及相关系统巡检的步骤

(一)服务器、存储等相关硬件状态检查

1.服务器硬件状态

查看设备 CPU、内存板、内存、硬盘、主板、外设 PCI-E 插槽、电源、风扇等各指示灯的颜色,设备正常为绿色或蓝色,一般错误为橙色,重要错误为红色。

连接服务器管理端口查看硬件日志,硬件系统状态。

2.存储设备硬件状态

查看设备控制器、磁盘柜、硬盘、电源、风扇等各指示灯的颜色,设备正常为绿色或蓝色,一般错误为橙色,重要错误为红色。连接存储管理口或存储管理软件查看存储日志,磁盘使用状况等。

3.存储光纤交换机

查看设备 SFP 等模块接口、电源、风扇等各指示灯颜色,设备正常为绿色或蓝色,一般错

误为橙色,重要错误为红色。连接设备管理口,查看光纤交换机系统端口、ZONE、整体系统等运行情况是否正常。

4.负载均衡设备

查看设备整机、上联端口、电源、风扇等各指示灯颜色,设备正常为绿色或蓝色,一般错误为橙色,重要错误为红色。

连接负载均衡设备管理界面,查看日志、数据吞吐量、负载等整体系统运行状态。

(二)服务器操作系统和相关应用状态检查

服务器操作系统检查主要有 Windows 操作系统和 Linux 操作系统。

1.Windows 系统管理

(1)磁盘空间使用:进入 Windows 系统的计算机管理——磁盘管理,检查磁盘空间使用率是否已经到达 80％。

(2)进程监控:进入 Windows 系统的任务管理器——进程,查看进程的 CPU 使用率和内存最高峰值与一般使用率是否超阈值。

(3)网络查看:进入 Windows 系统的任务管理器——联网,检查网卡状态是否正常。

(4)日志检查:进入 Windows 系统的记录错误报警信息——应用程序日志,检查日志记录中的异常记录。进入安全性日志,查看有效和无效的登录尝试事件及资源使用相关的事件。进入 Windows 系统的系统日志,查看 Windows 系统组件记录的事件。

(5)相关应用软件的运行状态:例如,在域控服务器上查看 Active Directory 用户和计算机 Active Directory → 选相应域名查看 Domain Controllers、DNS 等应用是否正常。在 WebSphere 中间件服务,登录中间件管理平台,查看所有应用服务运行状态是否正常。在 SQL Server 数据库服务,登录数据库管理界面,查看数据库服务和各作业运行状态是否正常。

2.Linux 系统管理

(1)检查平均负载(uptime)情况:通过执行 uptime 命令检查系统在一段时间内的平均负载情况。uptime 命令过去只显示系统运行多久。现在,可以显示系统运行多久,当前有多少用户登录,在过去的 1、5、15 分钟里平均负载时多少。

(2)检查磁盘空间使用率(df-h):通过执行 df-h 命令可以检查磁盘空间使用率。显示信息中:Filesystem 为文件系统,Size 为文件系统容量,Used 为文件系统已经使用的容量,Use％为文件系统使用百分比,Mountedon 为挂载的目录。

(3)进程监控(ps-ef| grep java):查看应用程序启动进程数是否正常。

(4)内存监控(free-m):通过执行 free-m 命令可以监控内存运行情况。

显示信息中:①total,总计物理内存的大小。②used,已使用多大。③free,可用有多少。④shared,多个进程共享的内存总额。⑤buffers/cached,磁盘缓存的大小。

(5)检查 CPU 占用率(top):通过执行 top 命令提供一个当前运行系统实时动态的视图,也就是正在运行进程。在默认情况下,CPU 使用率最高的任务排在第一行,并每 5 秒刷新一次。

(6)I/O 监控(vmstat210):通过执行 vmstat210 命令查看 I/O 运行情况。

(7)日志系统类检查:通过系统日志(cat/var/log/messages 1 grep'Jul23'| grep error)类

命令记录报警信息。通过硬件启动日志(dmesg│ grep error)类命令,记录系统启动错误信息。通过应用系统日志类命令检查服务器各个应用的日志系统。

三、服务器、存储设备及相关系统巡检记录的填写

在日常巡检过程中,必须做巡检记录。巡检记录内容是硬件各部件运行状态。同时,从 ITIL 角度看,巡检记录是日常巡检工作是否完成的凭证,也是日常巡检工作质量考核的凭证。

日常巡检记录可以手工填写巡检记录或通过 ITIL 系统填写相关巡检记录。

例:在日常巡检数据库服务器时,应填写数据库服务器检查表。

巡检内容是预先确定的。巡检内容分成几类,以数据库服务器为例,硬件指示灯是一类巡检内容,群集运行状态是一类巡检内容,数据库运行状态是一类巡检内容。对于不同巡检内容,要分别进行检查并填写记录单。表中备注用于描述异常情况。对于异常情况的描述有利于异常情况的处理。

四、运维事件处理流程

按照 ITIL 事件管理。事件管理负责记录、归类和安排专家处理突发事件,并监督整个处理过程直至事故得到解决和终止。事件管理应支持自定义事件级别、事件分类,提供方便的事件通知功能,支持对事件进行灵活的查询统计,并可以详细记录事件处理的全过程,便于跟踪了解事件的整个处理过程。事件管理的目的是在尽可能最小的影响客户和用户业务的情况下使 IT 系统恢复到服务级别协议所定义的服务级别。

在运维过程中,出现某些异常情况时,要对出现的情况进行判断,在判断异常情况为事件时,要按照预定的运维事件处理流程执行。

在流程中有几个节点必须注意,一个是在发现故障时,巡检人员必须立即将发生故障这一事件报送 IT 主管、管理员、相关人员。在备件返还时,必须报送 IT 主管和管理员。在维修记录存档环节,维修记录必须报送 IT 主管和管理员。

在故障处理过程中,应随时进行记录,在故障处理完成时,必须完善维修记录文档;而且,必须把此次故障维修记录存档保存。

五、虚拟机运维管理

服务器虚拟化技术将物理硬件与操作系统分开,用户访问的是逻辑资源,用虚拟化技术来实现和管理物理资源的访问,从而提高 IT 资源利用率和灵活性。虚拟化允许具有不同操作系统的多个虚拟机在同一台物理机上独立并行运行。每个虚拟机都有自己的一套虚拟硬件(如内存、CPU、存储、网卡等),可以在这些硬件中加载操作系统和应用程序。无论实际采用了什么物理硬件组件,操作系统都将它们视为一组标准化的硬件。

开始服务器虚拟化之前,IT 运维部门需要站在 IT 运维管理者的角度去考虑问题,需要在资源配置管理、实体机容量规划、虚机和实体机性能监控、虚机的自动维护及 IT 服务流程等诸多方面进行稳固和调整。服务器虚拟化实施是一个循序渐进的长期工程,不能一蹴而就。随着时间推移,虚拟机越来越多,虚拟化会出现各种问题,给虚拟化基础环境的稳定运行带来隐患,也给 IT 运维自动化带来巨大的挑战,主虚拟机运维要做好如下 3 个工作。

一是数据中心的虚拟机不受控制地蔓延。每个虚拟机都会占用系统资源,如果没有删除不再使用的虚拟机,它们就会继续占用资源。这将导致系统资源的短缺,因此,需要管理员寻

找合适的管理工具和流程管理程序帮助解决虚拟机蔓延问题,理解和掌握虚拟机如何部署、管理和维护,适时地删除僵尸虚拟机,控制虚拟机资源的有效使用。

二是在虚拟化环境下对服务器进行性能监控管理。虚拟化面临的一个长期挑战是将逻辑负载与底层硬件隔离的抽象层。几乎无法获知哪台物理服务器正运行哪台虚拟机负载,导致无法在虚拟化环境中直接进行优化与故障排查。同时,物理服务器故障会影响该宿主上运行的所有虚拟机,这将提高快速解决问题与主动防范的成本。因此,虚拟化对服务器监控与管理提出了新的要求,需通过持续监控虚拟机负载,发现那些长期占用 CPU 性能或性能不足需要增加资源的虚拟机,发现未充分使用、可以释放回资源池供其他虚拟机使用的资源。

三是在虚拟化环境下实现 IT 运维自动化。当医院的服务器数量跨入几百甚至上千台规模时,脚本化、批量化管理将占据非常大的比例。运维主要精力需要放在监控(采集、报警、展现图表)、部署上线(配置管理)、数据备份方面,因为机器数量庞大,所以,集中式的操作平台是必备的。如何选择适合医院环境并具备所需管理功能的工具,是部署虚拟化平台需要确定的一个关键点。

第七节　数据库运维管理

医院在信息管理过程中,大量的数据存储、共享、访问和修改都需要通过数据库系统来实现。数据库系统作为信息的聚集体,是计算机信息系统的核心,其性能在很大程度上影响着企业信息化水平的高低。一个医院,不管是自己开发应用软件,还是购买第三方应用软件,都需要对数据库进行管理和维护。科学有效地管理与维护数据库系统,保证数据的安全性、完整性和有效性,已经成为现代企业信息系统建设过程中的关键环节。

一、数据库管理中存在的问题

随着信息网络技术的飞速发展,数据库的应用越来越广泛,但也随之产生了一系列数据管理的问题,其中,尤为突出的是数据库安全性问题。

数据库安全性问题一直是困扰数据库管理员的难题。通常数据库面临的威胁主要有软件和硬件环境出现意外,如磁盘损坏、系统崩溃等;计算机病毒可能造成系统崩溃,进而破坏数据;对数据库的不正确访问,引发数据库死循环,造成前端系统无法使用;未经授权非法访问数据库信息,窃取其中的数据;未经授权非法修改数据库中的数据,使数据失去真实性;通过网络对数据库进行各种非法存取;通过网络破坏数据库系统的完整性、可靠性;对网络数据库进行拒绝式服务攻击等。而对于重要部门或敏感领域的数据,则会面临更多威胁。这就需要单位信息部门通过加强对数据库的日常维护和管理,来进一步保障网络数据库的安全。

二、做好数据库的日常管理与维护

数据库系统在信息化建设中的重要地位和作用告诉我们,数据库的日常管理与维护不容小视。为保证数据库数据的安全,单位应该做到未雨绸缪。

（一）完善管理制度，强化监管力度

数据库系统的安全与单位自身内部的安全机制、内外网络环境、从业人员素质等密切相关。因此，应该完善网络系统安全规章制度，防范因制度缺陷带来的风险；规范操作流程和故障处理流程，减少人为失误与故障，提高故障处理速度，缩短故障处理时间；通过建立科学合理的责任追究机制，防止出现由于工作态度、工作作风等各种人为因素导致的数据库安全事故。

（二）采取措施，确保数据库数据的安全

保证数据库数据的安全是数据库日常管理与维护工作的首要任务，信息部门需要采取的安全措施主要如下：

1.确保网络及操作系统安全

网络系统是数据库应用的外部环境和基础，网络系统安全是数据库安全的第一道屏障。从技术角度讲，网络系统层次的安全防范技术有很多种，大致可以分为防火墙、数字签名与认证、入侵检测等。操作系统是数据库系统的运行平台，能够为数据库系统提供一定程度的安全保护。操作系统的安全控制方法主要是采用隔离控制、访问控制、信息加密和审计跟踪。主要安全技术有操作系统安全策略、安全管理策略等。

2.加强用户身份验证

用户身份验证是数据库系统的重要防线。利用窗体身份验证数据库程序的漏洞，进而获取存储在数据库中的用户身份验证密码，这是目前对网络数据库攻击最常见的方式。对此，信息部门通常使用带有 salt 值的单向密码哈希值，以避免用户密码在数据库中以明文形式存储，减轻字典攻击带来的威胁。

3.对重要数据加密

数据加密交换又称密码学，是计算机系统对信息进行保护的一种最可靠的办法。它利用密码技术对信息进行交换，实现信息隐蔽，从而有效保护信息的安全不受侵犯。数据库加密要求加解密的粒度是每个记录的字段数据。采用库外口加密的方式，对密钥的管理较为简单，只需借用文件加密的密钥管理方法，将加密后的数据块纳入数据库，在算法或数据库系统中做一些必要的改动即可。这样有利于公共数据字典的使用和维护系统的完整性。

4.做好数据库备份与恢复

数据备份是备份数据库某个时刻的数据状态，当系统出现意外时用来恢复系统。依靠网络办公的企业，其信息系统很可能随时被破坏而丢失数据。因此，数据库管理系统必须具备把数据库从错误状态恢复到某一已知的正确状态的功能，这就是数据库的恢复技术。

（三）开展数据库健康检查

为及时发现数据库系统存在的问题，在日常管理与维护中，数据管理员要对数据库开展健康检查。当前，大部分单位使用的数据库是为关系型数据库，如 DB2、Oracle、SQL Server 及 MySQL 等，对该数据库进行检查时，检查内容主要包括 7 个方面。

1.系统环境

操作系统版本、文件系统容量、内存交换区使用率、系统性能。

2.数据库环境

数据库和补丁版本、是否有僵尸数据库进程、数据库节点数、是否有其他数据库产品及版本。

3.日志记录

是否有报错信息、是否有需要处理的 DUMP 文件。

4.数据库健康状况

表空间利用率和状态、表空间容器利用率和状态、排序溢出、是否需要收集统计信息、是否需要数据重组、活动日志和日志所在文件系统利用率、死锁发生率、锁升级发生率、锁等待的百分比、编目 Cache 命中率、包 Cache 命中率、监视堆利用率、数据库堆利用率、数据库缓冲池命中率。

5.数据库维护内容

最近一次统计信息收集时间、最近一次表数据重组时间、最近一次绑定包时间、最近一次数据库备份时间。

6.权限管理

Public 组的权限是否取消。

7.数据库基本信息记录

数据库内存使用、环境变量。

数据库管理的意义重大，关系到信息系统的正常运作，甚至整个单位的生死存亡。要做好数据库的日常管理与维护，不仅要求数据库管理员熟练掌握专业技术，还要有足够的细心和高度的责任心。

第八节　常见故障及处理

信息系统的应用和发展，为用户构造分布式的网络环境提供了基础。它是一个集计算机硬件设备、网络通信设备、软件应用系统及数据处理存储等为一体的，能够实现网络资源共享的综合服务平台。完整的信息系统是由系统硬件和应用软件两大部分组成的，并根据不同的应用需要，可能有着不同的软硬件配置。其中系统硬件是由服务器、存储、工作站、网络通信设备和传输介质组成的，而应用软件包括操作系统、网络应用服务系统等。

一、网络参考模型

常见的信息系统网络的体系结构可将其划分为 7 层，即 OSI 参考模型。它是国际标准化组织(ISO)和国际电报电话咨询委员会(CCITT)联合制定的开放系统互连参考模型，为开放式互连信息系统提供了一种功能结构的框架。它从低到高分别是物理层、数据链路层、网络层、传输层、会话层、表示层和应用层。OSI 参考模型是网络体系结构发展的产物。它的基本内容是开放系统通信功能的分层结构，每一层的功能是独立的。它利用下一层提供的服务为上一层提供服务，而与其他层的具体实现无关。两个开放系统中的同等层之间的通信规则和约定称之为协议。通常把 1～4 层协议称为下层协议，5～7 层协议称为上层协议。

(一)物理层

主要是为通信提供一个物理连接的链路,保证可以通过其传输数据。

(二)数据链路层

在物理层提供的服务基础上,建立实体间的通信数据链路连接,传输数据帧。

(三)网络层

控制传送系统的操作,对数据分组进行路由选择、拥塞控制并负责控制传输过程中的数据流量。

(四)传输层

选择网络层提供最合适的服务,并在系统之间建立可靠的、透明的报文传送。

(五)会话层

在进程之间建立、维护和结束会话连接的功能并对提供的交互会话进行管理控制。

(六)表示层

对数据进行协商表示;完成数据转换等功能。

(七)应用层

提供 OSI 用户服务,如文件传输服务等。

二、物理层故障分析及处理

物理层的故障通常发生在传输介质上,可表现为网络连接断开,无论是 PC 端还是网络交换设备均为未连接状态。可以通过网络万用表一类的专用测试工具检测线缆每一条线芯的连通情况、线序、信号衰减等信息,问题发生后,可以通过更换传输介质的方法来解决。

三、网络层故障分析及处理

网络层发生的故障主要表现在访问控制和流量控制。可通过 PING 命令来监测通信节点间连接是否正常,通过 TRACERT 命令来监测网络中传输的各个节点。以此来判断是否是访问控制,限制了网络应用。确定问题节点后,可以调整访问策略和控制流量来解决,下面举例说明常见故障处理。

(一)网络基本情况

网络核心层为思科 6500 系列双核心,汇聚层为思科 3500 系列,接入层为 2900 系列。VLAN 配置在核心上,双核心互相学习,使用 VTP 协议采用服务器模式;汇聚和接入层交换设备使用 VTP 协议的客户端模式学习核心的 VLAN 配置,个别设备使用透明模式自主配置 VLAN。

(二)故障现象与处理

某时,相继接到同一应用系统用户程序无法使用的报告,客户端远程登录失败,初步判断是网络故障,经查波及范围为该系统 31 VLAN 内所有端口。交换机表现为凡划分到 31 VLAN 的端口均同频闪烁。锁定故障为 31 VLAN 内存在广播风暴,阻塞网络通信。采用部分剥离的方式将配置有 31 VLAN 的交换机从汇聚层开始逐一从网络上断开,观察 31 VLAN 是否恢复正常工作,以此判断故障发生在某台交换设备上。确定到单台设备后,继续采用这种办法断开电口,判断故障端口,锁定故障发生地。阻断其通信,全网恢复正常。

（三）故障分析

交换机双端口环路，使本 VLAN 产生广播风暴，导致本业务网段瘫痪。交换机这类二层设备由于自身的生成树协议，会自动将成环的链路中断，以避免产生环路，影响网络（即单台设备双端口互联，会依据生成树协议关闭其中一个端口，中断环路）；但两个相同的二层设备互联在没有三层路由的支持下互联，也会产生环路而且无法依据生成树协议将其中一个端口中断，从而导致互联端口所涉及的 VLAN 出现广播风暴。

四、服务器故障分析及处理

服务器是信息系统的核心设备。服务器分为数据库服务器、应用服务器、管理服务器等。服务器运行状态直接决定了信息系统的运行状态。保证服务器处于完好运行状态，是信息系统运维工作的重要内容。下面举例说明服务器故障处理。

（一）系统基本情况

放射科影像设备采集图像后，保存到科室级图像服务器，由放射科技师挑选诊断图像，上传到医院 PACS 系统，最终由医师在报告工作站从 PACS 系统下载相应图像并书写报告。

（二）故障现象与处理

不定期出现采集后的图像无法保存到科室级图像服务器，但由放射科技师挑选诊断图像，上传到医院 PACS 系统并不受影响，且故障持续时间非连续，往往正常使用一段时间后故障复现。通过监测科室级图像服务器与网络间的通信，在故障期间，并未发生中断，且经过更换网络配置，调整物理链路路由等方式问题并未解决，故障依然不定期出现。最终临时用 PACS 工作站替代科室级图像服务器工作，故障消失。判断故障节点为科室级图像服务器，事后进行了服务器的维修和更换。

（三）故障分析

服务器的异常，往往会直接影响系统的应用服务，导致相应系统服务终止，但不排除仅影响其部分服务。特别是工作时间较长的服务器，由于技术原因或设备老化，出现故障时，其应用界面不一定会显示异常，会给管理人员造成系统正常的假象。当所有问题都排除之后，全流程逐个节点替换的方法，对于故障处理还是很有效的。

五、数据库故障分析及处理

信息系统中数据库是信息载体数据的逻辑存放空间。数据库包括数据结构、数据库管理系统。数据库的运行状态决定了信息系统的运行状态。下面举例说明数据库故障处理。

（一）系统基本情况

数据库服务器采用双机热备的方式配置。应用程序采用客户端程序、中间层服务器、数据库服务器的三层架构。

（二）故障现象与处理

某一时刻，窗口工作站客户端程序，无法访问程序数据库，程序错误提示数据库连接超时。之后，各工作站客户端程序相继报出同样错误，系统应用中断。经确认，网络连接正常，可以通过远程登录的方式实现，调试设备、窗口工作站与数据库服务器之间互联互通。初步排除网络故障因素。在调试机上测试使用本地中间层，程序仍旧无法使用，现象与窗口工作站错误提示相同。排查数据库服务器，正常登录系统后，数据库的登录异常缓慢，最终确认故障原因为数据库问题。最终排查结果为,有进程大量占用系统资源,而后又有进程间相互循环调用,不能自动释放资源,导致系统资源耗尽,无法响应正常的客户端服务请求。强行解除异常占用资源的进程,消除循环锁定,数据库运转恢复正常,客户端应用恢复。

(三)故障分析

由于系统自身构架的原因或数据库自身缺陷,在进行资源调用时,某些进程占用资源过多而且持续时间较长,此时如果恰巧出现循环调用,就会锁死系统资源,导致数据库对外服务迟缓,甚至中断。因此,生产系统应尽量避免出现此类进程,无法避免的也应控制其出现在系统业务低谷时,避免与循环调用同时出现。此类进程除程序自身编写缺陷,大多与统计分析有关。所以应避免直接对生产数据进行数据挖掘,可以构建同数据源的数据仓库进行统计分析。

六、存储设备故障分析及处理

(一)系统基本情况

有多台高性能服务器构成宿主机配合高性能存储,实现服务器虚拟化。构成虚拟服务器需要存储设备的支持。多台宿主机公用一套存储设备。在本案例中,服务器用作应用服务器,即用虚拟服务器虚拟出若干台应用服务器。

(二)故障现象与处理

某一时刻开始,多处窗口和业务科室,不同业务的应用系统无法使用。经确认,这些工作站的网络通信正常,可通过远程登录手段,确认客户端工作站应用程序无法使用。远程登录相关系统的数据库服务器,也可以正常登录,只是无法访问数据库。汇总无法使用的应用,发现均为虚拟化服务器提供的应用。检查宿主机硬件,并未发现服务器硬件异常。检查虚拟化软件时,发现无法连接到存储,找不到磁盘资源。检查存储硬件,发现是存储控制器异常。报修、更换控制器并调试相关软件后,系统恢复。

(三)故障分析

随着虚拟化技术的成熟与普及。通过虚拟化提供服务的应用比重会越来越大。虽然虚拟化的整体安全性与可靠性优于物理服务器与存储。但一旦出现故障,影响的范围也远大于一般物理服务器与存储。因此,建议尽可能增加宿主机硬件资源,对服务器硬件加强冗余的同时,还应进行存储虚拟化或相应的容灾设计。实现服务器资源与虚拟化资源同时池化,更进一步提升整体系统的安全性与可靠性。

七、供配电故障分析及处理

(一)系统基本情况

受双绞线长度的布设限制,每个较大的功能区域都会在相应的区域配置弱电小间,存放该区域的接入交换机。为保证网络系统运转稳定,弱电小间还配备必要的灭火、空调、UPS等基础设施。

(二)故障现象与处理

某一时刻开始,某一物理区域,所有系统应用中断,经确认为网络中断。远程登录该区域接入交换设备,登录超时。初步判断该故障点为此区域弱电小间。经现场勘查发现为空调冷凝水反流,水流到了UPS上,UPS系统自我保护,导致机房断电,机房内所有设备停止服务。事后,处理完水渍,更换UPS系统,机房恢复供电,网络恢复,该区域系统应用恢复正常。

（三）故障分析

弱电小间的基础建设，往往是信息建设的末端，整体的建设情况不容乐观，一般能保证面积就不容易了，对于温湿度与不间断供电，都是奢求。在环境监测与加强弱电小间建设标准实现之前，唯有加强巡检，减少隐患。

八、负载均衡器故障分析及处理

（一）系统基本情况

数据库服务器采用双机热备方式，连接 FCSAN 结构的虚拟化存储，负载均衡负责管理多台中间件服务器，为客户端提供服务。

（二）故障现象与处理

某一时刻，该系统新近登录的应用服务客户端程序无法使用，但已登录的客户端程序应用正常。经确认，排除网络故障因素。在调试机上测试使用本地中间层，登录客户端应用服务正常。初步判断故障出现在中间件服务器这一环节。远程登录窗口工作站，固定中间件服务器指向，应用程序正常登录。确定故障点位负载均衡设备。手工调整窗口工作站客户端指向固定的中间件服务器。系统恢复正常应用。事后负载均衡设备维修更换，系统恢复原配置。

（三）故障分析

随着客户端、中间层、数据库三层架构的系统的应用，负载均衡的作用就显得尤为重要，优秀的负载策略可以将有限的中间件资源最大限度地提供给客户端程序。但由于增加了一个环节，必然也会增加一个故障节点。在排除中间件故障时，应优先排除负载均衡故障的嫌疑。

总之，随着信息系统越建越多，结构也越来越复杂。故障的表现越来越新奇，排障的难度也越来越大。但故障的排查与处理总的原则没有变。首先，一定要了解信息系统的结构与通信环节，毕竟如果连结构都不清楚，排查从何谈起。其次，故障排查要先易后难，先检查容易出现故障的部分或者经常出现故障的部分，这样既可以提高排障效率又可以降低排障难度，为顺利找到故障点提供便利条件。最后，每次故障排查的过程，实际上也是系统重新设计的过程，寻找系统构架上的缺陷，在每次故障分析后，能把相应的经验与教训应用到新的信息系统建设中去，避免过去的失误，降低故障的发生概率，才使故障排查与处理更有意义。

第七章　远程医疗的基本知识与应用

第一节　医疗卫生行业概述

发展现代医疗卫生行业对促进经济社会发展、增强区域综合服务功能、优化投资环境、提高人民生活质量等具有重要意义。在研究推动现代医疗卫生服务业加速发展的具体举措时，有必要首先对现代医疗卫生行业的特征、发展现状和发展趋势等进行研究分析。

一、现代医疗卫生行业的特征

现代医疗卫生行业体现了医疗卫生领域的固有特征。

(一)与经济社会发展的互动性

医疗卫生在整个国民经济中属于提高国民素质、改善生活质量的行业。医疗卫生发展是经济社会可持续发展的重要保证。同时，经济社会的发展也有助于推动医疗卫生的发展。

(二)产出评价的多元性

医疗卫生服务的产出不仅包括直接产生的利润，还包括通过提高人力资源素质而产生的对社会经济发展的贡献，以及通过减少疾病、残障而降低的社会资源损耗。世界银行在《世界发展报告》中明确指出：对过去25年来70多个发展中国家经济增长率的评估表明，人民健康水平越高的国家，其经济增长越快；良好的健康状况可以提高个人的劳动生产率，提高各国的经济增长率。此外，根据专家测算，我国城乡居民因疾病、损伤引起的经济损失相当于GDP的8.2％。

(三)医疗卫生需求的误导性

从生产的角度看，医疗卫生费用是卫生事业对国民经济增长的贡献；但从消费角度看，也反映了社会卫生保健的经济负担。这一领域的消费由于供需双方信息不对称，易受供方诱导。因此，从维护群众利益的角度，在制定现代医疗卫生行业发展政策时，应注重对供方行为的监管，促进合理消费。

二、我国医疗服务体系的发展现状及其面临的主要问题

目前我国的医疗服务体系虽然有了很大发展，但与人民群众的健康需求相比，还有很大差距。组织开展的第三次国家卫生服务调查结果显示，我国有48.9％的居民有病应就诊而不去就诊，29.6％应住院而不住院，13％的患者不采取任何治疗措施。在未治疗者中，38％的患者表示经济有困难或者治疗费用过高；在未住院者中，70％的患者认为经济有困难或者治疗费用过高。这充分说明了群众"看病难、看病贵"的基本状况。

我国医疗资源总体严重不足，且分布极不均衡。中国人口占世界人口的22％，但医疗卫生资源仅占世界的2％。这仅有的2％的医疗资源中80％都集中在城市，而在城市中80％的资源集中在大医院。中国社会科学院发布的《2007年：中国社会形势分析与预测》指出，"看病

难、看病贵"首次居社会问题首位,而在以往的调查中,就业失业、收入差距、贪污腐败、社会保障通常是排在前四位的社会问题。原卫生部党组书记、副部长高强指出,"看病难、看病贵"问题日益突出,首要原因是医疗资源结构性失衡,医疗资源过分集中在大城市、大医院。

正是由于基层医疗资源的不足、基层医疗机构的服务能力和服务质量不高,使患者更倾向于到城市的大型医院就诊,这一行为进一步加剧了资源利用的低效性,大型医院的门诊和住院患者比其他医院多,病床使用率也更高。

群众患病在当地难以有效就诊时,只能到外地、到大医院就诊,不仅加重了大医院负担,造成了看病困难,也增加了群众的经济负担。

三、医疗行业的发展趋势

综观我国经济发展及国际化大趋势的变化,医疗服务行业未来将呈现六大发展趋势。

一是外部资本加快进入,医院之间竞争将日益加剧。我国医疗服务业作为一个特殊的服务行业,是在政策壁垒保护下没有充分竞争的零散产业,大量隶属于地方政府的医院成为我国医疗服务行业的主体机构。目前,政府医院产业内的竞争者主要为同一地区的其他政府医院、医学院校的附属医院、企业医院等。现有的医疗市场虽然竞争激烈,但由于行业内竞争者并没有把管理及效率做到最佳,依然留有较大的成长空间。所以,在政策壁垒松动后,又有大量的新进入者。当前,主要进入者有三类:第一类是外资医院;第二类是非医疗行业的民营资本;第三类是医院的上游厂商,如药品等厂家通过一体化战略进入医院领域。

二是部分政府医院破产或被并购将提供更多的业内资源,政府医院成本过高、效率过低。许多医院有大量的退休人员,一些中小地市的政府医院甚至成为安置人员就业的重要机构,由此产生了过于沉重的人力成本包袱;在历史上,形成庞大的后勤机构,极大地增加了医院的运营成本。由于产权归政府所有,出现了类似国企的一些治理结构及管理方面的问题,而对现有人力资源的保持能力和新进入者相比也处于绝对的劣势。此外,同一地区的不同政府医院的竞争关系及同质化的服务也导致了这类医院的相对竞争能力低下。同一城市的大部分二流政府医院由于医疗收入不足,政府投入相对过少,导致再生产能力下降,竞争力逐步丧失有的甚至濒临破产。

三是医院受到的外部冲击将要加大关注,除了政府、企业、民营和外资等几种医疗机构之间的竞争外,社区卫生服务机构、药店、药品供应商等对医疗服务产业的影响也将进一步加大。不只是传统的政府、企业医院;就连民营等医疗服务业"新军"也将受到或多或少的影响。其中,社区卫生服务机构在国家政策的扶持下,已得到较快发展。在有些地区,它基本替代了低等级医院的职能,并且开始冲击许多中等医院的门诊诊疗收入。可以判定,这种状况在可预见的时间内会持续加强。另外,由于社会医疗保险可以报销药店自购药品的费用,药店正成为替代传统政府医院的一支新生力量。因此,一些综合政府医院来自于"小病"、慢性病的门诊收入也会直线下降。

四是数字化、信息化是医疗诊断发展的必然趋势。中国加入 WTO 以后,以信息带动医疗产业升级,实现跨越式发展已迫在眉睫。数字化医疗是一种把现代计算机技术、信息技术应用于整个医疗过程的新型现代化医疗方式。在数字化医疗中,患者看病就医的流程将发生飞跃性的变化。目前国内很多医院基本实现了医疗设备的现代化,医疗人才构成也日趋合理,但医疗水平和服务质量还没有质的飞跃,医疗信息的占有和使用极不完善。由此,医疗数字化、信息化是现代医疗发展的必然趋势。

五是新型农村合作医疗制度将逐步建立和完善。建立和完善新型农村合作医疗制度是新时期发展农村卫生工作、深化农村卫生体制改革的一项重要而紧迫的任务。当前,新型合作医疗已经进入了试点阶段。

六是个人医生、家庭医生方式将出现。我国现行的医疗方式与国外发达国家相比,仍然处于落后阶段,其中一个突出的表现是医生与患者没有固定的联系,医生对患者的病情没有长期随访,只能从现有病历上了解一点,这制约着医疗质量的提高。随着人们生活水平的提高及人们对自身健康越来越关注,要求获得更高质量的医疗服务,医生将会以个人医生、家庭医生方式出现,这种新型方式对提高医疗质量很有帮助,医生熟悉患者的情况,了解患者的病史,有利于对其采取综合诊疗措施,提高疾病的治愈率。个人医生、家庭医生方式对改变医院"大锅饭"模式、拉开收入差距也是一个有效的措施。

四、医疗行业的改革

国务院公布了关于我国医疗改革长期计划的政策文件,其中包括 20 项具体的法律法规。此举旨在改进当前体制中公认的不足,如政府投资力度不够、城乡资源分配不均、医疗保障制度不完善,以及药品和设备分销系统混乱无序等。

改革的重点要素包括:推进基本医疗保障制度建设,建立基本药物供应保障体系,完善基层医疗卫生服务设施,促进基本公共卫生服务逐步均等化,以及推进公立医院改革试点。尽管其中一些目标尚需时日方能达到,但政府对于加大投资的承诺十分鼓舞人心。通过加大投入,数百万以前负担不起或条件受限的群体将能够获得基本医疗服务。

就近期而言,投资的增加还将为众多行业参与者带来机会,因为全新和改进后的医疗设施将使更多患者得到医疗卫生服务,并被纳入医疗卫生服务覆盖范围。随着中国中高收入阶层的不断壮大,医疗投资的增多加上全新的基础设施、大型医疗设备和医疗用品,将刺激对药品、更先进设施和补充医疗保险的需求。

医疗改革对于政府而言,是为全国人民创造医疗福利和提升国民健康的绝佳机会,同时也将为整个行业提供合作机会,扩大我国医疗卫生服务的覆盖范围,为广大群众提供更高水准的医疗卫生服务。

第二节 远程医疗基本概念

一、远程医疗的定义

20 世纪 50 年代末,美国学者 Wittson 首先将双向电视系统用于医疗;同年,Jutra 等创立了远程放射医学。60 年代末,美国的 Kenneth Bird 博士与 Fitzpatrick 等,用微波视频将波士顿 Logan 国际机场的一个诊所与麻省总医院相连,为机场的工作人员及乘客提供医疗服务,并首先使用远程医疗一词。20 世纪 80 年代初,美国著名的未来学家阿尔文·托夫勒就曾预言："未来医疗活动的模式将发生变化,医生将有可能面对计算机,根据屏幕显示的从远方传来的各种信息,对患者进行诊断和治疗。"在多媒体技术、计算机网络技术、通信技术和无线宽带迅猛发展的今天,这一预言终于变成现实。

1992 年勃兰斯敦(Preston)首先对远程医疗做了如下描述:"远程医疗是利用远程通信技术,以双向传送数据、语音、图像的方式开展的远程医疗活动。"20 世纪 90 年代中期,美国远程医疗学会和美国国防部卫生事务处对远程医疗下了明确定义:"远程医疗是以计算机技术,卫星通信技术,遥感、遥测和遥控技术,全息摄影技术,电子技术等高新技术为依托,充分发挥大医院或专科医疗中心的医疗技术和设备优势,对医疗条件较差的边远地区、海岛或舰船上的伤病员进行远距离诊断、治疗或医疗咨询。"为了对迅速发展的远程健康医学信息处理系统制定相关的政策和建议,世界卫生组织(WHO)于 1997 年在瑞士日内瓦召开"21 世纪远程医疗与全球卫生发展战略会议",将远程健康信息系统定义为:"远程健康信息系统是通过医疗信息和通信技术从事远距离健康活动和服务的系统。"

但是随着信息科学技术在医学领域的渗透、结合和发展,远程医疗作为一个科学概念,对其进行科学而又严谨的定义显得越来越艰难。远程医疗不是医学的新学科分支,而是计算机技术、远程通信技术等现代信息技术与医学科学相结合而产生的一门新兴的综合应用学科,并已渗透到医学的各个领域。同时,由于远程医疗对现代信息技术的依赖性及其应用上的特殊性,它不仅包含医学科学的内涵,还融入了更多的信息技术内容。可以说,远程医疗是现代信息技术与医学科学有机结合的典范。

二、远程医疗的内涵

从广义上讲,远程医疗是指使用远程通信技术、全息影像技术、新电子技术和计算机多媒体技术等现代信息技术发挥大型医学中心医疗技术和设备优势,为医疗卫生条件较差的地区及特殊环境提供远距离医学信息和服务。它包括远程诊断、远程会诊及护理、远程教育、远程医疗信息服务等所有医学活动。从狭义上讲,远程医疗包括远程影像学、远程诊断及会诊、远程护理等医疗活动。

远程医疗涵盖 3 个方面的服务内容:远程健康监控、远程医疗咨询和远程医疗诊治。

(一)远程健康监控

医疗机构可以通过远程医疗技术对急症恢复期患者和罹患慢性病的患者进行健康监控。近些年来,尤其是最近的 5 年中,随着信息技术、电子技术的发展,远程医疗监控系统也随之迅速发展起来,并逐渐广泛运用于各种医疗情景。世界各国纷纷出现逐渐成形的医疗监控系统。

医院是患者和医疗人员密集度相对高的医疗环境,但是往往因为很多处于危急生理状态的患者的生理信号没有能够及时被采集并传递给相关医疗人员,最终导致抢救失败。而远程医疗监控系统可以节省护士巡房时间,为医疗人员提供监护的便利性,从而有效地提高医院的监护和救助效果。通过远程健康监控,患者就可以在不影响日常工作、生活的前提下,接受健康监控。医生也可以得到患者的实时数据,从而更好地监控和了解患者的病情。

(二)远程医疗咨询

医护人员可以通过现代通信技术,如电子邮件,为远方患者提供医疗咨询,也可提供心理健康咨询。通过远程医疗支持系统,专家们可以与学校的员工、医护人员进行互动式交流,最终完成病症的诊断和治疗工作。远程医疗咨询既可以为医护人员提供继续教育的机会，提高医护人员，特别是边远地区医护人员的医疗水平，也可以为普通患者和健康人群提供一个学习医学知识的机会，提高全民保健水平和预防疾病的能力。基于此，有人专门制作远程医疗咨询和患者回访系统，它是直接服务于医疗领域的信息系统。利用互联网建立远程医疗咨询系统，从异地可以直接连接到患者所在医院的网站，医生也可以自主地浏览患者的各种信息而不必经过任何中间环节。所以，基于互联网技术的远程咨询系统是一个符合中国国情的解决方案。

(三)远程医疗诊治

自古以来医生看病、患者看医生，都是医患双方面对面的诊视，彼此近在咫尺，或吃药或打针，医生当场开处方。如果遇到疑难病诊断不清，治疗方案难以确定，医生无可奈何，患者则千里跋涉寻医。随着远程医疗技术的发展，医护人员直接对远方的患者进行诊治已经成为现实，有效解决了患者到大城市找专家看病难和看病贵的问题。当患者在诊断和治疗方面存在疑难情况，急迫地需要远方的专家进行会诊时，应用远程医疗会诊系统可以圆满地实现，不必耗费长途跋涉的精力和时间。

远程医疗会诊系统通常由视频通信、会诊软件和可视电话三大模块构成，包括远程诊断、专家会诊、信息服务、在线检查和远程交流等几大内容。在远程医疗会诊时，专家既能及时获得病史、检验报告和各种影像资料，又可以观察患者，并与患者对话；既可以与现场的医生"面对面"展开讨论，且可以使医生对远程患者亲自进行一定的手术过程操作。医生可根据现场传来的影像，通过键盘、鼠标、"数字手套"等输入设备进行手术操作，其一举一动均可转化为数字信息传递至远程患者，还能够立即送达诊断和治疗方案，犹如专家亲临现场会诊，目前只是专家尚不能直接检查患者。

三、远程医疗的特征

远程医疗是采用通信技术为异地使用者提供医疗服务的。远程医疗的服务形式多种多样，可对远程服务对象进行检测、监护、会诊、教育，以及进行学术研讨、信息传递和管理等。远程医疗的特征有以下几点。

(一)远程医疗系统的基本模式

远程医疗系统应是一个开放的分布式系统。系统应用现代通信技术(特别是双向视听技术)、数字技术和医学技术为远方患者提供医学服务，为异地医务工作者提供医学信息服务和开展学术交流。系统应具有远程诊断、信息服务、远程教育等多种功能，可进行远距离视频、音频交互，实现医学资料(包括数据、文本、图片和声像资料)的传输、存储、查询及显示。

远程医疗系统是根据远程医疗服务的具体应用要求而集成的系统，它们由通信网络系统、计算机系统、多媒体视频系统和医疗仪器设备所组成。通过远程医疗系统将人们通常所能感觉到的有形或无形的医学资料和健康信息，如文字、数据、图像、语音等，转变成能被计算机识别的信息传递到终端，并在终端重新恢复和显示出人们能够认识的信息原形。不同类型的远程医疗系统，其性能与应用效果差异明显，但都必须具备信息获取、信息传输和信息显示三大功能。

在远程医疗系统中，医疗服务的提供者和服务对象分处两地，因此其基本模式分为以下 3 个部分：提供医疗服务方、申请医疗服务方、通信网络及相关医疗设备。一般而言，提供医疗服务方即医疗服务方所在地，具有丰富的医学资源和诊疗经验的大型医疗机构与有经验的医生；

申请医疗服务方可以是医疗、诊断和治疗能力较弱的小型医疗机构或诊疗经验不足的医生,也可以是患者;通信网络为普通电话网、无线通信网、卫星通信网和互联网等。

(二)远程医疗应用层次

按照远程医疗活动的地理位置及环境,可将远程医疗活动划分为两个应用层次:医院间的医学信息交流和医院外的医学信息交流。

医院间的医学信息交流包括综合性医院与专科医院间业务协作、基层医务人员与医学专家间的医疗会诊、上级医院对下级医院的技能培训、大型医院对边远地区医院的技术支持等,需要有支持双方交互的多媒体通信技术和科学的远程医疗管理措施(指信息流和次序等)。医院外的医学信息交流包括家庭、社区、企业、厂矿、部队、院校、机关、监狱等,既取决于医院的信息化水平,同时也取决于申请服务者所处环境的信息化水平和医疗设备,以及所采用的相关技术标准。

远程医疗信息共享平台的服务对象主要有从互联网接入的患者、区域内各加盟医院、区域性的医疗卫生行政机构。对于大医院而言,共享平台可以作为医院的异地备份中心。对于中小医院,可以把平台数据中心作为它们的存储中心,它们和数据中心的数据交换相对较少。对于其他医疗机构或患者,则只需要信息浏览功能,可以通过 Web 直接调阅数据中心的病历和影像数据。

远程医疗提供服务的方式可分为实时和非实时(亦称为在线和离线)两种。在情况紧急及条件允许时,一般采用实时方式,此时医学专家立即处理远方患者的信息并作出诊断结论,远方患者可当时完成远程就医过程。这种做法使远程求医者或服务需求者满意度较高,好像远方专家就在隔壁房间一样。尽管在线服务可以使患者获得及时的救助,但花费较高。在远程医疗的某些应用中,如远程手术、急性病症诊断以及院内门诊就医时的信息传递等,可采用实时方式。在一般情况下则采用非实时方式以减少花费和操作难度。在非实时方式情况下,请求医疗服务方的资料要随时传送给提供方,等待处理。在大医院的专家可依次处理用户的请求并提供相应的服务。离线服务可大大减少对网络系统的要求,在医疗咨询、培训、教育等某些应用场合也是能够满足要求的。

(三)远程医疗的支撑技术

根据远程医疗的定义,医疗保健技术、远程通信技术、信息学技术构成了远程医疗的三大支撑技术。近几年,这些技术得到了长足发展,很多医院开发应用了医院信息系统(HIS)、医疗服务系统(HSS)和图像存储与传输系统(PACS)等。

1.医疗保健技术

医疗保健技术包括医疗专业人员的诊疗技术、临床检测工程技术及现代医疗仪器设备等。例如,对心电图、血压、血氧等生理和电生理参数的检测技术,B 超、CT 等医学成像技术,血、尿、体液的各种生化含量指标的检测技术。由于远程医疗的特点是患者在远地,有些面对面就诊时可以获取的信息可能无法获取或无法直接获取(例如触摸等),因而对医生提出了更高的要求,同时也为工程师们提出了新的课题。对于医院间的远程医疗应用,现有的临床检测技术所面临的问题是如何数字化及联网传输。对于医院与院外层次上的应用,还应发展无创医学检测技术以适应院外医学信息检测的需要。总之,现有的医疗技术要应用于远程医疗还有许多技术问题有待解决。

2.远程通信技术

作为远程医疗的第二个技术支柱,远程通信技术在最近十年中得到了长足的发展,为远程医疗应用提供了强有力的技术支持。在远程医疗中,医生的诊断质量来源于传输的医学信息质量,因此医学信息的传输一定要保证其不失真、稳定和安全。医学信息通常是一些数据、文字、视频、音频和影像等。数据和文字的数据量相对比较小,对通信网的要求不高;但视频、音频和影像资料数据量很大,对通信网的带宽和传输速率有较高要求。通信网可用有线网络或无线网络。

现今远程医疗中发展研究的主要通信技术有 P2P(Peer-To-Peer,即点对点)即时网络通信技术、卫星通信技术、第三代移动通信 3G 技术等。P2P 改善了传统的集中式客户/服务器(C/S)模型技术,弱化了服务器的概念,系统中的每个节点既可以请求服务,也能够提供服务。节点之间可以直接交换资源和服务而不必通过服务器。平台可以支持具有庞大用户节点数量的点对点或点对多点的实时通信,从而大大提高传输速度。由于 P2P 技术对计算机硬件设备的要求不高,因而可以有效降低远程医疗的成本,适合于与边远地区进行有效的连接,实现远程会诊。卫星通信技术(MSC),通信速率为 10~100kbit/s,其优点是信息传送距离远,常用于远程教育、远程监护和急救。第三代移动通信技术即 3G 网络,可以提供的传输速率高达 2Mbit/s,带宽可达 5MHz 以上,未来还可能有更高的信息通道。它将能够高速传送医学影像、开展多声道/多话音的视频会议电话等移动多媒体业务和宽带数据业务,为远程医疗带来巨大的推动力。目前 3G 技术的标准有国际电信联盟(ITU)确定的 W-CDMA、CD-1A2000 和 TDS-C-DMA 三大主流无线通信标准。

远程医疗还可运用微波通信、无线广播、无线蜂窝通信等多种通信技术,并将随着通信技术的进步不断采用新技术。

3.医学信息学技术

信息学技术作为远程医疗研究中另一个重要的支撑技术,包括各种医疗信息的检测、采集、存储、显示、处理、查询、管理技术及各种数据库技术。

远程医疗需要获取的信息主要有:诊所或医院的实时监控数据、患者病历、医生诊断等资料;通过影像检查设备采集的影像信息;实施实时体格检查采集到的音频、视频信息。这些信息中很多是直接由医疗检测设备而来,如患者的体温、血压、X 线片、CT 片、B 超图像等。因此,如何对医学信息进行预处理,以及如何使现有的医疗设备与通信手段方便、快捷、安全地接口都成了至关重要的问题。对非实时的医学信息可以采用包括滤波、压缩、编码打包、精确扫描等手段来处理。而对需要实时采集及传输的医疗影像等数据来说,可以从医疗设备直接获取。DICOM 标准,可以通过医疗影像设备的 DICOM 接口来实现对不同来源、不同种类的医学图像按照统一的数字化方式进行采集、加工与交换。近年来,旨在全面解决医学图像的获取、显示、存储、传送和管理的综合系统 PACS 悄然兴起。PACS 全称为医学影像存储与通信系统。它主要分为医学图像获取、大容量数据存储、图像显示和处理、数据库管理及用于传输影像的局域或广域网络等 5 个单元。相信在未来的远程医疗中,医学影像资料的采集与交换,完全可以借助 PACS,直接从数字化的医疗影像设备上采集信息,实时、高品质地捕获各种动态或静态图像。

远程医疗还包括资源信息存储与归档的问题。由于医学信息如影像资料等一般容量都很大，因此需要具有海量的存储设备及相关存储技术，如磁带库、光盘库等。其中主要的存储介质有：硬磁盘、MOD、CD/DVD 和 DLT 等。存储介质及设备的选择涉及的因素主要有速度、可靠性和价格。对于医学信息的存储来说，最好形成一个完整的系统。比如在 PACS 中，存储系统由存储硬件、数据库、存储管理软件等组成。存储硬件就是磁带、光盘库等存储设备；数据库将为每个 PACS 检索点创建一条相应的记录，以便检索到原始数据。而存储管理软件是硬件设备和数据库之间的一个关键环节，该层面的软件主要任务是在大型存储设备上构建虚拟的文件系统，让直接面向用户的应用软件可以在该层面上直接运行，而无须考虑底层硬件设备的配置与控制。好的存储系统选择对医学信息的存储是一个重要的方面。

医学信息的处理技术将在远程医疗中发挥重要作用。数字化的医学信息为医学信息处理展现了广阔的天地，可以预测，所有的医学信号和图像处理技术都将应用于远程医疗中，这些应用不仅可以推动远程医疗的发展，还将推动医学的进步。总之，许多现代科学技术的成果将在远程医疗中得以应用，同时这些应用也将促进科学技术的进一步发展。

第三节 远程医疗的作用与意义

远程医疗作为一种新的医疗服务模式，在近几十年取得了迅猛的发展，已彰显出其自身的无限魅力。远程医疗的目的是为了扩大医疗服务、医学教育在时间和空间上的覆盖面，拓宽医疗服务的范围，减少因地区差异、医疗卫生资源差异等造成医疗水平的不平衡，让患者以负担得起的价格获得相对较高水平的医疗服务。由于远程医疗很好地利用了现代通信技术和信息技术，使现代医学技术不再受时空限制，实现了人类共享医学资源与成果的梦想。

2010 年 10 月 19 日，由科技部国际合作司主办的"发展中国家远程医疗构建发展与应用技术国际培训班"在昆明开班。培训班旨在为发展中国家培训远程医疗技术应用专业人员，与发展中国家医疗卫生界共同分享中国在远程医疗领域取得的成果与经验。19 名来自南非、菲律宾、尼日利亚、巴基斯坦、波兰、阿尔及利亚、巴西、乌干达等 9 个国家的政府公共卫生管理部门官员和医疗机构专业人员，系统学习了如何构建有效的远程医疗网络，如何建立科学的远程医疗设备分科和服务分科标准，从而使医生通过远程医疗网络给患者看病如同"面对面"诊疗一样。

今天我们已经能看到，随着远程医疗的不断发展与进步，医院之间、地区之间、国家之间医疗技术水平不均衡状况正在逐渐得到改善，医学领域中科技资源偏态分布将成为历史，医疗服务已经悄然走进寻常百姓的家中。

一、优化医疗资源配置

我国还处在社会主义初级阶段，经济不发达，医疗资源的分布极不平衡。中心城市和较发达地区的人口占 20%，供其利用的医疗资源达 80%；而广大农村和经济落后地区的人口占

80%,供其利用的医疗资源仅为20%。由于大城市与基层医院之间存在着医疗技术水平的差距,一旦患有危重或疑难病,人们便不惜人力和财力冒着风险奔向大城市就医,造成城市大医院患者排着长队看病,而基层医院却冷冷清清。这种情况影响了医院的医疗服务质量,更影响医疗卫生事业的发展和提高。

现代医学技术水平的提高,在很大程度上依赖于医疗设备的技术进步,由于添置医学高新技术设备需要大量的资金投入,其应用又有着相当多的附加条件,这就注定高、精、尖医学诊疗与研究的设备、设施难以在广大基层医疗单位和边远艰苦地区广泛享有,造成高质量的医疗技术资源不断地向一些先进国家、大城市医院和医学研究机构集中。同时,先进的现代医学科学技术的发展也决定了优秀医学人才资源的流向,这就造成国与国、地区与地区、医院与医院之间在医疗技术资源配置和医疗服务质量方面的差异。

远程医疗工作的开展,不但能实现医学信息资源的共享,也能很好地优化医学资源的配置,尤其是能对高水平医学专家资源最有效地利用。近几十年以来,无数事实证明,采用远程医疗技术,能够很好地解决基层医院对疑难杂症的诊断和治疗问题。通过远程诊断和会诊减少了医生出诊和患者去医院就诊所需的时间和费用,特别在一些医生不便或不易到达的特殊场合,如对精神病患者、皮肤病患者、监狱囚犯诊疗,以及对宇航员、极地探险人员、远洋海员和深海航行人员的远程诊疗。

基层医院开展远程医疗工作的优点:一是无须进行大的投资,就能提高本地医疗服务质量;二是扩大了医疗业务,增加医院的社会效益和经济效益,还为患者减轻了多方面的负担,对基层医院的生存和发展,必将带来无限的契机。此外,远程医疗还有其他一系列作用,如医学界的科研分工与协作。可以说,远程医疗系统的建设,既是现代医学自身发展的内在要求,又是一个国家或地区现代医学发展水平的标志。

二、实现医疗信息资源共享

医疗信息资源主要包括:通过视、触、叩、听、嗅等传统的医学检查手段获取的物理学检诊信息,通过现代化医学诊疗设备获取的生理病理与影像信息,并以数据、文字、语言、图像、图形、标本等形式存储于医学信息库中。远程医疗信息资源共享是指通过某种方式实现一定的医学信息资源共享。远程医疗信息资源共享的关键在于其载体和应用方式。2005年5月17日,WHO在第58届世界卫生大会上正式宣布成立一个全球卫生信息网络,以改善世界各国对公共卫生的决策。全球卫生信息网络将由世界各国、多边或双边开发组织、基金会及技术专家组成。在此后7年内,该网络将能获得来自各基金会、出资国及有关团体5000万美元的启动财政补贴。发展中国家将可向该网络申请不超过50万美元的财政补贴和相关技术援助,以加强本国的卫生信息体系。全球卫生信息网络为全球医疗信息资源共享开辟了先例。

通信技术和信息技术的日新月异,给医疗信息资源的远程共享提供了扎实的硬件基础。用户通过网络能够随时随地接触到大量的医疗信息资源。远程医疗技术的发展为医疗信息资源共享开拓了更为广阔的空间。以前由于各方面技术条件的制约,使医疗信息资源共享长期停留在对医学文献资源共享的层面上,主要表现为医学图书馆间的联合书目检索和馆际互借。由于共享交易成本的限制,这种共享在深度和广度上都非常有限。远程医疗系统的开发与应用为各种医疗信息资源共享带来了新的契机,开辟了医疗信息资源无限共享的新天地。

医疗信息资源共享既是远程医疗的重要内容，也是远程医疗发展的必要保证。医院信息化建设的一个重要目标就是实现远程医疗信息共享，提高患者医疗信息的利用率。远程医疗信息共享的前提则是信息的传输与交换，它包括医院系统内部的信息交换，如医院信息系统（HIS）、图片存档及通信系统（PALS）等；医院间的信息交换，如病历和医学影像的远程传输、共享等。HIS所提供的丰富而详细的患者电子病历信息，能为远程会诊提供很大的帮助。通过PACS，高度清晰的患者影像信息可以采集并传送到远程会诊工作站，使会诊医师得以通过专用监视器对影像进行浏览和处理，提高远程会诊的质量。

远程医疗信息网络的建设为医务人员进行网上书刊阅览和科研检索提供了方便，这不但节省了医务人员的时间，提高了工作效率，还能节约大量的资金。长期以来，我国丰富的医学文献资源没有得到充分开发和利用，许多高校医学图书馆报道其馆藏利用率在20%左右，而较小的医学图书馆（室）馆藏利用率更低。目前，由于各单位图书馆经费越来越紧张，订购的图书期刊数量有所下降，任何一家图书馆都无法收藏本单位所需的全部文献资料，导致一些学科文献稀缺现象十分严重，同时，各馆之间也存在大量重复订购图书文献的现象。因此，实现远程医疗信息资源共享、最大限度地满足读者要求、保证经费合理利用、充分发挥文献资源的作用是图书馆发展的必由之路。

近些年来，许多国家已经开始着手建立各类医学科学数据库并提供给全人类共享，我国也于2004年开始这一方面的工作。可以预计，随着我国远程医疗网络建设的不断完善，一旦国家医学数据共享工程建设完成，各单位医务人员在自己的办公室就能对各种数据库进行检索，对疾病和科研数据进行比对，这将极大地调动医务人员学习与科研的积极性，强有力地推进我国医学科技的快速发展。现在，只要某单位将其拥有的电子文献放在网络上，其他单位的医务人员就可以十分方便地通过网络进行调阅，极大丰富了所有单位的可访问信息资源数量。远程医疗之所以能迅速发展并深受欢迎，与其能实现医学资源共享是密不可分的。

三、构筑新型教育渠道

鉴于国情和各种条件限制，我国医学继续教育发展很不平衡。一些医务人员的理论知识和技术水平仍停留在学校学习阶段，专业新知识通常只是在实际工作中被动地而不是系统地获取。医务人员缺乏系统有效的医学继续教育，加之工作中遇到的各种疑问得不到及时有效的解答，已经在一定程度上影响到我国整体医疗水平的提高。据调查，我国乡镇卫生院中本科学历以上人员在卫生技术人员中的比例不到2%，大专学历人员所占比例约为15%。这个调查表明，农村基层卫生人员的学历层次普遍偏低，整体素质不高，迫切需要通过各种学习途径提高基层医护人员的业务素质。因此，大力开展医学继续教育，绝非仅是从提高医务人员业务水平考虑，它关系到国家整体医疗水平的提高，更关系到广大人民群众的身心健康。

医学技术方法和医学学科理论都具有更新速度快、发展迅速的特点。世界各国都十分注重对医疗从业人员的继续教育工作。传统医学继续教育一般采用脱产办班、离岗进修学习等形式。这种形式不仅需要占用一定的工作时间，经费的投入也相当可观，无论是单位或个人都难以承受，这或许是医学继续教育工作无法形成制度化的根本原因。

我国已进入长寿国家之列，老年人口的比例迅速上升，社区医疗服务方兴未艾。为提高社区、乡镇医务人员从事卫生服务工作的综合能力，可发挥远程医疗网络专长，有计划、有针对性地对基层医务人员进行全科医学培训。据统计,我国基层卫生人员有 500 万～600 万,如果只培训其中 1/5 的人使之成为全科医师或护士,也有上百万人。如果按照传统的教育方式,就算 3 年培训一次,也是相当困难和现有医学教育机构无法承担的。因此,只有通过远程医学教育才有可能实现这个目标。

随着计算机的普及,通信技术和信息技术的发展,尤其是互联网的广泛应用,使远程医学教育能够得以开展。通过实施现代远程医学教育,可以有效地发挥各种教育资源优势,突破教学资源和教学环境的限制,跨越时空,使更多的人能够更方便、更快捷、更经济地接受医学教育。远程医学教育利用现代教学技术,将原以课本为主的教学内容用音频、视频、图片、动画等多媒体代替,促进了现代医学教育的发展。远程医学教育网络可进行在校医学生的辅助教学,以及研究生、非学历、学历和继续教育等各层次的教育。

使用先进的信息技术与医学教育相结合开展远程医学教育,不仅是提高在职卫生技术人员素质和技术水平的有效途径之一,也是建立终生教育体制的重要途径之一。随着现代远程医疗信息网络技术的发展,远程医学教育无疑会为广大医务工作者的学历教育和继续教育提供更加有利的条件,在我国大力发展远程医学教育是完全有必要的,而且它的发展方向必然是面向社区、乡镇卫生人员,我国是一个拥有 9 亿农民的大国。切实抓好社区、乡镇卫生人员的基本素质,提高他们的医疗水平,实现人人享有健康,从根本上改善农民的健康状况,应是远程医学教育的努力方向。

四、在突发公共事件与特殊环境中的应用

突发公共事件是指"突然发生,造成或者可能造成严重社会危害,需要采取应急处置措施予以应对的自然灾害、事故灾难、公共卫生事件和社会安全事件"。我国目前处在突发公共事件的高发时期,而且在未来很长一段时间内,我国都将面临突发公共事件所带来的严峻考验。远程医疗对公共灾难事件和各种特殊环境下的伤员救治工作可提供有效的支持。在这种特殊环境中建立起的应急机动远程医疗系统完全可以做到不受地面通信条件的影响,迅速构建起与后方医疗机构及卫生管理部门的联系,将事件发生地区以外的各类医学技术资源集中到事发现场,提高事发地的疾病预防、治疗和应急救治水平,最大限度地挽救人民群众和参战官兵的生命。

(一)洪灾

我国几乎每年都会发生规模和破坏力不等的洪灾。比如 2010 年舟曲发生的特大山洪泥石流灾害,造成了重大人员伤亡和财产损失。当大的洪水灾害出现时,国家和军队卫生机构均派遣医疗救治队进入灾区,协助当地政府开展疾病预防和伤病救治工作。远程医疗系统在灾区的建立和应用,可使国家、军队卫生管理机构实时掌握当地医疗工作情况,快速、合理调配技术力量和卫生物资,监视和通报疫情,组织内地医学专家参加危重患者的抢救,远程传授相关的医学知识和诊疗技能,保障抗洪救灾人员和灾区百姓的生命安全。

(二)地震

我国一些地区处于地震高发地带,如新疆、青海、云南等。2008 年 5 月 12 日四川汶川发生地震后,大批解放军医疗队快速赶赴灾区。在离震中汶川最近的几所军队医院当中,解放军第 42 医院和第三军医大学附属西南医院分别派出了 1 辆远程医疗会诊车,先后奔赴北川县和

汶川映秀镇,并于第一时间开通远程医疗站点,搭建了后方对救灾一线医学支援的信息通道。这次地震救援是全军远程医疗系统首次投入大规模实战。在这次应用中,远程医疗会诊车不但实现了远程会诊功能,更重要的是发挥了前后方医疗救治信息沟通和卫勤指挥机关与一线卫勤部队间网上指挥协调的作用。较大规模的地震往往导致地面通信系统、医疗机构的严重破坏,通信与医疗救治功能丧失,加上地震造成的伤情相当复杂,往往给一线救治工作带来很大困难,故在突发事件现场建立有效、优质的应急救治系统十分重要。这次地震救援实战表明,以全军远程医疗信息网为平台的远程医疗会诊车大大提高了军队卫勤保障能力和官兵平战时的医疗救治水平,是保障手段信息化的充分体现,这对于将来军队卫生信息系统在灾害应急方面具有重要的启示意义。

(三)海事救援

从事海上作业、远洋运输、旅游等的船舶由于遭遇台风、碰撞等意外事故,出现船体倾覆、沉沦的事件,也可能造成相当数量的人员伤亡。海军海上远程医疗是远程医疗技术在特殊条件下的应用,具有灵活性好、适用性广、实时性强、可靠性高及操作简易等特点,对于提高舰艇远航作战训练的卫勤保障能力、提高边防海岛地区卫勤保障水平都具有重要的现实意义。

开展海上远程医疗工作的重要性早就受到人们的重视,美国作为世界唯一的超级大国,其海军的远程医疗经过 20 多年的建设,已初步建成了一个以航母作战群为主体,两艘医院船为骨干,岸基医学中心为依托,以远程放射学为主线,连接陆军、空军的全方位、多角度、立体式远程医疗体系。

(四)战争

数十年来,美军在世界各地的军事行动,如海湾战争、阿富汗战争、索马里维和、波黑战争中公开采用的远程医疗项目已充分表明,军事远程医疗能够提高军队卫生系统战时的运转效率,更好地利用各类医学资源,对战斗人员实施救治发挥积极作用。对战争环境下远程医疗工作所能发挥的具体作用,目前难以作出全面的评估,但远程医疗系统高度机动性的特征,完全满足现代战争突发性、随机性和复杂性对医疗救治工件的要求。现代化战争中的伤情非常复杂、多变,仅依靠战区野战医疗队或医院的救治力量难以及时、有效地抢救和治疗,如颅脑伤、多脏器损伤、多因素复合伤,甚至生化武器、核放射致伤,以及战争精神综合疾病等。

(五)航天、航空

综观国外载人航天飞行历史,航天员重大意外伤害事故时有发生,不少人为此付出了生命代价。尤其是在飞船发射、在轨道运行和返回着陆阶段,都可能出现危及航天员健康的意外伤害,如燃料泄露时有毒气体中毒、爆炸致伤、航天员着陆时冲击过载造成的严重颅脑损伤、脊柱与脊髓损伤、胸外伤、腹腔重要脏器破裂大出血、各种原因引起的呼吸道梗阻及心跳和呼吸停止等,救治难度较大。由于航天与航空活动飞行器空间狭小,不可能配备医务人员与医疗设备,航天员或飞行员可利用其先进的通信和远程医疗系统,以确保航天、航空任务的完成。20世纪 50 年代末,美国国家航空航天局(NASA)的科学家实现了由地面监测太空宇航员血压、呼吸、体温等生理参数,并发明了远程医疗支持系统。近几年来,NASA 为了实现对航天员或飞行员进行远程医疗数据采集和监护,已经建立起遍及全球的远程医疗网络站点。

(六)极地、荒漠

由于科学考察和军事斗争的需要,人类开始不断进入并长期居住于极地和荒漠地区。这些地区通常人迹罕至,条件十分恶劣。例如,包括中国在内的许多国家在南极、北极建立的科学考察站和历年来的登山运动,以及对沙漠的科学研究等。在这些环境中大型医疗设备和医务人员的配备也是极其有限的。远程医疗系统的建立与应用,可以为参加这些活动的人员进行生命体征的远程监测,为他们提供一条及时、有效的生命保健线。

(七)监狱

监狱作为惩治、教育违法犯罪人员并与外界完全隔离的特定场所,长期以来监狱对服刑人员狱外就医的安全问题一直深感担忧,尤其是一些重案犯人。远程医疗的工作特点恰好适于解决隔离状态下人员的就医问题。狱中远程医疗工作的开展,既能使犯人享受到优质医疗服务,又减免了狱外就医的烦琐手续和不安全性。据国外文献报道,监狱犯人中约 1/3 患有精神抑郁症,因此,一些社会学家、犯罪心理学家便利用远程医疗系统与犯人进行"面对面"心理咨询与辅导。这一服务方式,在改善狱中卫生健康环境的同时,也有效促进了监狱的管理。

(八)恶性传染疾病

恶性传染性疾病,如鼠疫、霍乱的发生,任何国家都会对疫区采取隔离,车辆、人员、物资的流动受到严格的控制,甚至对相关医务人员活动范围也进行限制。甲型 H1N1 流感疫情发生后,为积极应对、有效防控甲型 H1N1 流感疫情,甘肃远程医疗会诊中心开通了甲型 H1N1 流感患者绿色救援平台,组建远程医疗救治专家小组 24 小时值班,免费为各网络医院相关患者提出诊疗建议。同时,向全省网络医院医务人员进行甲型 H1N1 流感预防、诊治等相关知识的网络培训。会诊中心还通过远程医疗会诊网络,对甲型 H1N1 流感危重病例和重症病例进行会诊,为多渠道治疗甲型流感患者进行了有益的探索。

远程医疗系统在非常时期、特定环境下的成功应用,受到了社会的广泛认可。对于远程医疗的作用,我们应该持客观的态度,远程医疗不是包治百病的灵丹妙药。远程医疗要不断地在实践中深入研究,使其发挥出更大的作用。

第四节　远程护理的应用

远程护理可用来为众多服务对象提供护理服务,包括慢性病,心血管疾病,儿童甚至新生儿等。其应用机构设计医院、监护中心、诊所、社区及部队等。远程护理的应用形式主要归纳为远程培训、远程指导与咨询、远程监护以及远程家庭护理等。

一、远程培训

通过网络、视频等方式可以展开远程培训,进行远程学术交流,大型医院的护理人员可以向边远或小型医疗机构的护理人员介绍护理学科发展的新动向,新的护理一起的使用及维护,护理新技术的开展等。

二、远程指导与咨询

主要包括对服务对象开展健康教育和提供远程护理会诊等内容。

三、远程监护

利用设备对患者的生理信息进行传输、监测以便医务人员及时进行干预,从而确保服务对象的生理状况处于正常范围。这可以实现医务人员对异地的患者进行实时监护和提供保健服务。

四、远程家庭护理

运用电子通信技术,使家庭患者和医务人员进行远距离的医疗信息的交换。与远程培训、远程指导和咨询、远程监护不同的是,远程家庭护理是以服务对象的家庭为单位来提供服务的。其服务对象不仅是患者个人,还包括患者的家人。

第五节　远程护理的成效和挑战

一、远程护理的成效

(一)可以满足偏远地区患者的护理服务需要

远程护理可以让患者获得医疗保健服务变得更加方便快捷,患者足不出户就可以享受到医务人员的诊疗服务、健康咨询和指导等,有效地提高了慢性病患者的疾病管理能力和自我照顾能力,在一定程度上改善了患者看病难的现状,同时还可以一定程度上均衡医疗资源的地域差异。

(二)拓宽了护士的工作场所

远程护理的实施,开辟了护理实践新领域,拓宽了护士的工作场所。该技术的实现可以让一些年纪较大或身体上难以胜任临床一线工作的护士继续留在护理工作岗位,通过远程设备将他们丰富的临床知识和实践经验用在对患者的远程服务上。

(三)提高了护士的工作成就感与满意度

据研究调查表明,从事远程服务的护士对工作有较高的成就感和满意度,且更愿意继续待在自己的工作岗位,而满意度的调查主要考虑各自的自主性、互动性、专业地位、工作任务要求以及组织政策支持等方面。

二、远程护理的问题与挑战

目前远程护理的主要难题表现在远程设备的操作和远程技术的限制等方面。

远程技术设计诸多设施设备,而熟练地操纵这些设施设备需要一定的专业知识和技能,因此,多种远程设备的熟悉和操作问题是远程护理实践中护理人员需要解决的首要问题,也是影响护理人员对远程护理接受度的主要问题。必要的培训、实践和操作练习对远程护理的使用至关重要,正确的认识是解决该问题的基本途径和方法。

远程技术对护士的技能要求较高,不仅要熟练掌握计算机的操作,还需要指导服务对象进行远程设备的安装和应用。但目前,许多护士的计算机能力具有一定的局限性,这就需要医务人员提升自己的计算机操作水平以及网络沟通水平。同时,远程技术的限制还包括技术的不成熟问题,如安装或携带的便捷性,服务对象的隐私保护、如何防范可能涉及的欺诈或滥用以及如何保证护理质量等问题。

第八章　远程医疗信息系统的设计与实现

远程医疗服务是通过远程医疗信息系统来实施和完成的。利用包括现代通信技术、医学信息学技术、现代医疗仪器设备等现代信息技术精心、科学、合理地设计出良好的远程医疗信息系统，才能实现高效、便捷的远程医疗服务，从而为患者、医院及其他医疗机构、有关运营者带来裨益，产生巨大的社会与经济效益。本章将介绍有关远程医疗信息系统设计中的一些问题及远程医疗信息系统中视频会议系统的实现。

第一节　远程医疗服务的流程架构

一、区域 PACS 和 RIS 工作流程

（一）特诊区患者放射检查流程

流程概述：在 PACS、RIS 和 HIS 实现集成后，患者在临床做检查时，临床医生开出放射检查申请单，并在 HIS 工作站上完成申请。

（1）患者凭放射检查申请单到影像中心的任意一台 RIS 登记预约工作站上确认，无须在 RIS 中二次录入。

（2）直接在预约的时间到预约的检查设备接受检查。

（3）在大厅等通知领取报告。

在 PACS、RIS 和 HIS 尚未完成集成时，同样经三步流程，只是在步骤（1）需要检索患者信息，确认是新患者才登记；否则直接预约即可。

（二）放射技师工作流程

患者在完成登记和预约后，RIS 将信息直接传送到相应的设备上，放射技师只需在设备屏幕上点击患者姓名（拼音）即可，无须二次输入患者信息。

1.放射技师非急诊质量管理工作流程

流程描述：技师在技师管理（QA）工作站上能够对患者登记信息和影像数据进行核对，确认是同一个检查然后进行手工匹配，QA 的手工匹配针对没有 DICOM 工作表的设备和补登记患者无法关联影像等问题提供了很好的解决办法。

2.放射技师急诊质量管理流程

流程描述：急诊患者经常会遇到来不及登记和昏迷且无家属陪同的情况，遇到类似情况往往是先做检查然后等患者清醒后再把准确信息补登记到 RIS 中，这时存在以下问题。

患者检查已经产生影像，且影像已经存入 PACS 服务器中。

患者登记的准确信息和影像之间没有关联。

患者登记信息和历史检查之间没有关联。

当值医生在 PACS 图文工作站上可以看到等待诊断的患者、报告的状态(未书写、已书写、已审核、被退回等),点击患者后系统自动调出相应的图像,实现数字化诊断和报告。

主任在工作站上完成对已诊断报告的审核,或要求退回。对疑难杂症,可以提供会审功能。

医生可以在 PACS 图文工作站上检索患者的相关信息,通过组合查找或模糊查找可以很快找到要求的患者资料,比如同一个患者所有的 CT 检查、MR 检查、对应的报告等。

医生可以在 PACS 工作站上查找患者资料,比较同一个患者的影像变化、不同患者的影像。或通过电脑投影仪,实现数字读片。

在医院信息化实现 PACS、RIS 和 HIS 的全面集成后,放射医生在诊断患者图像时,可以通过 HIS、RIS 集成调阅临床医嘱和用药记录等;在医院信息化完成实验室信息系统(LIS)、临床信息系统(CIS)后,可以调阅所有的化验数据、监护和电生理信息等。

(三)临床医生工作流程

通过 HIS 提出放射影像和报告浏览要求,系统会把相应患者的影像和报告发送到该临床医生的工作站上。在没有实现 HIS 集成时,依然通过目前的方式实现申请和预约,由患者将申请单带到放射科。

临床医生在门诊和病房的医生工作站上,可以直接调阅患者的当次诊断报告,以及历次的放射诊断报告。同时自动调阅患者的所有相关活动图像供临床检查和诊断参考。无须到放射科人工调阅书面的诊断报告和胶片,工作效率高、数据丰富。

当临床医生在诊断中需要放射医生的会诊时,直接在工作站上呼叫诊断支持,放射医生响应后,双方的工作站上会出现同样的用户界面和同一个患者的图像,以同样的格式和窗宽/窗位,配置摄像装置和麦克风,可实现实时、可视、互动的会诊功能。

第二节 远程医疗信息系统的基础架构

一、IHE 架构及医疗信息系统集成

(一)IHE 架构

IHE 在医疗环境中为信息系统的集成定义了一个共同的技术框架,用来解决一体化医疗信息系统的通信及信息共享工作。

新型远程医疗服务模式研究需要在一体化医疗信息系统框架下,实现整合多种医疗信息平台的远程诊疗系统,为异构医疗电子数据的集成提供良好的共享机制。医院用户可以使用 IHE 集成框架,组织自己医院信息化项目的优先次序和更好地向供应商提出需求。利用 IHE 事务处理描述系统功能会很方便。因为 IHE 的事务处理被严格定义,受到供应商的广泛支持并可独立地被评价。

(二)基于 IHE 架构的医疗系统集成与医疗工作流技术

医院信息化环境的建立和运行通常涉及多个不同的信息系统,尤其是医院的影像学部门,

如放射科的信息化环境建立,就包括了放射学信息系统(RIS)和影像存储与通信系统(PACS)两个重要的信息系统,同时还必须解决与医院其他信息系统间在工作流执行过程中必要的流程集成和数据整合的需求。

医院信息化过程的优化实施有赖于把这些不同的信息系统有机地集成为一个整体的信息化环境运行,这要求对这些在应用范畴、执行流程和功能以及标准规范的应用等方面都各具特殊性的信息系统在管理和操作流程以及数据流控制方面实现无缝集成和整合,从而有效地避免在不同信息系统间形成信息孤岛或信息流屏障,导致医院信息化环境中信息数据的传递不畅对临床诊疗过程执行效率产生负面影响。

另一方面,信息化管理和执行的优势及效率也并非在形式上用计算机或软件系统简单地替代传统手工执行和管理流程即可获得,而必须采用特定的适合信息化环境运作的流程执行和管理模型。

集成一直以来都是医院数字化发展最重要的问题,DICOM 和 HL-7 虽然为不同系统间实现信息共享提供了标准接口,但在复杂的医疗环境中,它们尚不足以解决多系统间工作流集成问题,为此北美放射学会(RSNA)与医院信息及管理系统协会(HIMSS)发起并主持集成化医疗卫生企业(IHE)研究和示范,通过规范 DICOM 和 HL-7 的实现方式,以达成整个医疗环境中的工作流集成。在一体化医疗信息管理(IHE)系统框架下,为异构医疗电子数据的集成提供良好的共享机制。

作为 IHE 原理核心单元的 IHE 集成模型的基础是其所包含的完成各种特定处理的交换,IHE 定义的交换可大致分为两类处理过程:一类是涉及流程控制和集成过程的交换执行,另一类则涉及对软件功能及应用操作能力的改善。

二、SOA 架构及医疗信息共享与交互技术

传统的医疗行业应用集成的层次主要有数据级集成、应用接口级集成、业务逻辑级集成等;数据级集成属于面向信息的集成方式,该方式可能会导致损坏数据,打开数据库的安全缺口等;应用接口级集成属于面向接口的集成方式,采用该方式对 API 接口进行修改时,将增加大量的工作量,也可能会增加现有应用系统的不稳定性。而业务逻辑级集成属于面向过程的集成方式。该集成方式不仅暴露了应用程序的业务逻辑,而且由于业务逻辑的交叉,导致了各个集成系统之间的紧耦合性,降低了应用系统的灵活性,增加了整个系统维护的难度。

上述 3 种方式都属于紧耦合的应用系统集成方式。这种紧耦合的集成方式将影响系统的灵活性和扩展性,阻碍业务的流程调整和优化,不利于医疗行业业务发展。为解决上述问题,需要一种面向功能层的医疗信息系统集成方式。该方式不仅能保证原有系统的数据安全性和逻辑安全性,而且还能实现各系统之间的松耦合,方便系统流程的重组和优化。SOA 的出现,为这一问题提供了面向服务架构(SOA),也叫面向服务的体系结构,SOA 是一个组件模型,它将应用程序的不同功能单元(称为服务)通过这些服务之间定义良好的接口和契约联系起来。接口是采用中立的方式进行定义的,它应该独立于实现服务的硬件平台、操作系统和编程语言。这使得构建在各种这样的系统中的服务可以以一种统一和通用的方式进行交互。

采用 SOA 进行现有信息系统集成的步骤如下。

(1)提取各个应用系统中需要对外暴露的功能模块:这些功能模块通常是一些能够清晰完

整地表现其业务价值的软件实体,该软件实体包含了它所能提供的所有服务。

(2)将这些功能模块表现为服务组件的形式。定义服务的描述信息、服务的接口及调用服务所需要的定位信息等,将软件实体的概念模型转换成实际的服务模型。

(3)将已实现的服务发布到服务注册器,供其他服务调用者进行查找和绑定。这个步骤可以视企业集成的具体情况选择使用。

(4)绑定和调用服务,将各个应用系统集成起来,实现企业应用在功能层面的集成。

三、NET 基础结构

MicroSoft.NET 平台包括用于创建和操作新一代服务的.NET 基础结构和工具;可以启用大量客户机的. NET User Experience;用于建立新一代高度分布式的数以百万计的.NET 积木式组件服务;以及用于启用新一代智能互联网设备的.NET 设备软件。

该平台包括如下组件。

(1)用户数据访问技术:其中包括一个新的基于 XML 的、以浏览器为组件的混合信息架构,叫作"通用画板"。

(2)基于 Windows DNA2000 的构建和开发工具。

(3)一系列模块化的服务,其中包括认证、信息传递、存储、搜索和软件送递功能。

(4)一系列驱动客户设备的软件。

Microsoft.NET 产品和服务包括 Windows.NET,连同建立积木式服务的核心集成套件;MSNTM.NET;个人订购服务;Office. NET;Visual Studio. NET;以及用于. NET 的 Central TM。

.NET 基础结构的特点在于:①使用统一的互联网标准(如 XML)将不同系统对接。②这是互联网上首个大规模的高度分布式应用服务架构。③使用了一个名为"联盟"的管理程序,这个程序能全面管理平台中运行的服务程序,并且为它们提供强大的安全保护后台。

四、技术开发模型(MVC)

基于健康档案和 HIS、CIS 等诊疗软件用户界面丰富的特点,以及电子病历的新一代医疗卫生应用软件不仅承担着向用户显示问题模型、与用户进行操作以及 I/O 交互的作用,而且在进行病案调档时,能够根据不同医疗组织级别和性质来显示不同的外观,用户希望保持交互操作界面的相对稳定,但更希望根据需要改变和调整显示的内容和形式。例如,要求支持不同的界面标准或得到不同的显示效果,适应不同的操作需求。这就要求界面结构能够在不改变软件的功能和模型情况下,支持用户对界面构成的调整。

要做到这一点,从界面构成的角度看,困难在于满足对界面要求的同时,如何使软件的计算模型独立于界面的构成。模型-视图-控制(MVC)就是这样的一种技术开发模型。MVC 模式在 Smalltalk 的图形用户界面(GUI)设计中首次被提出,它把数据处理、程序输入输出控制以及数据表示分离开来,并且描述了不同部分的对象之间的通信方式,使它们不必卷入彼此的数据模型和方法中,使程序结构变得清晰而灵活。

MVC 模式的核心思想就是"功能分离"。模型封装了数据、行为,以及对数据控制及修改的规则;视图(View)是用来表示 Model 数据的图形界面;控制器是 Model 和 View 之间的协调者,定义用户界面对用户输入的响应方式、控制用户输入事件、解释输入,并根据输入进行

Model 和 View 的改变。

五、MQSeries 技术

为了克服传统医疗信息系统 C/S 模式的体系结构所带来的不足，引入基于 MQSeries 技术的中间服务层来实现各管理子系统以及数据库服务器之间的数据交换。MQSeries 是 IBM 公司推出的一种基于消息队列的消息中间件。其主要功能是在应用程序之间提供可靠的异步的消息传递，由一个信息传输系统和应用程序接口（API）组成。其中信息传输系统是用于确保队列之间的信息提供，以及网络故障或关闭后的恢复。而应用程序和信息系统之间通过 MQSeries API 实现的接口进行连接，MQ Series API 在所有 MQ Series 平台上是一致的，跨越 30 余种不同的平台。API 只有 11 个调用，2 个关键动词：发送（PUT）和接收（GET）。

MQ Series 消息队列排队应用程序可以将消息放入队列，并从队列中取出消息。队列由队列管理器拥有并维护。本地队列可以包含一列正等待处理的消息。

下面以一个简单的例子来阐述 MQ Series 消息中间件在医院与其他医疗机构之间传递消息的工作原理，虽然应用程序 1 和应用程序 2 运行于同一应用系统 A，它们之间并不是直接的通信，而是通过消息队列来实现的。应用程序 1 向队列 Q1 发送一条信息（PUT Q1），而接收消息的应用程序 2 则是通过从消息队列 Q1 中得到该信息（GET Q1），从而实现应用程序 1 和应用程序 2 之间的信息通信。

如果信息传输的目标改为在系统 B 上的应用程序 3，这种变化不会对应用程序 1 产生影响，应用程序 1 向队列 Q2 发送一条信息（PUT Q2），系统 A 的 MQ Series 发现 Q2 实际上在系统 B，它就将信息放到本地的一个特殊队列——传输队列中。系统 A 的 MQ Series 然后建立一条到系统 B 通信的连接通道，传递这条信息到系统 B，并等待确认。只有 MQ Series 接收到系统 B 成功地收到信息的确认后，才从传输队列中移走信息。如果通信线路不通，或系统 B 没有运行，信息会继续保留在传输队列中，直到被成功地传送到目的地。

六、IBM Web Sphere 信息整合体系结构

IBM Web Sphere 信息整合体系结构是一种基于面向 SOA 环境的软件平台，它包含了编写运行监视随需应变的 Web 应用程序和跨平台解决方案所需的中间件基础的设施。该平台从概念上可分为基础接入层、信息整合层及存取服务层 3 个主要的层次。其核心是一个一流的数据库内核。

（一）基础接入层

在该平台的最底层是基础的数据接入层。其主要功能是无缝地提供对各类数据资源的动态接入，使得该平台能够实时地访问分布在各类业务系统中的数据。它不仅可接入主流数据库各版本的数据（如 DB2、Oracle、Informix、SQL Server、Sybase 等），而且支持 XML 文件、文本文件、消息队列、Web 服务等非结构化数据的统一访问和管理。打破各系统间的数据壁垒。

（二）信息整合层

在基础接入层上是整合的功能层。其目标是通过该整合平台提供信息整合所需的各类功能，包括以下方面。

1.存储

该平台提供普通数据库的所有功能，能够直接存储管理本地数据。也可将现有各类异构

数据资源的数据,通过直接抽取存储在该平台。还可直接存取已接入该平台的异构数据资源。提供读写双向数据存取支持,有效实现不同系统间的数据交换。

2.查询

该平台提供对各类数据的查询能力。无论数据物理存在于何处,只要通过基础数据接入层接入,支持用统一的 SQL 查询各类资源的数据。

3.联邦

联邦能力是指对跨越多个数据资源的数据关联查询能力。通过实现该能力,从而支持不同数据库表之间(甚至文本文件间)数据的关联查询。整合不同数据(分布式和大型机、结构化和非结构化、公共和私有)再处理,使其如同是在单个数据源中。联邦技术能够统一地访问以任何格式(结构化的和非结构化的)存储的任何数字信息。通过采用数据联邦,可在不影响现有应用的前提下,将各类系统的数据源通过联邦的方式映射到一个逻辑的数据库中。C/S 或 B/S 应用可方便地访问分布在各个系统中的数据。应用层对所有数据的访问都通过该平台完成,数据存储的异构性和不同数据库操作的异构性由信息集成平台屏蔽。

4.缓存

在提供对多个数据源进行统一查询和联邦处理的基础上,该平台还提供数据缓存能力,以提高系统性能。支持静态或动态两种方式将部分数据从数据源缓存到该平台,实现对 SQL 处理的动态路由。在有缓存的数据情况下,直接从缓存返回结果,减轻对数据源的压力和影响。

5.转换

该平台的数据转换功能涉及两个层面。一个是异构 SQL 和数据字典的转换。另一个是功能的补偿。信息整合平台提供统一的 SQL 标准(SQL99 标准),在实际处理时动态地将数据请求转换为后端接入的数据库的 SQL 格式,自动实现不同数据库间数据类型和数据函数的转换。而功能补偿也分为两个部分:正向补偿是用信息整合平台内置的功能去补偿数据源所在系统缺少的功能;反向补偿是将接入系统中一些特有的功能(如用户自定义的业务函数)注册到该平台,可供该平台透明使用。

6.复制

该平台提供强大的数据复制能力。支持在任意两类主流数据库的表间进行复制,实现数据的同步。复制简单地说就是在由两个或者多个数据库系统构成的一个分布式数据库环境中拷贝数据的过程。它是整个分布式计算解决方案的一个重要组成部分。目前的复制技术支持异构的数据源、复制过程中的数据加工和处理,以及复杂的复制拓扑结构。复制支持准实时同步和异步两种复制模式。这种技术不仅适用于批量的业务处理,也适用于那些对于实时性要求较高的业务应用。复制架构支持多对一的数据集中架构,也支持一对多的数据分发架构和一对一的双向同步架构。复制的模式支持数据镜像的 user-copy 模式,更重要的是支持异构增量数据获取模式,从而可适应多种数据同步和集成的需求。

7.发布

该平台为有效支持应用整合提供了强大的事件发布能力。可以将数据库中数据的变化,动态地以 XML 的格式发送到消息队列,由远端的应用进行接收和处理。在面向服务的架构、企业应用程序集成和提取—转换—装载基础设施中补充和扩展了客户端投资。它通过读取恢复日志捕获数据库的变更,将这些变更编写为 XML 消息格式,并将其发布到 Web Sphere MQ。从而使这些事件对于 Web Sphere Business Integration 的软件或所有 JMS 感知的应用程序均可用。

8.搜索

对于该平台所能访问的各类数据,信息整合平台提供企业级的全文检索能力,实现自然语言识别、分词和动态文档摘要生成,文档级的安全控制。可搜索的数据对象十分广泛,不仅可搜索各类关系型数据库的数据,而且支持文本、XML、PDF、Word 文档、Notes 数据库,Notes 及 Exchange 邮件系统的数据搜索,提供含简体中文和繁体中文在内的 20 多种语言的分词处理及摘要能力。从而为信息灵活应用提供更为简洁的访问方式。

(三)存取服务层

在该平台的最顶层是数据存取服务层。通过数据接入层和信息整合层两层的处理,各类信息的异构性、数据分布的多样性都被有效屏蔽。顶层针对数据层和服务层丰富的服务和数据集,提供了基于标准的编程模型和查询语言。对信息整合平台的存取服务主要提供以下几种接口方式:

1.SQL

所有接入信息整合平台的信息都可通过通用的 SQL 进行访问,无论其物理分布如何。该 SQL 接口为标准开放接口,支持多种应用开发工具,可用 Native 的方式访问,也可用 JDBC 和 ODBC 的方式访问。支持各类 C/S 及 B/S 的应用。该接口为最常用接口。

2.XML

所有接入信息整合平台的信息都可用 SQL 转换为 XML 格式的信息,提供多种 XML 的转换功能,支持这些功能间的嵌套。

3.Web 服务

该平台提供对 Web 服务的双向支持能力。所有对接入该平台的数据的访问和处理都可通过简单的定义配置包装为标准的 Web 服务。另一方面,以 Web 服务形成存在的外部数据服务可在信息整合平台被映射为虚拟的表。从而使信息整合平台既可提供 Web 服务,又可作为 Web 服务的消费者。

4.Search API

由于该平台对所有接入信息整合平台的信息提供全文检索能力,在存取服务层,提供相应的 Java API 接口,从而支持对信息的各类搜索服务。

以上信息整合的整体架构通过 Web Sphere Information Integrator 家族产品实现。提供上述 3 个层次的所有功能,其产品定位是通过数据联邦、数据缓存、数据复制、数据转换和事件发布、企业搜索等强大功能的组合,为用户快速奠定一个全局可扩展的、整合的信息平台。从而有效利用现有的各类数据资源,支持并促进以客户为中心到以服务为中心的业务转型。

一旦建立企业整体的信息平台,不仅可以有效实现现有各独立业务系统的信息的共享、交换,整合客户资源,简化新业务应用的开发,而且可有效促进数据仓库和数据分析应用的建设,加快应用和流程的整合,为企业对内及对外的门户提供更为完整、更为实时的信息资源,提高整体的竞争力。

七、AJAX 架构

计划建设基于互联网与移动通信网的公众健康咨询门户。传统的 Web 应用架构(有时被称为 Postback 模型)的效率是很低的,它浪费了大量的通信带宽。当用户每次点击超级链接时,都会出现一次 Postback(即重新加载)整个 Web 页面。而事实上,重新加载所有这些项目可能完全没有必要,也许只需要从数据库中调出很小的一段文本就能解决问题。为了更好地增强用户体验,维护系统开销,需要引进新的 Web 开发技术。

AJAX 是一种使用多数浏览器内建工具的 Web 开发技术,它包含 3 个组成部分,即用于计算的 JavaScript(即 ECMA Script)、用于表示的动态 HTML 和用于客户端/服务器通信的 XML HTTP。

AJAX 的关键组件是 XML HTTP。当它被下载至客户端浏览器后,便可以迅速实现 Web 页面与服务器之间的通信,而不用像传统基于页面的模型那样,在进行客户端与服务器的信息通信时必须重新加载整个 Web 页面。利用 AJAX,可以尽享这两方面的好处:代码位于能控制的服务器上,而且只要客户有浏览器,就能访问一个能提供丰富用户体验的应用。

第三节　远程医疗信息系统的服务器架构

网络医疗服务平台系统支持分布式的服务器部署方式,通过服务器集群,将 CPU 和网络处理的瓶颈分散到多台服务器上,使系统能够支持几千人同时在线开会。系统的级联采用星形连接,即一台中心服务器下属若干台子服务器,用户只要保证子服务器到中心服务器的网络性能即可,这样的组织形式很适合我国目前宽带网络的拓扑结构,能够充分利用网络带宽。

级联的服务器采用中心统一的配置和管理方式,通过在中心服务器进行配置和管理,能够动态监控和管理所有下属子服务器每一个功能模块的工作状态,具备故障实时监控和远程管理的能力,达到无人值守机房的要求。

系统的级联子服务器充分考虑到中小规模办公场所的特殊情况,允许子服务器采用 NAT 等方式接入互联网,这就意味着 IP 资源紧缺的小型分支机构,即使没有单独的公网 IP,也能够安装子服务器,享受级联带来的优势。以下分别简介服务器所组成的各模块。

一、Jabberd

网络医疗服务平台系统的所有信令都是采用 IETF XMPP 协议来实现的,所以服务器的核心模块是 XMPP 路由器,又名为 Jabberd。Jabberd 相当于一个通信的中转站,所有从客户端发往服务器的信令以及服务器各模块之间的消息传输全部通过 Jabberd 来完成。由于设计时就考虑到了大容量并发用户的连接,所以单台 Jabberd 服务器可以支持上万名用户同时在线。而通过为系统配置多个 CTS 模块,可以支持更大规模的用户连接数。

二、MCU

MCU 又称多点控制单元,主要起到会议的管理以及对会议中的信令进行处理的作用。所有用户加入会议、离开会议,包括会议中对用户的各种权限管理都是由 MCU 来实现的。

三、媒体服务器

媒体服务器的功能是对会议中的音/视频实时数据作接收、处理和转发。音/视频是视频会议用户非常关心的内容，而且数据量巨大，所以多媒体服务器所需要的带宽资源及计算资源都相对较多。

四、文件服务器

文档共享、文件共享是网络医疗服务平台系统中的重要数据协作功能，通过文件服务器，用户可以将本地的文件通过虚拟打印的方式或者浏览器共享的方式，让所有参会者都能立即看到。通过文件服务器还可以实现参会者之间的文件实时传送。

五、白板服务器

白板服务器用来实现对白板操作内容的处理、验证和转发。通过白板功能及文档共享功能的结合，用户可以在一个已经共享的文档上做标记，从而方便地实现数据协作。

六、程序共享服务器

在某些视频会议应用中，用户需要将一个应用程序甚至是整个计算机桌面共享给参会者，甚至让其他参会者远程操作桌面或应用程序。这些数据都是通过程序共享服务器实现接收、计算并转发的。

七、会议管理系统

会议管理系统提供了数据库配置、服务器的配置启动及监控的功能，数据库配置主要包括数据库的初始化，以及对现有数据库的升级。服务器配置包括本地及远程服务器的添加设置，生成配置文件，配置文件生成后就可以通过 Web 启动本地或者远程的服务器服务，并且监测服务启动的状态。

在多数应用场合下，多方会议都有一个预约过程。而会议管理系统可以为用户方便地实现会议的预定、管理和查询。系统管理员也可以通过该系统对所有的用户和会议进行管理。会议管理系统是基于 JSP、数据库及 Web 服务器实现的，使用者只要通过浏览器打开相应的网页，输入用户名和密码即可。

八、客户端/服务器连接模块

配置多个 CTS 模块，可以将在线用户的连接均匀地分担到各个模块上，每个 CTS 模块所支持的最大在线用户数是 1 万，5 台 CTS 模块就可以支撑一个 5 万名用户在线的系统。

所有的服务器模块都可以根据需要配置在同一台计算机或者是不同的计算机上，并且可以根据需要在一个系统配置多个相同的服务器模块。一般来说，多媒体服务器和应用程序共享服务器所需要的带宽和计算资源都比较多，所以可以优先考虑增加这两种服务器，并分布到不同的计算机上，从而保证系统的稳定性和性能。

第四节　远程医疗信息系统相关的主要标准及规范

一、HL7 标准

HL7 委员会作为一个机构,成立于 1987 年,从 1994 年起是美国国家标准局(ANSI)授权的标准开发组织(SDO)之一,是从事医疗服务信息传输协议及标准研究和开发的非营利组织。HL7 现有会员 2200 多个,其中团体会员超过 1500 个,代表世界上主要国家和包括医疗方面 90% 的信息系统供应商。参与 HL7 技术合作与推广的国家和地区除美国外,还有澳大利亚、加拿大、中国、芬兰、德国、日本、荷兰、新西兰、英国、印度、阿根廷、南非、瑞典、韩国等。

HL7 的目的是开发和研制医院数据信息传输协议及标准,优化临床及其管理数据信息程序,降低医院信息系统互联的成本,提高医院信息系统之间数据信息共享的程度。

HL7 作为标准它是开放系统互联(OSI)第七层(应用层)的协议,是作为规范各医疗机构之间,医疗机构与患者、医疗事业行政单位、保险单位及其他单位之间各种不同信息系统进行医疗数据传递的标准。作为信息交换标准,HL7 自 1987 年发布 v1.0 版后相继发布了 v2.0、v2.1、v2.2、v2.3、v2.3.1,2000 年发布了 v2.4 版,现已用 XML 开发了 v3.0 版,但 HL7v2.4 版本仍是目前 ANSI 正式发布的版本。

简言之,HL7 标准基于面向对象的技术框架,在应用层将各种医学信息通过特定的编码规则组成消息,将不同系统之间的信息(数据)交换视作两个"实体"间的消息交换。在 HL7 中,消息是系统之间进行信息传递时最原始的元素;一个消息又由各种不同类型的数据按一定顺序和规则组成的消息段组成。由于 HL7 在应用层上规范医学信息的交换,不涉及系统数据库的结构和存取,也不涉及系统的存储技术,方便异构系统的互联,有利于"信息孤岛"的消除。

二、DICOM 标准

DICOM 作为一个机构,前期是美国电气厂商协会(NEMA)和放射学会(ACR)于 1983 年联合成立的标准化委员会。当时正处在开发研究 PACS 的初期,由于各不同医学成像设备制造厂商的同类设备(如 CT)形成的图像,无法方便地互相调阅,这给 PACS 开发带来极大麻烦和困难,严重地影响了 PACS 的发展。

为此,美国放射学会(ACR)和全美电子厂商协会(NEIA)意识到需要建立一种标准,以规范各种医学数字图像及其相关信息的交换。DICOM 委员会的目的旨在为应用医学数字图像及相关信息的学科进行诊断和治疗的信息交换建立一个国际性标准。最终期望在世界范围的医疗卫生保健环境下,成像系统与其他信息系统之间信息资源存档保持一致性(为共享),并改善系统工作流程。

1982 年美国放射学会(ACR)和电器制造协会(NEMA)联合组织了一个研究组,1985 年制定出了一套数字化医学影像的格式标准,即 ACR-NEMA 1.0 标准,随后在 1988 年完成了 ACR-NEMA 2.0,1993 年发布 3.0 版本并正式命名为 DICOM 3.0,中文可译为"医学数字图像及通信标准"。DICOM 3.0 自 1993 年发布以来进行了多次修改,最近一次较大的修改为 2001 年。DICOM 3.0-2001 版共分为 16 个部分,涵盖了 DICOM 标准的主要技术内容。目前,DI-

COM3.0 已为国际医疗影像设备厂商普遍遵循,所生产的影像设备均提供 DICOM 3.0 标准通信协议。符合该标准的影像设备可以相互通信,并可与其他网络通信设备互联。

DICOM 3.0-2001 版主要有以下特点。

(1)DICOM 标准主要涉及 ISOOSI 网络七层模型 TCP/IP 层以上各层(会话、表达层、应用)的医学图像通信标准;在应用层上通过消息、服务类和信息对象主要完成 5 个方面的功能。①传输和存储完整的对象(如图像、波形和文档)。②请求和返回所需对象。③完成特殊的工作(如在胶片上打印图像)。④工作流的管理(支持 WorkList 和状态信息)。⑤可视图像(如显示和打印之间)的质量和一致性。

(2)参照软件工程面向对象的方法,如采用实体－关联(E－R)模型、详细定义对象及其属性、服务对象对类(SOP)、消息交换及工作流程等。

(3)通过消息、服务、信息对象及一个良好的协商机制,独立于应用的网络技术(不受具体网络平台限制),可以点对点、点对多点、多点对点多种方式确保兼容的工作实体之间服务类和信息对象能有效地通信。不仅能实现硬件资源的共享,而且不同于一般分布式对象或数据库管理只在底层自动存取单独的属性,而在患者、检查、结构化报告(SR)、工作流等高层管理上也规范服务,是一个基于内容的医学图像通信标准。

三、ICD 标准

ICD-9 是世界卫生组织在欧洲早期制定的标准上拓展、细化、补充和修订形成的,其目的是用于疾病率与死亡率的统计,也可用于医院的临床疾病诊断与手术操作的分类、存储、检索及统计应用。

ICD-10 大大扩展了 ICD-9,疾病分类的数量与细致程度增加了,并且适应于流行病学及保健评估的需求,编码方式亦更加科学、实用。ICD-10 日前在欧洲已得到广泛应用,但由于 ICD-9-CM 在美国已被嵌众多的其他医院计价、补偿、财务系统中,因此美国国家卫生统计中心正在编制 ICD-10-CM。

目前,我国普遍在病案首页上使用 ICD-10。病案除了医疗时需要参考外,还被用于教学和临床研究,对于病案的检索,医师常常提出的要求是某一具体的疾病名称,而病案工作人员就是通过疾病编码查到病案号,抽取医务人员所需要的病案。疾病编码的正确与否直接影响着医疗质量的评估和医疗资源的分配,影响着医疗统计上报数据的正确性和可比性,也影响着今后医、教、研的病案检索利用。病例主要诊断的选定由临床医师填于病案首页的出院诊断栏内,因此疾病分类编码的准确性有赖于临床医生的正确诊断与填写,而分类编码的准确性直接影响着疾病分类统计报表的质量。

其他相关的国内标准如下。

(1)国家卫生信息标准体系框架。

(2)医院基本数据集标准。

(3)公共卫生基本数据集标准。

(4)国家社区卫生服务基本数据集标准及功能规范。

(5)中华人民共和国行业标准临床检验项目分类与代码。

(6)社区居民标准化健康档案。

(7)社区卫生信息代码集。

(8)社区卫生信息基本数据集。

(9)社区卫生信息基本数据集研究报告。

(10)社区卫生信息系统功能规范。

(11)妇幼保健信息系统基本功能规范。

四、IHE 标准

IHE 是一项由北美放射医疗协会(RSNA)和医院信息系统协会(HIMSS)领导的该组织所制定的规范,旨在促进医疗信息系统的集成,提供有效,便捷集成方案的指导。IHE 的目标在于为医生提供有关患者的各种相关电子信息,为患者制定最准确有效的治疗方案。IHE 提供了一种集成的方法,同时也为致力于系统集成的人们提供了一个学术交流的论坛。它定义了一种以事件消息为基础的集成的技术框架,同时也提供了验证框架的丰富的测试流程。IHE 会定期举行一些研讨会和参加一些展会来展示使用 IHE 框架结构的优越性,同时也鼓励厂商和用户采纳和使用。

IHE 并不是定义新的集成的标准,而是首先着眼于支持现有的成熟的标准,例如 DICOM和 HL7。同时也会根据不同领域的需求,相应地支持一些其他系统集成的行业标准。

IHE 首先定义了医疗信息系统中的各个子系统以及各个子系统之间交互的事务。标准中详细描述了系统级的事务模型框架,每一个集成框架都是真实世界的反映,这种定义是以对象为基础的。它定义了对象和对象所能够接受、处理、发送的消息。

IHE 参与公开解决方案的所有厂商之间的全面合作与协调,是一个由领先的制造商的代表组成的技术委员会开发了在 HIMSS 和 RSNA 进行的 IHE 演示中使用的技术标准。已经证明了该技术标准在 HIS、RIS、PACS 及各种医疗器械的一体化中可以得到更有效的使用。整合不同的信息系统过程中的复杂性决定了需要一种分阶段的方式。这就是 IHE 作为一项为期 5 年的举措并提供渐进的一体化层次的原因。

五、IHEXDS 和 XDS-1 规范

IHEXDS 模型可以实现一组医疗机构合作为它们的患者建立电子健康档案的基础设施(EHR-LR),并跨越它们的组织机构界限共享这些数据。为了在实践中实现这样大规模的信息共享,这些相互独立运作的机构必须为 EHR-LR 协作形成一个合作域(AD)。加入 AD 的各机构必须同意遵守一系列 AD 制定的关于 IT 基础设施管理、医疗术语和词汇的选择与使用、患者隐私和安全的政策和规程制度。IHE 不具体定义这些政策和制度,但明确要求 AD必须规定,并有措施保证各参加机构执行。

XDS 模型可以用类似于图书馆索引系统的比喻来描述。在图书馆中,索引系统并不直接管理图书,而是为每本图书建立起索引卡片。在 XDS 模型中,每份 XDS 文本也有一张"目录卡片"。当一个文本被递交给 EHR-LR 供共享时,该文本和它的目录卡片都被送到文本存储系统。存储系统负责文本的长期安全存储,把文本在存储系统中的 URI 加入目录卡片,然后将修改后的卡片转递给文本登记系统。在 XDS 模型中,存储系统相当于图书馆的书库,登记系统相当于图书馆的索引系统。图书馆可以有很多书库。只要卡片集中在同一登记系统,它对读者的检索要求来说就是一个统一的图书馆。在 XDS 的电子环境中,这事实上变得更加简

单：文本卡片里的 URI 可以直接用来检索文本，而无须知道书库在哪儿。由于这样的长期存储和查询检索分离的设计，XDS 模型可以支持伸缩度极大的 EHR-LR 系统（多个存储系统可以逐步加入而不影响整个结构），而且允许任何格式的文本（我们可以为任何语言的图书建立中文的目录卡片供索引用）。这种体系设计已经在许多其他工业领域长期成功地应用，例如图书馆管理、商场货物管理等。

XDS 基础设施的核心包括 5 个角色。患者标识源角色定义了整个 AD 范围的患者标识号系统，并将患者信息及馈入文本登记系统。登记系统和存储系统这两个角色提供了 EHR-LR 的大部分基本功能。

(1)文本登记角色：整个 AD 中只有一个文本登记角色，它管理所有的文本、递交集和文本夹的元信息。

(2)文本存储角色：在 AD 中可以有多个文本存储角色，它们负责文本的长期安全保存和提供文本访问检索服务。文本 URI 由文本存储角色赋予它所存储的文本，并记录在由文本登记角色管理的该文本的元信息中。

文本源角色和文本消费者角色本质上建立了一个和 XDS 基础设施（EHR-LR）交互的抽象医疗系统（EHR-CR）的模型。IHE 并不规定这些角色如何和具体的医疗系统捆绑。一个典型的方式可能是把这些角色和其他参与到 IHE 具体领域中的集成规范的角色组合起来。例如，文本源角色可以和放射诊断 SWF 集成规范中的医嘱执行者角色或临床检验 SWF 集成规范中的检验结果追踪者角色实行组合。这些组合的角色可以向文本存储角色递交发布放射影像诊断报告或临床检验结果报告，以供别的应用系统共享。

在所有的 XDS 集成规范所定义的文本传送协议中（ebRS SOAP 消息、Web 服务、电子邮件等），文本本身一直只是作为 MIME 附件的方式对待。因此，XDS 集成规范仅规定了文本通信的协议（递交、长期存储、查询、检索等）及文本登记的元信息模型，而没有对文本格式内容做任何限制。在 IHE XDS 的方法中，文本的格式和内容由 ITI 和其他领域中别的集成规范根据相应的临床信息共享的要求而定义。这些为专门的临床或事务管理应用而对 XDS 文本的格式和内容加以进一步限定的 IHE 集成规范称为 XDS 内容规范。

许多应用领域已经开发了 XDS 内容规范。它们为专门的临床信息共享和交换目的规定了文本格式、模板、所采用的术语编码标准及其他细节。例如，IHE 放射诊断领域在 2005 年开发了影像 XDS(XDS-I)集成规范，在 XDS-I 内容规范里，XDS 文本被限定为 4 种文本格式。

(1)DICOM KOSIOD 文本：包含需要发布共享的 DICOM 复合 IOD 数据组的 UID。

(2)纯文字文本：放射诊断报告。

(3)PDF 文本：放射诊断报告。

(4)纯文字加 PDF 的 MIME 多部分文本：同样的放射诊断报告表示在两种文本格式中。

第五节 远程医疗信息系统的系统实现

以下内容以远程医疗信息系统中视频会议系统为例,讨论多媒体网络接入与系统实现的有关技术问题。

一、网络接入方式

对于大多数用户来说,对视频会议系统最为关注的因素主要有以下几个方面:音/视频质量、系统价格、系统的安全和可扩展性。下面就各种网络条件下的视频会议方案做一比较。

当前普遍存在的网络环境主要有两种情况:一种是基于电路交换的网络,如 ISDN、DDN、PSTIN 等;另一种是基于包交换的网络,如 ATM、IP、帧中继等。

(一)利用 LSDN 线路接入

对于大多数的个人用户和小型企业用户来说,利用 ISDN 线路接入是比较经济实用的选择。综合业务数字网(ISDN),它利用公众电话网向用户提供了端到端的数字信道连接,用来承载包括话音和非话音在内的各种电信业务。采用 ISDN 线路,在 ISDN 信道上传送会议电视,其速率可达到 384kbit/s~2Mbit/s。因为 ISDN 按使用的 B 信道(64kbit/s)进行通信计费,而 1B 信道的国内通信费率等同于普通电话通信费率(按应用最为广泛的电路交换方式),对于通信量较少、通信时间较短的用户,选用 ISDN 的费用远低于租用 DDN 专线或帧中继电路的费用,而且具有速率高、投资少、联网方便等特点,能满足基本会议电视系统的应用要求。但全国 ISDN 网络还处在不断升级阶段,可靠性和稳定性相对于专线方式还有不足。

(二)租用 DDN 专线的系统

大型企事业单位往往对视频效果要求较高,这时可以选择 DDN 专线的接入方式。DDN 是利用数字信道传输数据信号的数据传输网。它的主要作用是向用户提供永久性和半永久性连接的数字数据传输信道,既可用于计算机之间的通信,也可用于传送数字化传真、数字话音、数字图像信号或其他数字化信号。使用 DDN 专线传输质量较高,网络时延低,电路可靠性高,而且网络安全性高,组网方便。虽然 DDN 具有以上优势,但由于 DDN 提供的数字电路为半永久性连接,即无论用户是否传输数据,此连接一直保持,所以费用相对偏高,不太适合通信时间较短的用户,而只适合长时间的点对点和多点对点的通信连接,因为 DDN 专线按点对点的数目进行收费。如果一些集团用户下属部门同公司总部相连,可以采用多点对点方式的 DDN 专线组网,但若下属部门间也需时常进行通信,若再采取点对点的连接,将公司下属的各个部门间构成网状网,这样用户的花费就太高。

(三)使用 PSTN 的系统

对于普通的个人用户,如果想尝试一下视频会议的感受可以试一试 PSTN 接入。PSTN 公共电话网是目前使用最广泛的网络系统,它的优点是覆盖区域广、易于使用、价格较低,联网容易。但网络速度仅能提供到 56kbit/s,线路质量较差,传输速率较低。对于视频会议的声音图像传输远远不够,基于软件的视频会议系统能达到 4f/s 的图像传输速率,其最大的缺点是图像质量太差,会大大影响会议的质量,一般用得很少。

（四）使用 ATM 网络

如果想得到好的视频效果，而接入 ATM 网络也很方便，那么 ATM 网络的接入方式也是一种选择。ATM 即异步传送模式，它综合了电路交换和分组交换的优点，可以传送任意速率的宽带信号，可传输话音、数据、图像和视频业务。使用该技术的最大特点是有 QoS 保证，对于有线路条件、对质量有很高要求的单位推荐采用此方案，其特点是图像质量很好、组网方便（不需要把所有电视会议终端线路都联到 MCU）、可靠性高。但设备费用高，且需有 ATM 网络可供接入。

（五）基于 IP 网络的视频会议系统

接入方式最简单易行的莫过于 IP 网络了。基于 IP 的网络采用了分组交换技术，因为分组交换不保障有序性和固定的延时，因而不能保证有固定的延时和带宽。为了解决实时通信的业务质量，采用了 UDP/IP、RTP、RTCP 及 RSVP 等协议。应用在 ADSL、FTTB+LAN 等宽带 IP 网络上的视频会议系统已经达到了很好的效果。在 IP 网络无处不在的今天，这种方式组网方便，价格便宜。但由于基于包交换的 IP 网络遵循的是尽最大努力交付的原则，所以这种接入方式的视频会议效果比 ISDN、DDN 等专线要差。但其良好的性价比受到了越来越多用户的青睐，尤其适合于网络带宽足够的中小型企业和个人使用。

（六）帧中继方式

帧中继接入方式也是一种专业型会议的接入方式。帧中继技术主要用于传递数据业务，帧中继的帧适合于封装局域网的数据单元、传送突发业务，它是广域网通信的一种方式。这种网络效率高，网络吞吐量高，通信时延低，帧中继用户的接入速率在 64kbit/s～2Mbit/s，甚至可达到 34Mbit/s。基于帧中继的网络费用高，但视频效果好。

二、视频会议系统实现方式

目前用于远程医疗的视频会议系统主要分为专用硬件和纯软件两种实现方式，下面将两者做一比较。

（一）音频方面

音频数据对带宽要求不是很高，无论是硬件实现还是软件实现的视频会议产品都提供语音激励、静音检测的功能，压缩效果好，语音清晰。

（二）网络适应性

硬件实现的产品为了能够实现和其价格对应的视频图像效果，往往对带宽要求严格，典型接入方式为 ISDN、DDN、帧中继的专用网络，对 IP 网络要求很高，最小带宽要 384kbit/s 以上，而无法利用现有非宽带的互联网，运行费用高；软件产品可以对带宽灵活调整，用现有互联网或客户现成的网络，甚至在用普通 56K Modem 拨号上网的情况下，也能达到单路远程视频 4 帧/s。

（三）处理速度

硬件视频会议中的音/视频传输用硬件编码解码实现。硬件编解码处理速度快。而软件产品主要是通过软件对音/视频数据进行处理，完全依赖于主机的 CPU，当主机计算能力不够时，可能会造成一定的延迟，但现在处理器已经能够满足这方面的要求，与完全硬件产品处理速度的差距越来越小。

(四)传输延迟

硬件视频会议系统传输延迟比较小,这主要来源于专用网络特有的功能。而基于 IP 网络的视频会议系统对数据处理相对于上面提到的专用网络的延迟要大。

基于硬件的视频会议系统提供的功能,一般只支持电子白板、分屏显示等几项简单的功能;而用软件实现的会议系统可以按客户的要求提供更多的功能,比如可以同步浏览任何格式的文件、资料共享、文字交流、会议投票、方便的会议录制与回放、会议智能提醒、多种会议模式、把某人设为发言人和把某人逐出会议室等。

(五)易操作性

硬件的视频会议系统,功能简捷,易操作性强。软件视频会议系统功能强大,具有良好的人性化界面设计,只需按照提示点击按钮就可以完成所想要的操作。

(六)稳定性

基于硬件的视频会议系统本身基于 H.323 标准,有很强的稳定性;基于软件的视频会议系统由于受编码和运行平台及服务器负载等影响可能带来一些稳定性方面的问题,但可以通过综合调试逐步改进提高。

(七)安全保障

硬件有 H.235 保障的良好安全机制。而软件产品,在安全方面需要进行自行设计。

(八)可扩展性

自行设计的软件优势很明显。而硬件产品一经投入,可扩展的范围要小得多,没有这方面的优势。

(九)价格

硬件视频会议系统要购买特殊的终端和 MCU 等设备,而且还有特殊的网络运行环境,价格昂贵。而用软件实现的视频会议系统,只需要利用现有的 PC 或移动 PC 安上普通的音/视频摄录设备就可以进行交流,价格便宜,适合于中小型企业和个人。

(十)视频方面

基于硬件的视频会议系统架构在良好的 DDN、ISDN、ATM 等专用的网络基础之上,这种网络本身就提供了良好的音/视频传输条件,所以硬件视频会议产品能够提供较高质量的视频图像。而软件视频会议产品大都建于 IP 网络之上,和硬件产品的效果有些差异,但随着网络带宽的提高和 QoS 的保障,视频效果也在逐渐提高。

从上面的分析可以看出,大型的企业公司和政府部门为了追求完美的视频会议效果,可以选用基于硬件实现的视频会议系统,接入专用的网络。由于远程医疗服务视频会议系统要面向城乡之间、不同区域之间、不同等级医疗机构之间的应用,要考虑技术的普适性和系统建设成本,因此适用用基于软件视频会议系统和基于 IP 接入的网络来构建。

第九章 远程会诊及双向会诊

第一节 概 述

当今无论是发达国家还是发展中国家,其医疗保健的状况都存在地域性不均衡发展。城市的医疗条件明显优于乡村,中心区域的医疗条件明显优于边远地区。这不仅表现在医院规模和医疗设施的配置上,还表现在医疗专业人员资源分布的不均衡性上。许多国家都为解决这种医疗条件的不均衡问题作出了努力,但由于边远地区的环境使医务人员的学术难以提高,医务人员往往不愿在此长期服务,导致该地区的医疗专业人员数目进一步减少,这也是世界性的难以解决的问题。在这种形势下,信息化技术无疑为解决这一问题提供了一条可能的出路,因而受到各国政府的重视。发达国家一直在不断地应用远程医疗来缓解医疗资源短缺、提高整体医疗水平、降低医疗费用。

新医改方案目标之一是将中国当前的医疗服务提供方体系从"倒三角"形态逐步转变为"正三角"形态。即使社区初级医疗机构获得充分使用,又保证三级医疗机构的医务人员能够从常见病、多发病的常规治疗中解放出来,使之能够专注于疑难病的治疗和研究,实现"六位一体"的医改目标。

为了满足新医改对信息技术的迫切需求,开发远程医疗关键技术和新型医疗服务模式,原卫生部和科技部于 2008 年专门设立了"十一五"国家科技支撑计划重点项目——国家数字卫生关键技术和区域示范应用研究。项目在远程区域协同医疗服务和城市医疗信息共享服务等方面的技术研究取得了显著成绩,对促进远程区域性协同医疗服务工作的开展及区域性医疗资源的共享发挥了重要作用,有广阔的发展空间和推广普及的必要。

第二节 远程危重症会诊

一、概述

由于居民生活环境、工作环境和生活习惯的变化,恶性肿瘤、高血压、心脑血管病、糖尿病等严重疾病的患者数不断增加,目前已成为威胁人民健康的主要病种。

据 36 个城市死因统计,2008 年城市居民前十位死因依次为恶性肿瘤、心脏病、脑血管病、呼吸系统疾病、损伤及中毒、内分泌营养和代谢疾病、消化系统疾病、泌尿生殖系统疾病、神经系统疾病、精神障碍,前十位死因合计占死亡总数的 92.4%。

据 78 个农村县死因统计,2012 年农村居民前十位死因依次为恶性肿瘤、脑血管病、呼吸系统疾病、心脏病、损伤及中毒、消化系统疾病、内分泌营养和代谢病、泌尿生殖系统疾病、神经系统疾病、精神障碍,前十位死因合计占死亡总数的 93.5%。

这些严重疾病患者尤其是危重急症患者,病情危重、紧急多变、并发症多、死亡率高、诊治复杂,患者移动不方便,病情稍有耽搁极可能影响患者生死,转院风险大。因此,危重症患者对优质医疗资源的需求更为迫切。

随着计算机技术、微电子技术、通信技术、网络技术、多媒体技术的迅猛发展,现代医学的诊断治疗方法也逐步实现计算机化和网络化。患者可跨越时间地域的限制,选择远方的知名专家看病;医疗专业人员利用计算机、通讯和信息系统技术为患者提供更加快捷、方便、经济和高效的医疗服务,为危重症患者带来福音。

远程危重症会诊是指省级医院专家第一时间会同合作医院的患者主管医生,共同探讨患者病情,进一步完善并制订更具有针对性的诊疗方案,为危重症患者争取最佳的救治时机,必要时组织省级专家组联合会诊,有效地提高病情的确诊率与救治成功率。

远程危重症会诊适用于需确诊或制订诊疗方案的住院患者、突发病情需紧急抢救的患者、尚未脱离危险期需调整或改善诊疗方案的住院患者。

二、特点

当患者在诊断和治疗方面存在疑难情况,急迫地需要远方的专科会诊时,应用远程危重症会诊系统可以圆满地实现,不必耗费长途跋涉的精力和时间。在远程会诊时,专家既能及时获得病史、检验报告和各种影像资料,又能观察患者,并与患者对话;既可以与现场医生"面对面"地展开讨论,又可以观察和指导现场医生进行医疗操作,还能够立即送达诊断和治疗方案。犹如专家亲临现场会诊。

交互式远程危重症会诊系统具有以下特点。

(一)汇聚省级专业医疗团体

汇聚省级优质医疗资源,由各学科在职资深专家或学科带头人,为患者进行远程诊疗,保障诊断及治疗的科学性、准确性和权威性。

(二)给予最及时的医疗救治

当患者提出远程会诊申请后,及时联系省级专家并安排时间会诊,尽可能地让患者在最短的时间内得到最准确、及时的会诊,以免延误病情。

(三)数据实时传输,及时响应每一张病床

传统的远程会诊系统普遍以远程会议为核心,仅以医生间沟通患者的非实时数据为主要内容,不能实现对患者床边医疗设备数据的实时采集,更难实现对不同病床患者的实时观察、沟通和及时治疗。住院患者尤其是急重症患者,病情总在不断变化,随时都有可能发生生命危险,一次会诊基本,上不太可能解决所有问题。新型区域医疗模式下的远程危重症会诊系统克服了传统远程会诊系统的局限,根据基层医院的信息化水平不同,提供不同解决方案,构建了床边灵活移动与固定的两种终端设备,实现了呼吸机、监护仪等患者生命体征数据的实时传输,能响应任何一张病床,危重症患者在病床上就能及时接受远程专家会诊服务。

(四)交互性使专家、医生和患者"面对面"

利用先进的通信技术,实现了图像、文字、语音的多重实时交互,使专家不但可以查阅患者

的病情资料,与患者的主治医生探讨病情,还可直接与患者及其家属进行"面对面"的交流,以制订更具针对性的诊疗方案。

三、作用与意义

改革开放以来,广大乡村居民的生活水平显著提高,在医疗方面的需求不断增长。由于当地医疗水平低下,一旦有危重或疑难病症,人们只能不惜人力和财力冒着风险奔向大城市就医。如果使用远程危重症会诊系统,患者在当地就能够及时得到专家的医疗服务,既节省时间,又避免长途劳顿之苦,可谓"患者不出门,神医天上来"。

利用现代信息技术和医疗卫生的深度整合,构建远程医疗服务平台,建立了新型区域医疗服务模式,突破时间、地域限制,将集中了先进医疗设备与优秀医学研究人才的大型国家级、省级医院优质资源向县级医院延伸,提高区域内社区卫生服务机构医疗水平和服务质量,引导患者合理流向,提高区域医疗资源整体使用效率,建立"大院带县院"的新型医疗服务与教育模式。开展远程危重症会诊、远程危重症持续监护、远程医学教育、对口支援、预约挂号等多样化服务,为患者提供"从入院到出院就在省级大医院"的全程持续性服务。充分发挥省级医院在救死扶伤、防病治病、应对公共卫生突发事件、区域医疗卫生事业建设等方面的主导作用,全面促进县级医院的医疗水平和服务质量,发挥其县域范围内医疗卫生工作的中心地位,有力促进人民群众健康水平的提高和区域医疗卫生事业的发展。

新型区域医疗模式下的远程危重症会诊系统将造福于全国人民。

(一)为危重症患者争取最佳诊疗时机

当今社会突发事故时有发生,在危重患者发生紧急情况时,边远地区的医疗设备和水平相对落后,时常急需医疗专家的帮助,这时如果请求省级医院专家到现场会诊势必会花费很多时间和费用,这不仅会耽搁患者的最佳治疗时机,甚至很可能在专家赶往边远地区的医院途中患者就失去了生命。

我国高危产妇比重呈逐年上升之势,据孕产妇死亡监测资料显示,2012年可避免死亡的孕产妇高达70%,其中有近10%的死亡孕产妇是死于转诊途中,5%左右的孕产妇死在区乡医院,绝大多数仍然死于县级医院,特别是经济欠发达的市县。

我国因交通事故死亡的人数十多年来一直居全球首位。据统计,每天死亡280多人,每5分钟有1人因车祸死亡,每分钟有1人因车祸伤残。

对于患者尤其是危重症患者,时间就是生命。新型区域医疗模式下的远程危重症会诊系统突破时间、地域限制,第一时间向危重症患者提供权威的诊断和治疗,为其争取最佳的诊疗时机,有效提高危重症患者的抢救效率和救治成功率。

(二)特殊情况或病种的远程治疗

在某些情况下,医护人员无法或难以在现场为患者提供诊断和治疗。例如,监狱中的犯人、战场上的伤病员、极地的探险人员、航天航海人员、传染病患者、非常见病、精神病等情况。此时,可以通过远程会诊的方式进行病情诊断。

(三)方便群众看病就医

由于我国医疗资源分布不均衡,偏远地区急重症、疑难杂症患者常常需要去异地大城市就诊。通过远程危重症会诊系统的应用,使原打算外出就医的患者留在当地治疗,无须长途跋涉,在当地就能享受到省级医院专家的诊断和治疗指导,为基层群众看病就医带来了极大的便利。

(四)节省患者费用

省级医院治疗的医疗费用一般要比市县级医院高,远程会诊使患者留在当地治疗,可避免异地重复检查费用、外出求医的交通费及食宿费、逗留期间的额外开销和家属误工的损失,使患者的总体就医成本下降。

(五)和谐医患关系

医院是以提供医疗服务为主要目的的专业性服务组织,其专业的特性主要体现在:专业性、复杂性、相互依赖性、不确定性和高风险性。由于具有上述特性,使医院在提供医疗服务过程中具有较高的风险,所以对于医院管理者来说,时刻面临医疗质量和患者安全的严峻挑战。据有关医疗质量调研结果显示,医护人员在医疗中常犯的错误及其比例为:技术方面的错误,占35%;忽略必要的信息,占16%;不小心,占11%;没有依照规则,占9%;缺乏相关知识,占1%。在医院里,在药物治疗、手术治疗的过程中最常发生错误。可以看出,医疗资源的质量决定着医疗质量。缺乏有经验的危重病专业医生是基层医院危重病救治水平不高的主要原因。

依托省级医院的优质医疗资源,权威专家帮助县级医院对患者进行诊断和治疗,避免误诊,提高诊断准确率和救治成功率,提高县级医院医疗质量,从而更好地构建和谐的医患关系。

(六)在应对公共突发事件中起到积极作用

当突然性的灾害发生后,常会导致当地有效医疗资源遭受重大损失,在这种特殊环境下远程医疗可以发挥积极的作用。2008年汶川特大地震,是新中国成立以来破坏性最强、波及范围最广、救灾难度最大的一次地震灾害。随着应急医疗卫生救援的深入,进行灾区重症伤员的医疗救治成为紧迫的问题。针对挤压综合征、多脏器功能衰竭、严重混合感染和中枢神经系统严重损伤等重症伤员,调整医疗队伍的专业结构,整合多学科专家及全国医疗卫生资源,提升对偏远山区和重灾区的重伤员的救治水平显得异常关键,远程医疗卫星网络结合直升机运送重伤员就发挥了重要作用,使得身在偏远灾区的重伤员及时获得了全国著名的多位专家、院士的远程会诊,赢得足够时间进行抢救,抢到了转运到邻近医疗技术条件强的医院进一步治疗的时机。

第三节　面向社区的远程会诊

一、社区卫生服务

社区卫生服务是由全科医生为主要卫生人力的卫生组织或机构所从事的一种社区定向的卫生服务,是社区建设的重要组成部分,是在政府领导、社会参与、上级卫生机构指导下,以基层卫生机构为主体、全科医师为骨干,合理利用卫生资源和适宜技术,以居民健康为中心、家庭为单位、社区为范围、需求为导向,以妇女、儿童、老年人、慢性病患者、残疾人、低收入居民为重点,以解决社区主要卫生问题、满足基本医疗卫生服务需求为目的,融预防、医疗、保健、康复、健康教育和计划生育技术服务等为一体的,有效、经济、方便、综合、连续的基层卫生服务。社区卫生服务的服务对象包括:健康人群、亚健康人群、高危人群、重点保健人群及患者等。社区卫生服务是提供基本卫生服务、满足人群日益增长的卫生服务需求、提高人民健康水平的重要保障,是建立城镇职工基本医疗保险制度的需要。政府牵头、社区参与、上级卫生机构指导、多个卫生组织从事、调动多种资源的社区卫生服务事业,在城市化进程日益加快的当代社会,势必会获得长足的发展。

社区服务的内容很多,其中作为传统服务项目的社区卫生医疗服务事业几乎跨越了各个性质的服务领域,将卫生部门与其他组织部门在维护人类健康的终极目标上紧密结合。我国以社区为基础加快卫生服务建设,有利于提高整个社会的卫生服务效率,弥补资源不足的弊病;它的社会福利与社会公益性质,对社会急剧转型期化解社会矛盾,解决广大群众"看病难、看病贵"的实际问题,保障居民健康,最终实现社会主义和谐社会的发展目标起着举足轻重的作用。

尽管我国的社区卫生服务事业在政策支持、社区工作者的实践能力、社区成员的需求满足上都获得了长足的发展,但是仍然存在着社区卫生服务专业人员技术水平不高、社区医疗资源动员能力不足等问题。

《中共中央国务院关于深化医药卫生体制改革的意见》指出:完善以社区卫生服务为基础的新型城市医疗卫生服务体系。加快建设以社区卫生服务中心为主体的城市社区卫生服务网络,完善服务功能,以维护社区居民健康为中心,提供疾病预防控制等公共卫生服务、一般常见病及多发病的初级诊疗服务、慢性病管理和康复服务。转变社区卫生服务模式,不断提高服务水平,坚持主动服务、上门服务,逐步承担起居民健康"守门人"的职责。建立城市医院与社区卫生服务机构的分工协作机制。城市医院通过技术支持、人员培训等方式,带动社区卫生服务持续发展。引导一般诊疗下沉到基层,逐步实现社区首诊、分级医疗和双向转诊。整合城市卫生资源,充分利用城市现有一、二级医院及国有企事业单位所属医疗机构和社会力量举办的医疗机构等资源,发展和完善社区卫生服务网络。

《医药卫生体制改革近期重点实施方案(2009—2011年)》指出:乡镇卫生院要转变服务方式,组织医务人员在乡村开展巡回医疗;城市社区卫生服务中心和服务站对行动不便的患者要实行上门服务、主动服务。鼓励地方制定分级诊疗标准,开展社区首诊制试点,建立基层医疗机构与上级医院双向转诊制度。所谓社区首诊和双向转诊,指的是患者患病后先到家门口的社区卫生服务机构就诊,一般常见病、多发病等"小病"患者由社区医生直接诊疗,对于限于自身设备条件、技术能力解决不了的疑难问题,则转诊至不同级别医院接受住院治疗。各级医院对转入患者完成住院治疗后,再将恢复期患者转回社区,接受康复护理等后续治疗。

欧美等发达国家以社区首诊为核心的"守门人"制度及分级医疗体系建设已趋完善,而国内以社区首诊和双向转诊为核心的城市分级医疗体制的建设刚刚起步,尚无成熟经验。原卫生部采取"先行试点、逐步推开"的建设思路,已于2006年先后在深圳、南京、上海等社区卫生服务规范化示范城市进行了此项工作的试点运行。这些试点区在社区首诊和双向转诊运行机制的建立中取得了一些成绩,但仍然处于试验阶段,还未大面积铺开。

由于社区卫生服务机构的服务能力不足、服务质量不高,患者更倾向于到城市的大医院就诊,这一行为不仅加剧了患者异地求医的盲目性,增加了患者费用,也让大医院陷入普通病症的汪洋大海之中,使得大医院优质医疗资源得不到合理使用。群众不就近选择相对便宜的社区医疗的主要原因。

(1)全科医生的服务能力不足,服务质量不高。

(2)尽管社区已具备基础检验检查的设备,但缺乏具有检查检验诊断能力的专业医生。

(3)群众病情复杂时,由于社区转诊通道不够畅通,去县医院仍要排队等候,耽搁病情。

全科医生总体数量不足、水平不高,培养周期长、工学矛盾突出,限制了社区首诊制的快速、全面推进。

为充分合理利用现有医疗卫生资源,提高社区卫生服务质量,确保人民群众医疗安全,使老百姓得到"无缝式"的健康服务,积极贯彻新医改政策,可在不明显增加社区设备投入的情况下,利用信息技术,构建以双向转诊为核心的"县院带乡镇"社区首诊工程。突破时间、地域限制,全方位共享县医院医疗资源,转变社区卫生服务模式,提高群众对社区医疗的信任度,引导一般诊疗下沉基层,使"社区首诊"快速、高效、全面实现。

二、面向社区的远程会诊

(一)概述

在我国,居民生病后,不管大病小病都一窝蜂往大医院挤。究其原因,患者不信任社区医院的医生,认为社区医院档次低,不能看好病。即使社区医院离家很近,也根本没有踏足社区医院的想法。相关研究资料表明,当前省、市级大医院门诊与住院患者绝大部分是常见病、多发病,其中有 64.8% 的门诊患者、76.8% 的住院患者可以在基层医疗服务机构得到医治。

无论是诊疗人次还是住院人数,三级及二级医院均占医院总量的 80% 以上,病床使用率也表现出随级别提高而显著上升的特点。上述数据还只是平均水平。据统计,我国有些大医院的病床使用率高达 110% 左右,而小医院的病床使用率却只有 36% 左右。我国医生人均每天接诊 6.3 人次左右,而许多大型医院医生每天接诊则高达 60 多人次。在老百姓抱怨"看病难"的同时,基层的医疗卫生资源却大量闲置。

"常见病患者涌向大医院",不仅使大医院优质医疗资源得不到合理使用,也降低了基层医疗服务机构的资源使用率,限制了基层医疗技术水平的可持续发展,进一步加剧了城乡间医疗卫生服务体系发展的不均衡性。

随着计算机技术、微电子技术、通信技术、网络技术和多媒体技术的迅猛发展,现代医学的一些诊断治疗方法也逐步计算机化和网络化。远程会诊是指上级医院专家会同社区患者主管医生,通过远程技术手段共同探讨患者病情,进一步完善并制订更具有针对性的诊疗方案。依托远程会诊平台,实现小病社区解决,疑难急重疾病通过远程会诊系统接受专家的服务,必要时再进行远程会诊,以真正达到资源共享的目的。

(二)特点

专家远程会诊让群众不出乡镇就能接受到县级专科医师的诊疗康复指导,可以节省患者路费和不必要的住院费用,共享医疗信息,使落后地区获得更多的医疗服务和医学教育,减少因医疗资源分布的地区差异、贫富差别等造成医疗水平的不平衡,使患者以可负担起的价格获得较好的医疗服务。

社区患者通过远程医疗技术可以在就医模式上有新的选择,并且就医质量有了很大的提高,它给人们带来的变化是省时、方便、节约。远程医疗技术给人们诸多便利的同时还会对其生理、心理、生活、工作等方面带来全方位的影响,进而促进社区医疗全面发展。

远程医疗技术对医务人员和医院的影响也是不容忽视的,远程医疗技术不仅明显地扩大了医疗学术交流的范围,加深了交流的深度,而且加速了新的医疗技术的学习和推广,通过典型的病例讨论,使社区医护人员能够及时、准确地获取最新、最先进的医疗技术,从而提高社区卫生服务机构的整体医疗水平。

县级医院与社区之间的远程会诊最大的特点在于,县医院专科医师可协助社区全科医生进行远程分诊,即社区患者由县医院专科医师根据具体病情,建议是否需要到上级医院接受检查和诊疗,避免患者盲目就医,有效引导一般诊疗下沉基层。

(三)作用与意义

1.远程会诊社会效益的总结与评价

(1)有效地降低社会各方面用于医疗的开支。

直接减少医疗专家下乡指导的差旅费用。

直接减少基层患者,尤其是边远地区患者长途转诊的差旅费用。

直接减少基层患者住院治疗(包括当地住院和转院)的费用。

直接减少用于疾病治疗的费用。

直接减少新建和扩建医院,以及分散配置大量医疗设备的费用。

避免延迟诊断和误诊,以及为患者提供良好的咨询机会,使病情得到有效治疗,从而降低疾病诊治费用。

减少患者等待就诊和长途转院耽误的时间,使病情在未发展前就得到有效控制和治疗,进而降低疾病的诊治费用。

减少患者及患者家属长途转诊的差旅费用。

提高医疗专家的工作效率和健康护理管理水平。

减少基层医务工作者的培训费用。增强医科大学与边远地区医疗工作人员的交流和技术支持,提供教学与再教育的机会。

(2)增加社会各方面的利益。

患者的利益:较快地明确诊断,减少多余的检查,避免不必要的差旅开支。

医疗人员的利益:与医疗专家的商讨机会增多,增加了决策的广泛性,提高了技术素质,树立了良好形象,避免了差旅开支。

医院的利益:减少延迟诊断和误诊,更快、更准确地诊断疾病,更合理地使用医疗设备,增强患者对医院的信心,减少交通费用。

其他方面利益:使患者能在更亲切和熟悉的环境中接受治疗,能亲近亲属与朋友,为学生提供教学资料,为更多的医疗工作者提供科学的分析。

避免患者转诊时的重复检查,减少医疗设备对人体造成的不必要损伤,减少患者的诊查开支。

提高医疗行业专项资金的利用效率。

2.经济及社会效益评价

(1)提高医疗人员的素质,提高医疗质量和护理质量。

(2)及时提供更多的医疗信息资源和快速准确的决策。

(3)实现医疗卫生资源的共享。

(4)节约医疗综合开支,节省诊治时间,尽快重返工作岗位。

(5)提供医疗专家与初级医疗人员的交流机会。

(6)增加设备研制与供应行业、医院、通信服务行业及经营服务行业等的收入,从而增加社会财政税收,为国家做贡献。

(7)县医院专科医师可协助社区全科医生进行远程分诊,避免患者盲目外出就医,有效引导一般诊疗下沉基层,真正意义上缓解大医院患者"扎堆"的现象,提升医疗资源的综合利用效率。

第四节　远程双向转诊

一、概述

双向转诊主要是指根据病情和人群健康的需要而进行的医院之间的科室合作诊治过程(一般来说是指上下级医院之间)。下级医院将超出本院诊治范围的患者或在本院确诊、治疗有困难的患者转至上级医院就诊;反之,上级医院将病情得到控制、情况相对稳定的患者转至下级医院继续治疗、康复。1993年世界医学教育高峰会议提出,高效的医疗服务系统是建立在社区一级或二级医院与三级医院的双向转诊制度的基础上,社区医院用较少资源解决大多数患者的健康问题后,三级医院利用高、精、尖优势来治疗由社区转诊来的少数疑难危重症患者。

双向转诊的意义如下。

1.卫生软资源重新配置的需要

我国的卫生资源分为硬资源和软资源:卫生硬资源是指卫生人力、物力、财力等有形资源;而卫生软资源指卫生信息、卫生政策法规、卫生管理等无形资源。我国之所以被列为世界卫生公共资源分配最不公平、分布最不平衡的国家之一,就是因为我们国家长期以来的卫生资源分配重城市、轻农村,重医疗、轻防保。卫生资源硬件的配置现状已较难改变,而卫生软资源重新配置却大有文章可做。实行双向转诊,正是一种形式的卫生软资源重新配置的有益尝试。因病情需要转医院住院治疗的,向上转;在医院治疗后需要后续康复治疗的,向下转,这对于充分利用医疗机构的卫生资源无疑是极为有利的。

2.发挥社区卫生服务机构功能的需要

社区卫生服务机构生存与发展的动力,主要来源于本身的业务收入和政府的财政支持。政府的财政支持虽然近年有所改善,但要生存与发展主要还得依靠自身的力量,这是不争的事实。但由于患者"偏爱"大医院,使社区卫生服务机构功能得不到充分发挥,以致有可能形成门诊业务量小、业务收入少、职工待遇差、工作热情下降、医疗业务水平低的新一轮逆循环，这对社区卫生服务的发展、提高和完善极为不利。实行双向转诊可以提升社区卫生服务机构的知名度，把向上转的把关权交给社区卫生服务机构，增加医务人员的工作积极性与工作压力，促进其工作的责任心与自信心，带动社区卫生服务机构的门诊人气，充分发挥其功能，从而推进各方面工作。

3.方便弱势群体的需要

由于弱势群体的特殊困难，"就近就廉就医"是他们的心愿。实施双向转诊对他们具有更重要的实际意义。需要向上转的，社区医生予以帮助；住院治疗后及时下转，让社区医生提供后续康复治疗，这样可在业务上使上、下级医疗机构形成一体。社区医生可以借此与上级医院在业务上沟通联系，形成业务指导、帮扶的长期性。弱势群体也可以因此而省心、省力、省钱。

由于我国卫生事业的发展和制度化建设不够完善，政府对医疗卫生事业投入严重不足，在医疗费用不断下降的社会呼声中，如何解决生存和可持续发展问题，是所有医院必须思考的问题。远程医疗合作机制的建立，在一定程度上缓解了群众"看病难，看病贵"的问题。同时也增强了医院的竞争力，为解决医院的经营和发展问题创造了机遇。但是，由于国家政策及医院自身经济利益的矛盾，远程双向转诊机制仍处于探索阶段，还存在着以下问题。

(1)患者上转容易，下转难：无论从整体还是从各等级医院来看，上转患者的人次数在转诊患者中所占的比例均偏大，且转入患者绝大多数来自下级医院，而从平级和上级医院转来的患者少，转出患者则多流向了比原住医院等级高的医院，而向平级和下级医院转诊的患者少。有调查显示，社区卫生服务机构向上转诊的比例达到 60% 以上，但向下转诊比例较低。由于群众对社区医疗信任不足，本可以在社区卫生服务机构治愈的头痛脑热，不少患者却宁愿绕远到大医院治；本可以从大医院转回社区康复的，不少患者却宁愿多花几倍的钱继续留在大医院。

(2)缺乏统一的转诊标准和规范的转诊程序：目前社区卫生服务机构发展参差不齐，关于双向转诊的诊疗程序和标准没有统一的规定。首先，这使得患者向上转诊后，在社区内进行的检查、治疗等处理只能做参考，在社区卫生服务机构做过的治疗和检查仍需重复做，造成医疗资源的浪费，也加重了患者的负担。其次，仅仅以医疗水平来确定转诊标准，具有技术和设备优势的上级医院很难向下转诊患者。建立切实可行的双向转诊制度，已经成为连接社区卫生服务机构和医院的重要环节。

二、远程双向转诊

双向转诊要求在县级医院与社区卫生服务中心间开通绿色通道，患者可以直接转诊入住县级医院接受治疗。病情稳定后即可返回社区卫生服务中心进行康复治疗，县级医院专家继续远程跟踪患者病情。开通省级医院与县级医院之间的双向转诊绿色通道，最终实现三级双向转诊。

依托远程医疗服务平台，利用先进的网络技术及通信技术，将三级双向转诊与远程会诊相结合，构建新型双向转诊模式，实现各级医院之间的紧密合作，是快速、高效实现社区首诊，达到分级诊疗的有效途径。

(一)远程双向转诊模式的特点

1.标准化

明确了患者上转、下转的指征及各级医务人员在转诊过程中的职责,建立标准、规范的转诊流程。

2.高效率

"无缝链接",第一时间接受转诊请求,并获取患者信息;"绿色通道",方便患者快速转诊。

(1)上转快速:当患者在社区时,社区医师就可以把转诊患者的初诊信息上传至平台,平台系统以即时短信的形式将患者初诊信息及上转需求发送至接诊医院相关负责人,上级医院第一时间安排好患者需入住的科室或病床。极大方便了患者就医,也为医院提供了完善、良好的接诊体系,便于管理。

(2)下转无缝:上级医院诊断及手术完成,需进一步康复治疗的患者,医院亦可通过同样的技术手段转诊回社区或家中康复。

同时,可实现诊疗信息双向共享:各级医疗机构可将患者病案信息快捷、准确地上传或下传至平台,医疗机构间实现双向转诊单据的互传、检验预约、病床预约及转诊患者诊疗信息的共享,医院或社区医生可随时调阅转诊患者的诊疗信息。

3.智能化

出院患者信息实时自动下传至所属社区卫生服务机构,实现社区卫生服务机构实时感知区域内所有的出院患者和慢性病患者,并主动随访,实现智慧、高效的健康管理。

4.规范化

由社区主管医生帮助预约挂号,避免群众网上预约挂号的盲目性;遇到疑难病例,可随时联系县级医院专家会诊,并给予患者是否上转、上转至最合适的医院及科室等相关建议,从根本上缓解不管大病小病一窝蜂涌向大医院的状况。同时为社区卫生服务机构提供技术支撑,为患者的就诊、复诊、康复等提供全面指导,解除患者对社区卫生服务机构的顾虑,打破、改变"上转容易,下转难"的现状。

患者在社区或家中康复阶段,医院通过平台定期向社区责任医生获取该患者的上门回访情况,随时掌握患者康复阶段健康状况,协助社区医生给予进一步康复治疗意见,及时发现健康问题。

(二)实现双向转诊对社会、医院、患者的重大意义

1.多方获益

(1)坚持"大病到医院,小病到社区"的原则,实现医疗卫生资源优化配置,合理利用有限的医疗卫生资源。将基层医院解决不了的医疗问题及时转到大医院解决,同时将基层医院可以诊治的患者限制在基层医院诊治。

(2)有效提高大型综合性医院门诊和病房的使用效率,缩短平均住院天数,加快病床周转率,使更多的急危重症患者及时到大医院就诊,实现社会效益最大化。

(3)实施双向转诊,提前预约协调,实现就医流程的优化配置,为患者提供便捷、优质的医疗服务,减轻患者负担,建立良好的医患关系。

(4)在现有人员编制管理模式不变的情况下,大医院通过派专家下基层技术指导、讲课教

学等形式,对双向转诊合作的基层单位进行技术和管理输出,为基层医院和贫困地区的医疗机构提供各方面的医疗服务及技术支持,从而提高基层医院的诊疗水平。

（5）就目前医疗卫生服务的存在问题,探索我国医疗卫生体制改革的创新模式。

2.经济效益

（1）降低运营成本:通过与基层医院进行双向转诊合作,将康复期的患者转往基层医疗机构,提高大医院运营效率,加快病床周转率,有效缩短住院天数,降低营运成本。

（2）提供社区服务:目前社区的医疗服务存在缺乏公信力的问题,群众大病小病都往大医院跑,是因为社区医疗缺乏人才、缺乏技术、缺乏设备,通过双向转诊合作,基层医院可以依靠大医院的品牌效应与专家资源,提高社区医疗服务的公信力,大医院也间接地支持社区医疗服务。

（3）节省财务开支/减少医疗投入:当患者经过合理的分流处理后,大医院做大医院应该做的事情,基层医院发挥基层医院的作用,通过对资源的合理配置,减少医疗的投入,节省财务开支,使资源合理利用。

（4）减少资源重叠:在处理现有资源的充分运用问题上,通过战略联盟合作,对设备、人才进行有效的定向的共享,能减少各级医院在资源配置的重叠,提高现有各级医院设备及人才的利用率。

（5）降低经营风险:通过与基层医院建立良好的合作关系,保证业务上的互助互利,从而降低大医院在国家卫生政策导向改变过程中的经营风险。

（6）减少人力成本:在原有资源不变的情况下,通过转诊合作减轻大医院的业务负担,从而减少人力成本的开支。另外,专家的资源共享也给基层医院在技术支持与管理支持方面提供了便捷的方式,减轻了外聘人员的人力成本压力。

（7）提高就诊质量:双向转诊是基于预约服务的转诊医疗服务,由于转诊前已经预约并初步了解病情,相对于即时挂号就诊的患者而言,患者的就诊治疗质量有所保证,提高了患者的就诊满意度。

（8）提高患者对医院的忠诚度:双向转诊合作方之间的信息共享,为患者日后无论是后续治疗、还是随访跟进提供了方便,提高了区域人群的医疗卫生保障水平和患者对医院的忠诚度,有利于人群的属地医疗卫生服务管理。

第十章 医院质量管理

第一节 质量与质量管理

一、术语

质量术语中质量、质量管理、质量策划、质量方针、质量目标、质量管理体系、质量控制、质量保证、质量改进和持续改进等为重要术语,构成了质量管理的基本概念。

(一)质量

1.定义

质量是一组固有特性满足要求的程度。

2.与质量有关的概念以及对质量的理解

(1)要求:要求是明示的、通常隐含的或必须履行的需求或期望。

①明示的需求是指在标准、规范、技术要求和其他文件中已经作出规定的需要。而"通常隐含"是指组织、顾客和其他相关方的惯例和一般做法,所考虑的需求或期望是不言而喻的。因此,在合同情况下或法规规定的情况下,需要是明确的规定;而在其他情况下,应该对隐含需要加以分析研究、识别加以确定。注意,需要随时间而变化。②特定要求可使用修饰词表示,如产品要求、质量管理要求、顾客要求。③规定要求是经明示的要求。④要求可由不同的相关方提出。

(2)特性:特性是可区分的特征。①特性可以是固有的或赋予的。"固有的"其反义是"赋予的",就是指在某事或某物中本来就有的,尤其是那种永久的特性。②质量特性是产品、过程或体系与要求有关的固有特性。但赋予产品、过程或体系的特性(如产品的价格,产品的所有者)不是它们的质量特性。③特性可以是定性的或定量的。术语"质量"可使用形容词如差、好或优秀来修饰。④有各种类别的特性,如物理的(如机械的、电的、化学的或生物学的特性)、感官的(如嗅觉、触觉、味觉、视觉、听觉)、行为的(如礼貌、诚实、正直)、时间的(如准时性、可靠性、可用性)、人体功效的(如生理的特性或有关人身安全的特性)、功能的(如飞机的最高速度)。

(3)对产品质量特性来说,通常包括性能、寿命、可靠性、安全性、经济性和美学要求等指标。对服务质量特性来说,通常包括安全性、功能、经济性、时间性、舒适性等指标。质量特性要由过程或活动来保证。

(4)对"满足需要"要有正确的解释,不限于满足顾客的需要,而且要考虑到社会的需要,符合法律、法规、环境、安全、能源利用和资源保护等方面的要求。只有用户才是最终决定质量的。质量特性可以分为真正质量特性和代用质量特性。质量管理专家石川馨认为:真正的质量特性是满足消费者要求,而不是国家标准或技术,后者只是质量的"代用特性"。

(二)质量管理

1.定义

质量管理是在质量方面组织指挥和控制协调的活动。

2.对质量管理的理解

(1)质量管理的指挥和控制活动,通常包括制订质量方针、质量目标,以及质量策划、质量控制、质量保证和质量改进。

(2)质量管理是各级管理者的职责,但必须由最高管理者负责和推动,同时要求全体人员参与并承担义务。只有每一位员工都参加有关的质量活动并承担义务,才能实现所期望的质量。

(3)质量管理组织的职责是为使产品和服务质量能满足不断更新的质量要求而开展的策划、组织、计划、实施、检查、监督审核、改进等所有管理活动。

(4)在质量管理活动中要考虑到经济性的因素,有效的质量管理活动可以为企业带来降低成本、提高市场占有率、增加利润等经济效益。

(三)质量策划

1.定义

质量策划是质量管理的一部分,致力于制定质量目标并规定必要的运行过程和相关资源以实现质量目标。

2.对质量策划的理解

(1)质量策划是一项活动或一个过程。质量策划不是质量计划,编制质量计划可以是质量策划的一部分。

(2)质量策划的主要内容。①对质量特性进行识别、分类和比较,以确定适宜的质量特性。②制定质量特性目标和质量要求,如确定产品的规格、性能、等级以及有关特殊要求(安全性)等。③为建立和实施质量体系,确定采用质量体系的目标和要求。

(四)质量方针

1.定义

质量方针是由组织的最高管理者正式发布的该组织总的宗旨和方向。

2.对质量方针的理解

(1)质量方针与组织的总方针相一致,并为制定质量目标提供框架。

(2)ISO 9000:2000 标准中提出的质量管理原则可以作为制定质量方针的基础。

(3)质量方针是组织的质量政策,是组织中全体员工必须遵守的准则和行动纲领。它是组织长期或较长时期内质量活动的指导原则,反映了组织领导的质量意识和质量决策。

(4)质量方针是组织总方针的组成部分,它由企业的最高管理者批准和正式颁布。

(五)质量目标

1.定义

质量目标是在质量方面所追求的目的。

2.对质量目标的理解

(1)质量目标通常依据质量方针制定。质量方针为质量目标提供了框架。

(2)通常对组织的相关职能和层次分别规定质量目标,也就是说,质量目标需与质量方针以及质量改进的承诺相一致。由最高管理者确保在组织的相关职能和各个层次上建立质量目标。在作业操作层次,质量目标应是定量描述的,并且应包括满足产品或服务要求所需的内容。

(六)质量管理体系

1.定义

质量管理体系是在质量方面指挥和控制组织的管理体系。

2.与质量管理体系相关概念

(1)体系:体系是相互关联或相互作用的一组要素。

(2)管理体系:管理体系是建立方针和目标并实现这些目标的体系。

(七)质量控制

1.定义

质量控制是质量管理的一部分,致力于满足质量要求。

2.对质量控制的理解

(1)质量控制内容包括:①确定控制对象。②制定控制标准,即应达到的质量要求制定具体的控制方法,如操作规程等。③明确所采用的检验方法,包括检验工具和仪器等。

(2)质量控制的目的是控制产品和服务产生、形成或实现过程中的各个环节,使它们达到规定的要求,把缺陷控制在其形成的早期并加以消除。

(3)质量控制应该严格执行规程和作业指导书:不仅控制生产制造过程的结果,而且应控制影响生产制造过程质量的各种因素,尤其是要控制其中的关键因素。

(八)质量保证

1.定义

质量保证是质量管理的一部分,致力于提供质量要求会得到满足的信任。

2.对质量保证的理解

(1)质量保证的重点是组织是否具有持续、稳定地提供满足质量要求的产品的能力提供信任。

(2)随着生产的发展,劳动分工愈来愈细,产品和服务愈来愈复杂,顾客在接收产品和服务时判断其是否满足要求也愈来愈困难。因此,企业需要向顾客提供其设计和生产的各个环节是有能力提交合格产品或服务的证据。这些证据是有计划的和系统的质量活动的产物。

(3)质量保证可以分为外部质量保证和内部质量保证两种:外部质量保证是使顾客确信组织提供的产品或服务能够达到预定的质量要求而进行的质量活动;内部质量保证是为了使组织内部各级管理者确信本企业本部门能够达到并保持预定的质量要求而进行的质量活动。为了提供这种信任,通常要对组织质量管理体系中的有关要素不断进行评价和审核,以证实该组织具有持续稳定地使产品或服务满足规定要求的能力。

(九)质量改进

1.定义

质量改进是质量管理的一部分,致力于增强满足质量要求的能力(要求可以是任何方面的,如有效性、效率或可追溯性)。

2.对质量改进的理解

(1)质量改进是通过改进产品或服务的形成过程来实现的,因为纠正过程输出的不良结果只能消除已经发生的质量缺陷,只有改进过程才能从根本上消除产生缺陷的原因,因而可以提高过程的效率和效益。

(2)正确使用有关的工具与科学技术是质量改进的关键,这方面应对有关人员进行培训。

(3)质量改进不仅纠正偶发性事故,而且要改进长期存在的问题。为了有效地实施质量改进,必须对质量改进活动进行组织、策划和度量,并对所有的改进活动进行评审。

(4)通常质量改进活动由以下环节构成:组织质量改进小组,确定改进项目,调查可能的原因,确定因果关系,采取预防或纠正措施,确认改进效果,保持改进成果,持续改进。

(十)持续改进

1.定义

持续改进是增强满足要求的能力的循环活动。

2.对持续改进的理解

制定改进目标和寻求改进机会的过程是一个持续过程,该过程使用审核发现和审核结论、数据分析、管理评审或其他方法,持续改进的结果通常是制订和实施纠正措施或预防措施,以达到持续改进的目的。

二、质量管理的产生和发展

质量管理自开始萌芽至今已经历了相当长的历史时期。人类历史上自有商品生产以来,就开始了以商品的成品检验为主的质量管理方法。按照质量管理在工业国家的实践和总结,质量管理的产生和发展一般分为传统质量管理、质量检验、统计质量控制和全面质量管理四个阶段。质量管理发展的各阶段不是孤立的、互相排斥的,而是不可分割的,前一个阶段是后一个阶段的基础,后一个阶段是前一个阶段的继承和发展。

(一)传统质量管理阶段

这个阶段从质量管理开始一直到 19 世纪末。在此期间资本主义的工厂逐步取代分散经营的家庭手工业作坊,产品质量主要依靠工人的实际操作经验,靠手摸、眼看等感官估计和简单的度量衡测量。工人是操作者又是质量检验者、质量管理者。经验就是"标准"。质量标准的实施是靠"师傅带徒弟"的方式口授手教进行的,因此,又称之为"操作者的质量管理"。

(二)质量检验阶段

这一阶段从 20 世纪初到 30 年代末,是质量管理的初级阶段。其特点是以事后检验为主。

资产阶级工业革命成功之后,机器生产代替了手工作坊生产,劳动者集中到一个工厂进行批量生产劳动,这就产生了质量检验管理。20 世纪初期,美国出现了以泰勒(F.W.Taylor)为代表的"科学管理运动",要求按照职能不同进行合理的分工,首次将质量检验作为一种管理职能从生产过程中分离出来,建立了专职质量检验制度。强调工长在保证质量方面的作用,于是执行质量管理的责任就由操作者转移给工长。有人称它为"工长的质量管理"。

质量检验的专业化及其重要性至今不可忽视。只是早期的质量检验主要是在产品制造出来后才进行的,即事后把关。而在大量生产的情况下,由于事后检验信息反馈不及时所造成的生产损失很大,故又萌发出"预防"的思想,从而导致质量控制理论的诞生。

(三)统计质量控制阶段

这一阶段从 20 世纪 40 年代至 50 年代末。其主要特点是:从单纯依靠质量检验事后把关,发展到工序控制,突出了质量的预防性控制与事后检验相结合的管理方式。早在 20 世纪 20 年代,一些著名统计学家和质量管理专家就注意到质量检验的弱点,并设法运用数理统计学的原理去解决这些问题。1924 年,休哈特提出了控制和预防缺陷的概念,把控制图及预防缺陷法应用于工厂,出版了《工业产品质量的经济控制》一书。与此同时,贝尔研究所成立一个检验工程小组,其成员有休哈特、罗米格、戴明等人。小组的成果之一就是提出关于抽样检验的概念。这些人成了最早把数理统计方法引入质量管理的先驱。但是由于 20 世纪 30 年代资本主义国家发生严重的经济危机,而运用数理统计方法需要增加大量的计算工作,因此这些先驱者们的理论与方法并没有被普遍接受。直到第二次世界大战期间,由于国防工业迫切需要保证军火质量,才获得广泛应用。

统计质量控制阶段是质量管理发展史上的一个重要阶段。在管理科学中首先引入统计数学的就是质量管理。正是统计质量控制阶段,为严格的科学管理和全面质量管理奠定了基础。

(四)全面质量管理阶段

这一阶段从 20 世纪 60 年代开始至今。20 世纪 50 年代末,科学技术突飞猛进,质量管理进入了全面质量控制(TQC)阶段。提出全面质量管理的代表人物是美国费根堡姆与朱兰等。全面质量管理是把组织管理、数理统计、全程追踪和运用现代科学技术方法有机结合起来的一种系统管理。它认为质量由各个过程构成,其中各部门、各环节、各要素互相联系、互相制约、互相促进、不断循环形成一个有机整体。全面质量管理就是对质量形成的全部门、全员和全过程进行有效的系统管理。此后,世界各国的管理专家逐步接受和应用全面质量管理的概念,并广泛吸收各种现代科学管理理论,把技术、行政管理和现代科学管理方法结合起来,形成了一整套全面质量管理的理论和方法,使质量管理发展到一个新的阶段。

三、全面质量管理

(一)全面质量管理的基本指导思想

全面质量管理的基本指导思想是:强调质量第一、用户至上,一切以预防为主,用数据说话,突出人的积极因素以及按 PDCA 循环办事。

1.强调质量第一

任何产品都必须达到所要求的质量水平,否则就没有或未完全实现其使用价值,从而给消费者、社会带来损失。从这个意义上讲,质量必须是第一位的。1984 年首届世界质量会议提出"以质量求繁荣",1987 年第二届世界质量会议提出"质量永远第一",这些都说明"质量第一"的指导思想已经成为世界各国的共同认识。

贯彻"质量第一"就是要求全体员工,尤其是领导层要有强烈的质量意识;要求企业在确定经营目标时,首先应根据用户的需求,科学确定质量目标,并安排人力、物力、财力予以保证。

"质量第一"并非"质量至上"。质量不能脱离当前的消费水平,也不能不问成本一味讲求质量。应该重视质量成本的分析,把质量与成本加以统一,确定最适宜的质量。

2.强调用户至上

在全面质量管理中,"用户至上"就是要树立用户为中心,为用户服务的思想。产品质量与服务质量必须满足用户的要求,产品质量的好坏最终应以用户的满意程度为标准,这是一个十分重要的指导思想。这里的用户是广义的,不仅是产品的直接用户,而且指在企业内部,下工序是上工序的用户,下工段或下车间是上工段或上车间的用户等。

3.预防为主

在企业的质量管理中,要认真贯彻预防为主的原则,凡事要防患于未然。重视产品设计,在设计上加以改进,消除隐患。对生产过程进行控制,尽量把不合格品消灭在发生之前,同时对产品质量信息及时反馈并认真处理。

质量是设计、制造出来的,而不是检验出来的。在生产过程中,检验是重要的,可以起到不允许不合格品出厂的把关作用,同时还可以将检验信息反馈到有关部门。但影响产品质量好坏的真正原因并不在于检验,而主要是在于设计和制造的全过程。

4.强调用数据说话

这就是要求在全面质量管理工作中具有科学严谨的工作作风,在研究问题时不能满足于一知半解和表面现象,要对问题除去有定性分析外还应有定量分析,做到心中有"数"。运用各种统计方法和工具进行分析,提供基于数据分析的事实依据是很重要。

5.突出人的积极因素

与质量检验阶段和统计质量控制阶段相比,全面质量的特点之一就是全体人员参与管理,"质量第一""人人有责",格外强调调动人的积极因素。

要增强质量意识,调动人的积极因素,一是靠教育,二是靠规范,同时还要有关质量的立法以及必要的行政手段等各种激励以及处罚措施。

6.按照 PDCA 循环办事

PDCA 循环是指计划、执行、检查和总结循环上升的过程。PDCA 循环是具有普遍意义的工作程序,它反映了事物的客观规律,是我们应该遵循的质量管理原则。PDCA 这 4 个阶段不是孤立的,不能把它们分开。4 个阶段有先后,又有联系,形成一闭合环路,有效的不断运转。

(二)全面质量管理特点

全面质量管理综合应用了各种管理技术与科学方法,特别是吸收相关学科的知识,形成既有自己特定内容、又具有多样化的质量管理方法体系。与传统的质量管理方式相比,全面质量的含义、全过程的质量管理和全员参与的质量管理即"三全"管理是全面质量管理的主要特点。

1.全面质量的含义

全面质量所包括的意义是广泛的。它不限于产品质量,而且包括服务质量和工作质量等在内的广义质量。不仅仅是产品在使用价值方面的适用性,而且还包括产品技术功能、价格、交货期、数量、服务等方面特征。为了达到满足顾客在这几方面的要求,还必须通过与此有关的工作质量的保证。

2.全过程的质量管理

其意义是对产品质量形成过程进行管理。产品质量是开发、设计、制造出来的,是储存运输、保管过程中保存下来的,是在安装、调试、使用过程中发挥出来的。因此,全过程的质量管理,它不限于生产过程,而且包括市场调研、产品开发设计、生产技术准备、制造、检验、销售、售后服务等质量环的全过程。

3.全员参加的质量管理

是指质量是由全体员工创造出来的,它不只是领导和少数管理干部的事,也不只是操作人员的事,更不只是检验人员的事,而是全体员工的事。质量好坏人人有责。因此,必须依靠全体员工,增强全员教育与培训,从管理人员到工人,从科室到车间,都要参与质量管理活动。

中国著名质量管理专家刘源张教授在其著作中对全面质量管理有过十分精辟的论述。

(1)全面质量管理是改善职工素质和企业素质,以达到提高质量、降低消耗和增加效益的目的。

(2)全面质量管理关键是质量管理工作的协调和督促,而这件事最后只有一把手有权、有力去做。"TQC 是领导 QC"。

(3)管理的历史就是从管人到尊重人。

(三)QC 小组活动组织

QC 活动最早产生于日本。它是日本在 20 世纪 50 年代大力开展管理教育,加强企业现场工作和质量管理培训基础上发展起来的一种群众性组织活动。

1.QC 小组活动的目的

QC 小组活动的中心思想是广大群众直接参与管理。组织 QC 小组活动的目的,一是提高基层(车间、科室)第一线管理者的领导水平、管理能力,并且做到自我启发;二是包括操作人员在内的全员参加。通过 QC 小组活动,整顿工作秩序,面向具体的每一个部门、车间和现场,彻底实行质量管理,并重视提高工人的质量意识、问题意识和改革意识,以提高基础质量管理;三是围绕企业质量管理方针的贯彻与实现,开展质量活动,以保证质量管理真正落实到每一个部门、每一个人。

2.QC 小组活动的作用

QC 小组本着团结、友谊、活泼、进取的要求和协作、求实、奉献、创新的精神,采取小、实、活、新的活动方式来开展活动。对质量管理的发展起着很大促进作用,主要包括以下几点。

(1)有利于企业管理体制的健全和发展。QC 小组作为全员参加的现场质量管理的核心,可以相对地开展自主质量活动,对上级和职能人员提出建设性意见和改进措施,从而提高员工素质,激发员工的积极性和创造性。

(2)尊重首创精神,有利于建立文明和心情舒畅的生产、服务和工作的现场气氛。QC 小组成员的活动是建立在尊重个人的自主思想基础之上的,通过现场小组的集体活动,经过自我启发和相互启发,改变现场工作死板、单调、不活泼的气氛,以便充分发挥个人的聪明才智,使生活更有意义。

(3)激发工作热情,发掘工作潜力。通过 QC 小组活动,使每个成员认识到自己的作用、能力,由此激发出巨大的潜在力量。

3.QC 小组活动的组织建设

QC 小组活动的推行使质量管理活动进入到一个新的阶段。质量管理小组是企业内部中组织机构的一个重要部分,一般是质量管理网络的一个群众性的组织。组建 QC 小组应遵循以下几个基本原则。

（1）自愿参加，自愿结合，自我启发，自我发展。

（2）集体活动，共同商讨，大家参与，各抒己见。

（3）学习方法、理论与现场实践紧密结合，长期支持，不断充实。

（4）树立质量意识，提倡创新精神。

QC 小组建立起来后，要有专门的活动时间，在质量管理小组活动中应注意：重群众参与、重思路清楚、重过程活动、重方法运用、重成员作用、重成果实效。小组活动的成果要有一套科学的评审方法和程序，并规定发布成果的途径和奖励办法。

第二节　医院质量管理

一、概述

（一）概念

1.医院质量

又称医院工作质量或称医学服务质量。它是以医疗工作为中心的医学服务质量。强调医疗服务和生活服务的统一。包括诊断、治疗、护理、康复、保健、预防、营养卫生、心理和生活服务等。从广义上讲还包括领导决策质量、人员质量、教学质量、科研质量和社会服务质量。它是医院各种活动表现出来的综合效果和满足要求的优劣程度。

2.医院质量管理的定义

是为了保证和不断提高医院各项工作质量和医疗质量而对所有影响质量的因素和工作环节实施计划、决策、协调、指导及质量信息反馈和改进等以质量为目标的全部管理过程。对医院质量管理的理解，应包括以下几点。

（1）医院质量管理是医院各部门和各科室质量管理工作的综合反映，是医院六要素（人、财、物、设备、信息、时间）发挥作用的集中表现，也是医院管理的有机组成部分。

（2）医院质量管理包括结构质量管理、环节质量管理和终末质量管理。

（3）医院质量管理的职能就是有效地、科学地运用现代医学科学管理理论、技术与方法，对结构质量、环节质量和终末质量进行有效的管理。

（4）医院质量管理的主要任务是进行质量教育和培训、建立质量管理体系、制订质量管理制度。

（5）医院质量管理是医院管理的核心，强化医院质量管理对加速医院建设与发展起着重要作用。

3.医疗质量

就是医疗效果，即医疗服务的优劣程度。医疗质量的理解应包括狭义和广义两种。

（1）狭义医疗质量：是指一个具体病例的医疗质量，也称为传统的医疗质量。

其概念有 4 个含义：①诊断是否正确、全面、及时。②治疗是否有效、及时、彻底。③疗程是长是短。④有无因院内感染或医疗失误等原因给患者造成不应有的损伤、危害和痛苦。

(2)广义医疗质量。①工作效率。②医疗费用合理性。③社会对医院整体服务功能评价的满意程度。

它不仅涵盖诊疗质量的内容,还强调患者的满意度、医疗工作效率、医疗技术经济效益以及医疗的连续性和系统性,也称医院服务质量。具有技术水平高、服务态度好、护理服务规范、设施环境美、医疗消费合理,得到社会及患者认可的医院整体质量。

4.世界著名学者对医疗质量的定义

(1)Aredis.Donabedian 认为,医疗质量是由结构、过程与结果三者组合,以最小的危险与最小的成本给予患者最适当的健康状态。它把医疗服务分解为基本结构、实施过程和医疗结果。

(2)美国医疗机构评审委员会(JCAHO)将医疗质量定义为:对于特定的服务、过程、诊断及临床问题,遵守良好的职业规范,达到预期的结果。

(3)美国医师学会(AMA)的定义:对患者的健康产生适当的改善,强调健康改善与疾病的预防,给予及时的方式提供服务,使患者参与治疗成果的评估。治疗时要遵循科学可接受的原则、服务应具人性化且关心患者的心理感受,有效利用技术,有效地记录以供评估及持续性的服务。

(4)中国台湾学者蓝中孚先生认为医疗品质分 3 个层次。①绝对论:医疗服务产生最佳效果。②个人主义论:好的医患关系使患者产生满足感。③社会论:医疗品质的社会和个人成本。

(5)还有学者认为:医疗服务质量等于消费者实际获得的医疗服务质量减去消费者期望获得的医疗服务质量。

(6)WHO 对医疗质量的定义:医疗质量是卫生服务部门及其机构利用一定卫生资源向居民提供医疗卫生服务以满足居民明确和隐含需要的能力的综合。

(二)医院质量管理任务与要求

1.任务

(1)制定和实施切实可行的医院质量管理方案。

(2)经常的、系统的质量教育。

(3)制定、修订质量标准,贯彻执行质量标准,进行标准化建设。

(4)选用适当的质量管理形式,改进和完善质量管理方法,建立健全质量管理制度。

(5)建立质量信息系统,开展质量监测和质量评价、发展提高质量控制技术。

(6)建立和发展质量保证体系。

2.要求

医院质量管理的发展同医学科学技术的发展一样是没有止境的。不过,真正重视质量管理的医院,现阶段在质量管理方面,最低限度应达到基本要求。

(1)转变质量观念:要提高各级医疗机构管理人员和医务人员的"服务"意识和"质量"意识。改变和纠正不合时代发展和社会主义市场经济体制要求的陈旧理念,变患者"求医"为"择医"，变"以病为中心"为"以患者为中心"，变"医疗安全"为"患者安全"。牢固树立"质量第一"
"服务第一""患者第一"的理念，把它真正落实到为患者提供优质服务实际行动上去。

（2）引入先进管理思想与方法：要积极借鉴世界各国在医疗质量管理方面的先进思想、先
进方法和先进技术，如风险管理、循证医学、持续质量改进、全面质量管理等，逐步形成具有中
国特色的医疗质量评价和管理体系。

（3）深化医院改革：一是要逐步建立和完善医疗机构法人治理结构和组织机构中充分体现
重视医疗质量管理的工作机制，落实组织保障。要建立医疗质量考评制度、责任制度，要把医
疗服务质量与人事分配制度改革结合起来，纳入岗位要求，调动医务人员加强质量管理的积极
性。二是要引入社会和群众监督，提高监督的效果。要加大医疗服务信息公示范围和力度，逐
步建立科学、合理的医疗质量、效率、费用评价指标体系和评价方法，加强对医院质量评估和监
督，并将评估和监督信息向社会公布，引导患者合理选择医疗机构，促进医疗机构之间的良性
竞争；三是要建立健全医疗服务费用的控制机制。控制医药费用过快增长是医疗服务质量管
理的重点之一。要加强医务人员的费用意识，合理用药、合理检查，逐步建立严格的医疗服务
价格、药品价格的监管和反应机制。

（4）加强人力资源管理：加强医务人员的素质培养，不断提高医务人员的职业道德和人员
素质。建立各类人员的岗位职责，有明确的竞争和淘汰制度。

（5）实施全面医疗质量管理：人人对医院质量负责。要求各级领导和全体职工对自己的工
作质量认真负责，落实质量责任制，层层对医疗质量把关。医院质量管理要按组织系统一层一
层地对工作质量进行把关，包括医院控制、检查、监督、评审，以及有关计划、方案的审定。制订
行之有效的医院质量标准，以及配套的实施方案或措施，认真执行。建立各个工作环节的质量
信息反馈。使各级人员做到对质量胸中有数，并知其然又知其所以然。

（三）医院全面质量管理原则与理念

医院质量管理是医院的核心，是医院各个工作质量的综合反映，受诸多因素的影响为正确
有效地实施医院质量管理，借鉴国内外企业质量管理的先进理论和方法，结合医院所面临的国
家卫生改革的新形势、新要求，医院质量管理应遵循以下原则：

1.以患者为中心的原则

全面质量管理的第一个原则是以患者为中心的原则。科学发展观的核心是以人为本，在
医疗卫生行业的具体表现形式就是以患者为中心。在当今的医疗活动中，任何一个医院都要
依存于他们的患者。医院由于满足患者的需求，从而获得继续生存下去的动力和源泉。也可
以说是顾客第一的原则。医院的顾客可分为内部顾客和外部顾客。

（1）外部顾客：①患者（患者家属及其委托人），患者是医院最主要的服务对象。因此。医
院工作必须以患者为中心，坚持"患者第一"的原则，树立全心全意为患者服务的思想。不仅要
满足患者的必需医疗服务，还要最大限度地满足患者的合理要求。②社区民众，随着医学模式
的转变，医院的功能不仅仅是治疗疾病，更重要的是保障人民健康，提供预防、医疗、保健一体
的服务。③与医院提供服务的相关单位，例如，医疗器械供应商等。④社会公益机构，例如资
助医院举办各种社区性健康讲座的公益团体。

虽然外部顾客多种多样，但最为重要的外部顾客还是患者。所以医院最优先的质量原则

还是为患者提供满意的医疗服务,以患者为中心,医院内所有的工作流程要以患者的需要进行设计,让患者满意。

(2)内部顾客:医院的内部顾客是指医院工作的所有员工,包括非固定性的人员,如医院研究生、进修生、实习生等。医院的员工是内部顾客,而且是更重要的顾客。这是因为只有满意的员工才能够创造顾客(患者)的满意。

因此,内部顾客的理念包括:①医院要让患者满意,必须首先让医院员工满意。医院领导必须用你希望员工对待顾客的态度和方法来善待你的员工。②要从满足医院员工的需要开始,满足员工的求知需要、发挥才能需要、享有权力的需要和实现自我价值的需要。关心和爱护员工,调动员工的积极性,激发员工的敬业精神,树立员工的自尊心,使他们真正成为医院的主人。诸多管理理念先进的医院已经重视内部顾客,因为只有满意的内部顾客才能提供患者满意的服务。

(3)内部顾客与外部顾客的定位可根据角色不同而改变:当医务人员(内部顾客)患病住院时就成为患者(外部顾客),外部顾客中的患者或家属如果到医院任职,也可能成为内部顾客。内部顾客角色的转换是一种最为直接的体会和评价医院服务质量的结果,因此,互换角色的管理也是一种提高医院服务质量的十分重要的方式。

2.领导作用的原则

全面质量管理的第二大原则是领导的作用。自2005年以来的医院管理年活动方案中明确规定医院的第一把手是医院质量管理的第一责任人。因此,一个医院从领导层到员工层,都必须参与到质量管理的活动中来,其中,最为重要的是医院的决策层必须对质量管理给予足够的重视。在我国的《质量管理法》中规定,质量部门必须由总经理直接领导。这样才能够使组织中的所有员工和资源都融入全面质量管理之中。

3.全员参与的原则

全面质量管理的第三大原则,就是强调全员参与。在20世纪70年代,日本的QC小组达到了70万个,而到目前为止我国已注册的QC小组已经超过了1500万个,这些QC小组的活动每年给我国带来的收益超过2500亿人民币。医院开展的品管圈的活动就体现了全员参与质量活动的现象。因此,全员参与是全面质量管理思想的核心。医院全体员工是医院的主体,医院必须通过全体员工的充分参与,才能提高医院质量,才能为医院带来利益。因此,医院质量管理是通过医院内的各部门各科室的各层次各类不同的员工的参与,保证医疗服务的实施与实现。换言之,医疗服务质量取决于各级人员的意识、能力和主动精神,其中全员参与的核心是调动人的积极性。

(1)激励:在医院质量管理中要得到全体员工的支持和参与,医院管理者必须懂得如何激励员工的士气。士气可以认为是为此达到目标时的一种内心的幸福感和满足。它有很强的激励作用。

激励的动机有内在动机和外在动机两方面。内在动机基本属于社会学大师马斯洛的理论中人类有五大类需求:第一类是生理需求,如食物、水、性方面;第二类是安全需求;第三类是社会需求,如情感、友情等;第四类是尊敬需求,包括被人尊重及社会地位的需求;第五类是自我实现需求,如工作成就感、自我实现的需求。其中激励的内在动机就是针对第三种为人类群体生活中的人际关系需求,第四、五种为人类在工作中被人肯定追求价值需求而言。在现代医院管理中,内在动机有举足轻重的地位,有时甚至超越外在动机的重要性。外在动机指待遇薪水,奖金、福利保险,等等。就医院激励制度,金钱是重要的,但对员工来说,除了金钱外,还要满足更深一层的价值需要。

激励的正面与负面效应。激励有正面效应,例如自我成就感、受人肯定与尊重、求知欲望、群体工作或活动的愉快、乐趣和安全感等等。相对也有负面效应,例如单纯追求奖金、科室的本位主义、检查与处罚致使弄虚作假等等。因此,医院管理者应该多研究和善用激励的正面效应,采用以人为本的引导管理方式为好。

(2)团队:团队是医院推行医院质量管理的基本组织和行动单位,而团队合作则是一种最为有效的方法。①团队可以是一个科室、一个护理单元或者一个质量活动小组,团队凝聚了所有队员各种各样的专业技能和丰富的学识。②团队的角色和任务是通过每一个队员针对工作中的质量问题进行改进。因此,有时质量改进可能看起来是很小的问题,但一定是最为常见、最有成效的质量改进。③团队是一种强有力的黏合剂,它将医院所有人凝聚在一起,把大家的心紧密结合起来,构成整个医院的生命体。如同一个大家庭,通过激发每一个员工潜能,并共同培养一种向前、向上的追求和意愿,最终实现医院的任务、价值观和使命。

4.全过程管理的原则

全面质量管理的第四大原则是过程方法,即必须将全面质量管理所涉及的相关资源和活动都作为一个过程来进行管理。PDCA 循环实际上是用来研究一个过程,因此我们必须将注意力集中到医疗服务和质量管理的全过程。全过程管理原则充分体现了"预防为主"的现代管理思想,从"预防为主"的角度出发,对医疗服务工作的全过程,对医疗服务的每一项操作,每一个环节都应进行严格的质量控制,把影响质量的问题控制在最低允许限度,力争取得最好的医疗效果。

(1)过程管理方法是将与医疗质量形成有关的许许多多的过程进行划分,包括所有医疗服务工作过程和相关资源的过程,再将每个过程中相互联系、相互制约的环节因素细分细化,并且从每个环节因素中确定其质量内容,最后,将上述环节因素有机地控制起来,达到质量保证目的。通常医院组织结构的划分就具有一定责任和职能划分,例如门诊部、临床科室、医技科室以及机关、管理或保障部门。但过程方法是基于每个过程考虑其具体的要求,因此,在医疗质量过程管理中更加强调:①以患者的就医流程进行过程管理。②以每一项具体操作的步骤进行过程管理。③以各部门的专业分工的内容进行过程管理。④把以上的 3 个过程和其他各项相关的工作有机地结合,特别是与多个部门的"接口"管理。

(2)过程管理原则的主要内容:①对医疗服务所有的活动过程进行系统的分析识别,特别是与医疗服务相关辅助性工作。②针对每一过程,明确人员职责和权限。③对过程进行记录、检查、分析和测量。④识别和检查各职能之间与职能内部工作的接口是否运行通畅。

5.持续改进的原则

全面质量管理的第五个原则是持续改进。实际上,仅仅做对一件事情并不困难,而要把一件简单的事情成千上万次都做对,那才是不简单的。因此,持续改进是全面质量管理的核心思想,不断创新正是为了更好地做好持续改进工作。按照 PDCA 循环做事的方法实际上是一种持续改进的过程。PDCA 循环是计划、执行、检查和总结循环上升的过程。

持续质量改进(CQI)是在全面质量管理基础上发展的,它以系统论为理论基础,强调持续的、全程的质量管理。20 世纪 80 年代,持续质量改进应用于医疗服务质量管理,取得了较好效果。1992 年美国卫生组织联合评审委员会(JCAHO)通过新方案,要求全美所有院长必须经过持续质量改进原则、方法的培训,为持续质量改进的传播、发展提供了基础。实践证明,持续质量改进可以减少医疗服务中的差错、并发症以及伤口感染,减少患者用药不合理现象及不按时服药现象,降低患者围手术期死亡率,从根本上提高质量,降低医疗成本与减少浪费。

(1)持续质量改进是医院质量管理的一个永恒目标。①顾客不断地提出新的、更高的要求,医院必须适应这种变化要求,满足顾客的需求。②从系统论的角度出发,系统质量需要不断提高。无论系统多么完美,都存在一定的不稳定成分。因此,要求员工关注操作过程中的每一环节、及时有效地发现问题与解决问题,确保质量。③持续质量改进是通过计划、执行、监督和评价的方法,不断评价措施效果并及时提出新的方案,使医院质量循环上升。

(2)方法与步骤:采用指标评价法确定评价指标,CQI 提出了医疗服务的 9 项评价指标。①服务水平。②适宜性。③持续性。④有效性。⑤效果。⑥效率。⑦患者满意度。⑧安全性。⑨及时性。

从而对医疗服务的质量进行综合评价。基本步骤:第一步明确任务,包括组织领导,设计和发展持续提高质量的道路,选定提高和评估的重点;第二步划定医疗服务范围,包括明确主要功能或(和)程序,治疗以及其他组织的活动;第三步明确医疗服务重要方面,包括确定关键功能,治疗程序等;第四步确定指标,包括成立提供医疗服务重要方面指标的小组以及选定指标;第五步建立评价标准,包括每一个指标标准,以及选择标准评价模式;第六步收集整理资料,明确推荐指标的来源和资料收集方式,设计最终资料收集方式和其他途径收集资料,包括患者和员工的评价、意见和建议;第七步评价,包括确定评价实绩,考虑有利于确定重点的反馈信息(患者和员工的评价,建议,意见等),确定评估的重点,着手评估等;第八步小组提出建立或/和采取行动提高医疗服务质量;第九步评定效果和保证质量提高的连续性,包括(A)评价医疗服务是否得到提高,(B)假如没有,采取新的行动方案,重复(A)和(B),直到提高得以实现和维持,持续监督,周期性重新评价监测重点;第十步与相关的个人与集体交流结果,小组把结论、结果和措施与领导、相关个人、组织和服务部门进行交流,必要时将信息广泛传播,领导和其他成员接受和传播从相关个人和集体处得到的反馈信息。

(3)CQI 与 TQC(全面质量控制)都强调了人参与,TQC 只是要求医生和医院管理者共同参与,而 CQI 则是要求医生、护士、管理者、患者及其家属乃至社会共同参与的质量控制活动。CQI 建立了管理者、员工密切交互式网络管理模式,而 TQC 则无此要求,CQI 的顾客概念包括内部的顾客和外部的顾客,而 TQC 顾客概念只是传统意义上的外部顾客。TQC 采用经典的 PDCA 循环,而 CQI 则是在 PDCA 循环基础上,采用了 FOCUS-PDCA 法。

6.以数据为基础的原则

社会发展已经进入信息化的时代,有效的决策是建立在对数据和信息进行合乎逻辑和直观分析基础上的,因此,作为迄今为止最为科学的质量管理,全面质量管理也必须以数据为依据,背离了基本数据那就没有任何意义,这就是全面质量管理的第六个原则。

现代质量管理重视用"数据说话",没有数量就没有准确的质量概念。因此,质量管理的关键之一就是把握决定质量的数量界限。医院质量管理必须寻求定量化管理的方法,用通过统计的方法分析判断质量的优劣程度,揭示其规律性,由此,数据和事实判断事物是统计方法的根本要求,也是医院质量管理的基础工作。当然,应看到量化只是认识客观事物的一种手段,而不是唯一手段。在强调数据化原则时,也不应忽视医院质量中的非定量因素,医院质量管理要科学地把握定量与定性的界限,准确判定医院质量水平。

7. 系统管理的原则

全面质量管理的第七个原则是系统管理。当我们进行一项质量改进活动的时候,首先需要制定、识别和确定目标,理解并统一管理一个有相互关联的过程所组成的体系。美国医学研究所 1999 年所著《人皆有错》一书指出:医疗错误的发生往往是由于系统管理的功能低下造成。这是由于医疗服务并不仅仅是医务部门的事情,因而需要医院组织所有部门都参与到这项活动中来,才能够最大限度地满足患者的需求。

医院是一个系统,医疗质量是医院系统整体功能的综合体现。质量管理就是要应用系统管理思想的整体观,对医疗质量形成的各环节,对医疗质量产生的全过程实施全面管理,着眼于质量形成的整体性和系统性。例如,医疗、护理工作历来重视分工,非常重要,是正确的。分科越细,分工也越细。但分工细也有它的弱点,容易形成管理分散,各自为政。因此,只重视分工是不够的,还必须注意综合。分工是手段,综合是目的。

8. 医患诚信合作的原则

全面质量管理的第八大原则就是医患诚信合作的原则,医患之间保持诚信合作的原则,竭诚合作才能取得最理想的效果。2008 年 WHO 提出一个口号就是"患者安全,患者要参与",这就是说患者的知情、理解、配合、支持、合作是获得优质服务的重要因素。因此,全面质量管理应该渗透到医患管理之中。

二、医院质量管理体系

医院质量管理体系是建立医院质量方针和质量目标并为实现这些目标的所有相关事物相互联系、相互制约而构成的一个有机整体。它把影响医院质量的技术、管理、人员和资源等因素都综合在一起,使之为了一个共同的目的,在医院质量方针的引导下,为达到相互配合、相互促进、协调运转。按照 ISO 9000 族标准对质量管理体系的定义,医院建立的质量管理体系一般包含组织机构、管理职责、资源管理和过程管理 4 个方面的内容。

(一)医院质量管理组织机构

医院质量管理体系应与医院机构组织相一致,医院院长、副院长以及各部门、各科室、各护理单元、各班组相应担负各自的质量管理的职责、权限。

医院质量管理体系分为院级质量管理、科室管理以及各级医务人员个体管理三级。一般来说,医疗质量管理组织体系就是从院到科的各级职能部门,行使部分质量管理职能。

1. 院级质量管理

(1)医院质量管理委员会。是医院具有权威性的医疗质量管理组织。由院长和分管医疗的副院长分别担任质量管理委员会主任和副主任,委员可聘请有丰富经验的医学专家、教授,以及机关部门负责人担任。医院质量管理委员会负责定期对医院医疗质量进行调查研究、质量分析和决策等。有条件的医院质量管理委员会，根据需要可下设医院质量管理办公室作为常务机构，负责日常医疗质量管理工作。

（2）医院质量管理办公室。由医务部（处）、护理部为主组成。其主要任务和职责是负责组织协调医院质量管理的具体工作的实施、监督、检查、统计分析和评价工作；参与制定全院性的质量管理规划、质量目标、医院质量管理规章制度和主要措施；协调各部门、科室及各个质量管理环节，组织科室质量管理小组开展活动；实施医院质量教育和培训；负责调查分析医院发生的医疗事故的原因，制定改进或控制措施。

2.科室质量管理

医院的科室专业性强，技术复杂，本身就构成了一个复杂的技术系统。科主任的技术水平、管理能力在很大程度上决定着科室的质量水平。应以科主任负责制为主要形式组织实施。实行总住院医师制的医院科室，也可由总住院医师兼任。主要任务是：负责组织本科各级人员落实质量管理的各项规章制度，并结合本科室的质量教育、检查等与质量有关的规章制度执行情况，发现问题，及时纠正；负责收集汇总本科质量管理的有关资料，进行分析研究和总结，并定期向医院质量管理委员会汇报质量管理工作情况。

3.医疗质量个体管理

各级医务人员的医疗质量自我管理是医疗质量的主体，全员参与，全员控制。由于医疗活动有分散独立实施的特点，自主管理更为重要。实施自主管理，首先要加强全员教育，提高各级医务人员职业责任和整体素质。熟悉制度，熟悉标准，严格执行各种规章制度，认真落实各项质量标准；切实做到质量自我检查、自主管理。如"三查七对"等制度，就是制度化了的自主管理方式，含有自我检控的内涵。实施自主管理，要落实各类人员质量责任。人人参与质量控制，承担质量责任，形成一个以个体管理为主、层层负责、逐级把关、相互联系、相互协调、相互控制的质量责任制，并建立相应的考评奖惩制度。

（二）医院质量方针和质量目标

质量方针是医院总方针的重要组成部分，是医院在质量方面的宗旨和方向，是医院全体工作人员必须遵循的准则和行动纲领，是医院对患者和自身要求的承诺。医院应在明确患者和相关方需求和期望的基础上制定质量方针和质量目标。

医院的质量方针与目标应与医院的宗旨相适应的，体现了"以患者为关注焦点"的医院服务理念，是对满足患者和法律法规的要求以及其自身有效性的持续改进的承诺。并在医院各级人员中进行沟通，确保各级人员能够理解并使他们意识到自己所从事的活动的重要性和为实现本岗位的质量目标所做的贡献。

医院的质量方针和质量目标是医院最高管理者（院长）正式发布的医院总的质量宗旨和方向，是实施和改进医院质量管理体系的动力。医院应对质量方针和目标的制订、批准、评审、修订和改进实施全面的控制。

医院质量方针与质量目标与管理层次关系：院级管理为最高层，是把握整个医院质量方针和医院质量目标（大目标）；科室管理是中间层，是针对某个科室质量目标（中目标）；个体管理则是最底层,通常面对某个人和某项工作质量目标(小目标)。

(三)医院质量管理职责

1.院长的质量管理职责和权限

(1)医院制定质量方针和质量目标,并批准发布实施。

(2)通过各种形式,提高全体工作人员对满足患者要求和法律法规要求重要性的认识,使全院工作人员树立"以患者为中心"的服务理念,医院全体工作人员积极参与质量管理,持续改进服务质量。

(3)为医院质量管理体系的建立、有效运行和持续改进提供必要的资源。

(4)建立、保持和改进质量管理体系,定期主持进行医院质量检查与考评,解决质量管理体系中的重大问题。

2.各副院长质量管理职责和权限

(1)协助院长进行医院质量管理体系的建立和实施。

(2)负责对医疗服务质量策划的实施和审批。

(3)解决主管部门质量管理体系运行中的有关问题并与部门管理者沟通情况。

(4)对医院主管部门制定和实施重大的纠正和预防措施。

(5)参加医院质量检查与考评,针对医院质量管理问题进行研究,提出医院质量管理体系改进建议。

3.各部门、科室负责人的质量管理职责和权限

(1)负责本部门质量管理体系的实施和保持,对质量管理体系在本部门的有效运行负责。

(2)及时解决本部门质量管理体系运行中的有关问题并与有关科室沟通情况。

(3)参加医院质量检查与考评,制定和实施本部门纠正和预防措施。

4.医院质量管理科或相关部门质量管理职责和权限

(1)负责医院质量管理策划、质量管理体系运行的协调、监督及考核等具体工作的管理。

(2)负责医院质量文件和资料控制的管理。

(3)参与医院与质量有关活动,如参与和监督物资采购招标活动和质量监督检查和抽检等。

(4)负责医疗服务质量体系运行信息的收集反馈等。

5.个体质量管理职责

医院要明确各级各类人员的职责,每个人应对自己的工作质量负责,对每一个患者、每一例手术和每一个操作负责。

(四)资源管理

资源是质量管理体系的物质基础,是医院通过建立质量管理体系实现质量方针和质量目标的必要条件,包括人力资源、基础设施和工作环境等。医院必须根据自身的特点确定所需的资源,并根据外界环境的不断变化,及时地、动态地提供、调整自身的资源。

1.人力资源地提供和管理

医院的人力资源主要是卫生人力资源,即卫生技术人员的编制、专业结构和职称结构,同时,也包括医院管理人才。

(1)明确规定医院各岗位人员的录用条件和资格要求,医疗服务人员的录用按规定程序进行,并确保录用医疗服务人员符合岗位资格的要求。

(2)医院管理层根据医院的实际情况,确定人力资源的配备和要求。

(3)对医疗服务人员的教育、培训和考核。包括专业技能、质量意识、法律法规及行政规章制度、国家/行业以及上级主管机关规定的培训、特殊岗位的培训、新管理方法、手段的培训、设备使用技能等培训。

2.基础设施、设备的提供和管理

医院根据各科室、部门运行的需要,配备必要的设施设备资源,以确保医疗服务工作顺利完成,满足最终服务的质量要求。医院的建筑物、工作场所、运输与通信设备、饮食、副食供应、被服供应、医疗设备、仪器与器械、药品、计算机以及网络附属设备以及软件等,分别由医院总务科、设备科、药剂科等部门管理。

3.工作环境

(1)必须提供卫生保洁、治安保卫等服务,创造良好的工作环境;制定工作环境相关管理制度,应包括与环保、安全有关的操作规程。各部门应确保工作、生产环境符合环境保护和劳动法规的要求。

(2)病区工作环境进行控制。制订患者及其家属及医务工作者应遵守的相关病区管理制度,以确保病区环境干净、整洁、安静、舒适、安全。医务工作者应遵守的相关消毒隔离、院内感染控制、废弃物处理等管理制度,以确保医疗工作环境的无菌,尽可能减少院内感染,提高医疗服务质量。

(五)过程管理

(1)过程划分。①患者诊疗过程管理:为了明确患者就诊过程中各部门的工作流程、职责分工,将向患者医疗服务过程分为:门(急)诊诊疗服务过程、住院诊疗服务过程、医技诊疗服务过程、护理服务过程等。②与患者诊疗直接提供服务保障过程管理:为了明确向患者直接提供服务各部门的工作流程、职责分工,将向患者诊疗直接提供服务保障过程分为:医疗器械管理、药事管理、采供血管理、卫生被服管理、营养膳食管理、医疗收费服务管理等。③与患者诊疗间接提供服务保障过程管理:为了明确向患者直接提供服务各部门的工作流程、职责分工,将向患者诊疗间接提供服务保障过程分为:营房设备设施管理、医院信息系统管理和运行控制、通信管理、车辆管理、环境卫生管理、治安保卫管理、病区管理、院内感染管理、放射卫生防护管理等。

(2)针对医疗服务管理、监测和持续改进,将每一个过程进一步分解细化,制订配套的规章制度、操作常规等进行管理和控制。

(六)医院质量管理体系策划

医院质量管理体系策划是对医院质量管理的总体设计。它是对医院建立并完善质量管理体系全面、系统的谋划和构思。只有通过精心策划,才能建立有效的医院质量管理体系,才能最终实现质量目标。质量管理体系策划应考虑的内容包括以下几点。

(1)制定质量方针和质量目标。

(2)确定过程和职责。

(3)确定和提供实现质量目标必需的资源。

(4)规定测量过程有效性和效率的方法。

(5)规定持续改进质量管理体系的过程。

三、医院质量管理主要基础工作

(一)标准化管理

1.概念

(1)标准:是对于可重复事、物和概念所做的统一规定。它以科学技术和实践经验的综合成果为基础,经有关方面协商一致,由主管机构批准,以特定形式发布,作为共同遵守的准则和依据。

(2)标准化:是在经济、技术、科学和管理等社会实践中,对可重复的事、物和概念通过制订标准、贯彻标准和修订标准,达到统一有序,以获得最佳秩序和社会效益目的,有组织的活动过程。标准化是一个相对的概念,它处在标准与非标准相互转化的动态发展过程中,这一过程是一个不断提高,不断循环上升的过程,每完成一个循环,标准水平就提高一步。因此,一方面标准要配套系列、构成标准体系实现全面化、系统化;另一方面由非标准向标准转化实现科学化、定量化。

(3)标准化管理:是现代化科学管理的一种重要方法。是职能部门人员,对系统工作项目按照标准进行计划、组织、协调、控制等管理活动过程。也是以标准的制定、实施、监督、修订的反复螺旋式上升的过程。

2.医院标准体系

医院标准体系是指医院标准化有关的标准系列,这些标准之间存在着相互依据、相互制约、互相补充的内在联系,形成科学的整体。

(1)根据标准的制定权限,适应领域和有效范围,医院标准分为以下几种。①国际标准:指由国际上权威组织制订,并为国际上承认和通用的标准,如世界卫生组织制订的标准。②国家标准:指由国家医药卫生、环境保护等方面的标准。③部标准:主要主管部门批准发布的,卫生系统范围内统一的标准。④地方标准:指地方政府及省市卫生厅局制订并批准发布的标准。⑤医院标准:指各个医院自己制订,经院长批准公布的标准。

(2)根据医院质量管理结构和内容。①基础标准。它是构成医院管理要素的标准,包括人员配置、机构设备、技术质量、物质保证和时间等标准。②工作标准。是指将基础标准、有机结合并综合运用于各项工作之中,以达到管理目标的要求,如医院工作制度、医院工作人员职责等。③考评标准。是对医院各方面工作是否达到组织目标进行衡量、评价、考核以及奖惩的标准,如对医疗质量进行评价的综合指标、卫生经济管理评价指标等。

(3)按照医院管理功能、作用及用途分为目标、判定标准、控制标准、措施实施标准和评价标准。

(4)按照医院管理性质分为医疗技术标准、医院管理标准和医院服务标准。

3.医院质量管理常用标准

医院质量管理标准是指在医院质量管理活动中,为了进行科学管理,充分行使质量管理职能、合理组织协调统一医院各方面工作及事物而制定的各项管理工作准则与规范,是医院质量管理具体工作科学化、最优化、规范化的保证。

(1)医疗技术标准。①医疗技术方法标准:是指医疗技术活动中原则性的规定,是医疗技术工作中的原则依据。主要包括:疾病的诊断标准、疾病转归判定标准、病历书写质量标准、处方书写规定以及各种疾病护理常规等。②医疗技术操作标准:通常称为医疗技术操作常规,是医疗技术中作业的标准,也是实际的技术操作程序要求和质量要求。医疗技术操作标准主要包括:一般医疗技术操作常规,如各种穿刺技术、插管技术、引流技术、复苏技术、输血技术等;专科专业诊疗技术操作常规,如各项功能检查、内镜检查、导管技术、血液透析、心脏起搏技术、各种手术操作规程等;基础护理、专科护理及特别护理技术操作常规;医技部门各项技术操作常规等。

(2)医疗质量管理标准。①医疗质量措施实施标准:指某种医疗质量工作在实施过程中,每个人、每个部门或单位对某些工作要求做什么和怎样做的质量标准。主要表现形式是各级各类人员职责、岗位责任制、医院各项规章制度,各种技术操作常规和规程。②医疗质量的判定标准:指衡量某种技术质量的统一规范,是质量控制标准和质量检查标准的前提和基础性标准。常用的有各种疾病的诊断标准,以及各种疾病的治愈、好转等疗效标准、医院感染分类诊断标准等。③医疗质量控制标准:指对医疗质量进行科学和有效控制的标准。可分为绝对控制标准和警戒性控制标准。绝对控制标准是必须严格执行的质量标准。如其器械、物品消毒合格标准、药品质量合格标准等;警戒性控制标准是经过统计学处理后,制订出标准指标和控制限。用标准值或控制限来判断医疗质量和工作质量,对超出标准者,进行原因分析,采取对策。

(3)医院评价标准:一般由评价指标体系构成、评价指标应具有代表性、确定性,有评价意义和区别能力且相互独立。医院评价标准可以是专项评价标准、如医疗质量、护理质量、工作效率等评价指标;也可以是综合评价标准,如医院社会效益和经济效益综合评价标准,以医院建设、医院管理、医疗技术水平、工作质量、成本效益、医德医风建设等医院各项工作作为全面评价内容的医院管理综合评价标准。

4.医院质量标准化管理

医院质量标准化管理是指依据医院质量标准对医院管理质量工作实施全面的、系统的、科学的、定量的管理,是医院质量管理的基础,亦是医院质量管理的基本方法。对医院质量标准化管理的理解应包括:①医院质量标准化管理是以标准化方法为基础,将标准化渗透到医院工作的各个领域,贯穿于医院工作的全过程,以提高人员素质以及医院整体功能,进而提高医疗质量。②医院质量标准化管理有赖于医院质量标准细则的制定和管理监督机构的督促和指导,将医院质量管理对象和内容纳入标准化工作之中。③医院质量标准化管理对医院质量管理起着决定性的作用。它是医院科学管理的法规性依据,具有纪律和法律约束力,以它为依据衡量和判定医院工作人员工作质量。

(1)基本特征:医院质量管理的一切活动依据标准,即依照医院质量标准实施管理,通过管理实现标准;一切指标落实到人,即指标同工作者联系,明确达到目标责任;一切评价运用事实和数据,即运用一系列的指标数据,进行全面的综合评价,实行定性与定量相结合的管理方法;

一切工作重视思想教育,即强调全员管理,强化标准意识。

(2)管理程序。①制定标准。建立制定标准机构、确定标准项目、调查研究、收集资料、科学论证及验证、起草及报批。②执行标准。提出贯彻计划、准备实施、贯彻实施、监督检查。③标准的评价。包括对标准的评价和对标准化管理的评价。④修订标准。在评价的基础上,对原有标准进行必要修改,使之能够适应医学科学进步及客观事物发展的需要。

(3)常用的标准化形式:根据标准化的本质,按照标准化原则形成的标准化所特有的方法,其有别于统计学中的标准化法。①程序化。是指把工作的全过程按照严格的逻辑关系形成规范化程序的标准化方法。标准的制定与贯彻都是按照程序化方法进行的。没有程序化,就不会有最佳秩序。医院日常业务性工作,和各项工作程序都有固定的程序和规矩。②统一化。把同一事物的两种以上的表现形式归并为一种限定在一定范围内的标准化形式。统一化的目的是为了使人们对标准对象具有共同的认识,从而采取一致行动,建立共同遵守的秩序,其实质是使标准化对象的形式、功能或其他技术特征具有一致性,并把这种一致性通过标准确定下来。医院需要进行大量的统一化工作,如概念、术语、代号、标志、诊疗方法和管理制度等。③规范化。是对具有多样性、相关性的重复事物,以特定的程序和形式规定的标准或准则。如医院道德规范、职业规范、技术规范、语言规范等。规范化指制定、颁布及实施规范的过程,是建立医院卸掉统一组织行为的一种标准化管理的方法。

(二)信息化管理

1.概述

(1)医院信息:是医院各种事物及其特征的反映,它是医院事物存在的方式或运动状态,以及这种状态直接或间接的表述,它一般是指医院医疗、护理、医学教育、医学研究、医院管理等各项工作中的各种数据、报表、资料和文件。包括与其有关的一切语言、文字、符号、声像、数据、图形、情报和资料。

(2)医院质量信息:是指医院质量活动中的各个数据、报表、资料、文件和顾客意见等,它是进行医院质量决策、质量监督与质量控制、制订医院质量计划和措施的重要依据。对医院来说,在医疗过程中,"人流""物流""信息流",三者缺一不可。通过医疗质量信息的流动,可以及时地、定量地掌握影响质量的诸因素的变化,掌握医院医疗过程中的质量动态和市场动态,为提高医院质量提供决策依据。因此,医院质量信息工作是医院质量管理工作的耳目。全面质量管理的基本观点之一就是"一切用定量分析"的观点,即一切用数据说话。因此,深化医院质量管理活动,就必须掌握必要的数据资料,做好医院质量信息工作,这也是使得医院从粗放型管理向精细化管理过渡的必由之路。

(3)医院信息作用。①医院信息是医院生存、竞争和发展的资源。医院的管理靠什么?靠信息。医院信息是医院管理的重要资源。医院要生存,要有各种不同的信息来支配医院的基础工作。医院要竞争,就必须研究医疗市场、质量市场、人才市场、技术市场、服务市场,要靠大量的数据、资料、情报等信息进行决策分析。医院要发展,就要通过过去和现有信息,预测未来。②医院信息是决策的依据。医院管理中最体现医院管理的职能就是决策。因为医院工作的成败,关键在于能否定出有效的决策,而决策取决于信息。决策本身就是信息。要使决策切合医院实际,行之有效,在实施中少走弯路,就必须掌握各方面的资料,如上级指示、方针政策、社会反映以及医院的各种治疗、数据。掌握的信息越多,决策就越科学、准确和可行。③医院信息是医院管理的基础。医院管理职能包括:计划、组织、领导和控制。这些职能的作用要借助信息,才能使医院管理者合理组织人力物力财力,使其决策、计划、指令正确有效,医院管理井然有序,达到良好的管理效果。④医院信息是提高医疗技术水平的有效途径。技术要发展,水平要提高,就必须要掌握大量的医学信息,包括国内外科技动态、先进技术、先进经验,包括诊疗经验体会、失误教训、资料积累、工作检查回顾等。只有掌握各种医疗信息,加以归纳整理,才能提高每一个人的理论知识和技术水平,才能提高整个医院的总体技术水平。

2.内容

(1)信息的收集:对医院质量信息的收集;要求做到及时、准确、全面、系统、经济实用。①要明确收集信息的目的,目的明确首先取决于信息收集人员的个人素质,又取决于对从事信息收集的工作人员合理的组织与指导,使之措施得当,各尽所能。②确定信息收集的内容与范围。收集的内容大致分为经常性的和临时性的。具体信息内容应根据信息使用单位以及收集信息的目的不同而异。医院质量经常性信息,是指医院管理层必须随时掌握的信息,需要通过医院信息系统来完成,其中人才管理信息、医院各学科与技术管理信息、医疗质量信息(患者信息、病案信息等)、药品管理信息以及设备管理信息是医院质量信息的主要内容。③确定信息收集的方法。收集信息的方法应根据收集信息的性质、信息传递的途径等决定。常用的信息方法有资料调查法、询问法、观察法、现场资料法、抽样调查法等。

(2)信息反馈:是指将收集来的医院质量的有关信息及时地按规定的程序返回各有关部门。医疗质量信息反馈对提高医院质量管理的有效性是十分重要的。①信息反馈渠道要通畅。要能够把信息直接反馈给信息发生部门,同时应根据反馈的信息指导和改进医院工作。②信息反馈要及时。任何信息都有时限性,一旦超过时限,信息就丧失其重要价值,尤其是医院的医疗信息。③信息反馈要有针对性。由于信息对医院质量管理和控制有直接作用,因此,反馈的信息一定要针对相关的人和事,才能保证发挥信息反馈的作用。④信息反馈要规范化。要建立有关的信息反馈制度,按期进行信息反馈,如医疗数、质量情况统计、医院综合目标考评讲评等。信息反馈形式应根据信息内容而定,尽可能与医院行政工作会议、政治教育以及业务学习相结合。

(3)信息管理:是指通过收集、传播和运用信息,实现价值的过程,也就是通过制定完善的信息管理制度,采用现代化信息技术,保证信息周转过程高效运转,使信息系统成为紧密联系、高度协调、互相配合的有机整体的活动。信息管理的重点是信息处理和信息筛选,目的并非是"保管"信息,而是按体系进行分类、整理、保管和有效剔除输入无用信息,为医院提供信息服务,医院信息管理的内容包括:①指导思想是具有实事求是的科学态度,遵循医院管理信息运动的规律进行科学管理。②医院信息管理的目标是最优化管理。其具体要求是提供及时、准确、适用、完整、经济的医院信息。③制订完善的信息管理制度,包括医院原始信息收集制度和数据质量控制制度、计算机网络中心管理制度与分工负责制度、医院信息处理业务的标准化和专业化、信息反馈制度要求等。做到信息收集不遗漏、信息通道不重叠,信息处理不混乱以及医院信息反馈制度等。④优化医院管理流程,使医院信息管理工作的各环节,即信息收集、传输、处理、储存紧密衔接、畅通无阻。⑤统一规划医院信息化建设,加强信息投入,包括计算机网络设施,存储大量信息的数据库,现代化通信技术设备,精通计算机业务的专业人员等。

3.管理方法

(1)教育培训为主:重点是信息质量意识、医院信息的作用意义以及医院信息质量管理办法及评价办法,明确信息管理的内容、指标及评价办法。把医院信息工作与医院管理工作紧密结合,列入医院工作的议事日程,把医院信息管理纳入医院正常工作。注意把握医院信息不同时期,质量管理要求不同的特点,有针对性进行教育。①在医院信息工作起步阶段,信息质量教育重点在系统规划、人员基础培训和软件运行3个方面。②在医院信息系统正常运行阶段,重点则是医院各类人员的医院信息质量意识和信息标准教育。③在医院信息应用阶段,应把精力放在进一步提高信息源质量、信息质量核查监督、提高统计分析和信息服务功能的拓展方面。

(2)建立医院信息管理体系:由于医院信息是由医院各个部门、各个单位的业务信息组成的,各信息源信息质量直接影响医院信息质量。因此,必须建立医院信息化组织体系,最大限度地发挥部门、科室管理的作用,保证医院信息的通畅运行。①增强科室主任、护士长以及基层管理者的责任感,明确科室的业务工作是医院信息工作中最基本、最关键的工作,同时,医院信息对指导科室业务技术发展有重要作用。②对医院信息质量管理进行明确的分工,责任到人,奖罚分明。例如,病案首页信息采集质量直接影响医疗信息的统计,针对病案首页数据采集的门诊住院部、各临床科室的医生工作站、病案编目室以及收费室进行采集点数据质量控制,将各采集点的数据内容、管理要求、信息标准都具体分工,细化到点,各科室既是信息的采集者,又是信息的质量管理者。在信息质量管理上,上一级科室应对已经采集的信息实行监督检查层层把关,及时纠正信息误差,在患者出院前保证患者信息的完整、准确。

(3)全面实施标准化管理:医院信息系统要实现及时、全面地向各级领导和业务部门提供信息,就必须有一个"共同语言",就是信息标准。因此,一要深入分析各个专业的业务规律,逐个进行项目标准化。如医疗收费的标准化管理等。二要注重解决实际应用中的问题,不断完善信息标准内容。医疗工作标准要根据医学技术的不断发展,不断完善。三要规范医疗行为。医疗工作的主体是医生,在诊断治疗患者的整个过程中,医生的各种检查单、医嘱、处方、手术、治疗以及病案书写等等,都必须严格遵守医疗诊疗规范和各项标准。如果医生对这些标准和规范概念不清楚,或者工作不认真都会造成医疗信息失真,带来严重的不良后果。

(4)加强医院信息监督核查。①建立有效的监督核查机构。医院信息质量管理与任何管理工作一样,必须健全组织机构。由医务部(医务处)或信息科领导亲自挂帅,由计算机室、统计室以及各个科室组成,负责医院信息质量管理的检查监督和协调。②发挥统计工作的监督核查作用,按照统计工作职责,对信息数据质量进行把关,定期通报各级信息质量存在问题,及时纠正信息偏差。③建立智能数据监督核查系统,对医院信息的采集进行实时控制,对不符合标准的信息提示、报警或不予通过。编制医院信息数据质量逻辑核查计算机软件,定期对数据进行检查,保证医院上报信息质量。

(三)质量教育管理

1.概述

医院质量教育是为提高医务人员的质量意识,传授质量、质量管理理论、思想、方法和手段等科学知识,获得提高医学服务质量的技能,而对医院全体人员,包括技术人员管理人员和后勤保障人员所进行的教育和培训活动。

医院质量教育目的是通过有计划、有组织、有系统的教育活动,提高全体医务人员的质量意识,唤起医务人员参与质量管理的积极性、主动性和创造性,自觉地遵守职业道德、履行职责、消除和降低医疗工作中危险因素,从而提高医院整体质量,达到保障人民健康的目的。

质量管理活动是一个工作过程,也是一个教育过程。质量管理"始于教育,终于教育"。人是管理的主体,任何工作和过程都是通过人来完成的,人的素质对医疗服务质量和工作质量起着至关重要的作用,加强人员培训是提高人员素质的关键,也是调动人员积极性的主要手段和以人为本管理的基本内容之一,必须对全员进行分层次的教育培训。

2.医院质量教育方法

医院质量教育内容很多,方法有多种多样,最主要是要根据医院的实际情况,有计划、有组织、分对象、分层次地进行。

(1)分层教育:主要是指按不同工作性质、职务、学历进行教育。①新进人员教育。对新毕业和新分配的医务技术人员如医师、护士、药师等和新进的后勤保障人员,根据不同专业特点,进行医院情况教育、质量知识教育、上岗前有关制度教育以及岗位职业培训等。②医务人员教育。对初、中级职称的医务人员按质量管理有关内容进行教育,可以举办短期学习班、请知名专家讲座等形式,以学习质量管理常识和规章制度为主。③科主任、护士长教育。科主任和护士长是医院重要的管理者,因此,每年要制订较详细教育计划,并应有计划的安排外出短期学习培训,或参观学习。其学习重点是结合医院质量方针、质量目标学习质量管理方法,在科室中开展质量活动,以提高科室医疗服务质量。④医院领导及管理人员教育。最好经过专业管理学习或进修,也可以采取脱产短期学习、外出参观、短期培训和函授教育相结合方法,这个层次的教育是对医院质量策划层的教育,必须列入医院的经常性、长期性的工作,有计划,舍得投资。⑤医院其他人员教育。主要是指后勤保障人员,也要进行质量意识、工作质量、服务质量以及法规、职业道德和规章制度的教育。但以做好本职工作和适用为主,理论和内容以不宜过多。

(2)多种形式教育。①以科室为主开展质量教育。其优点在于人员熟悉、业务专业统一、针对性强,可以结合科室医疗护理的实际情况进行教育、讲评,如科室医疗质量形势分析、医疗数质量指标统计分析、医德医风讲评等。重点是结合科室医疗质量找问题、分析原因、制订措施和设计新的质量目标。②医院组织质量课。医院每年要有质量计划安排,做到授课人、授课内容、授课时间、参加人员的落实。要事先拟定课目,打印下发科室。质量专题课,特别要有针对性,才能提高质量教育的效果。③以医院工种为教育单位进行质量教育。可按医院工作不同,分别组织医师、护士、医技以及后勤保障人员进行质量教育。突出重点,针对性强,所讲的内容有共同代表性,因此目的明确,容易受到较好的效果。④走出去学习。包括选送质量管理的专职人员上学、进修深造,组织科主任、护士长到外院参观学习,参加短期学习班。

(3)宣传教育:各种宣传教育是质量教育必不可少的形式。主要包括:①语言方式,如质量教育演讲会、知识竞赛、广播、座谈以及咨询等。②文字方式,如购买、编写质量教育与管理书籍,订阅报纸、黑板报宣传,质量杂志文章宣传等。③电教方式,如电视、电影、幻灯、录像和录音等。

(4)专题质量教育活动:如"质量教育月""质量教育周"等活动,参加 WHO、中国质量协会、各省市质量管理学会组织的各种质量管理会议,并结合医院实际配合以上活动进行教育。

3.医院质量教育内容

(1)质量观念教育。①新的就医观念:就医方式变革的趋势,由患者求医生发展到医院求患者。因此,必须树立医院救治了患者,但患者养活了医院这个观念。医院各项工作的目标定位要定在以满足患者医疗需求上,衡量医院工作的标尺也应定位在患者满意不满意,方便不方便,就医环境好不好,医疗质量高不高,医疗费用低不低上。②新的质量观念:传统的医疗质量概念,是指某一疾病的诊断或治疗质量。随着社会的进步、医学科学的发展和医学模式的转变,赋予医疗质量以新的内涵,即:医院医疗工作的效率高不高;患者负担的医疗费用是否合理;社会对医院整体服务功能评价的满意程度等等,这就是所谓的"大质量观"。其内涵的核心,就是强调质量和成本的统一,讲究质量的经济性;强调用较小的成本取得较高的质量。简单说,就是要做到疗效好、疗程短、费用低、满意度高,并得到社会的质量认可。③质量成本观念:面对市场经济的影响和竞争的日趋激烈,医院的成本效益意识、经营意识必须不断深化。要树立以高质量、低的成本求得最大利润的观念,重视医院经济运营。严格执行诊疗常规,规范医疗行为,重视药物不良反应、药物经济学评价以及医院感染的临床预防和监控,把降低成本与提高质量、提高效益有机地结合起来。④全面质量管理观念:传统的质量控制是医院机关、科室领导的事,现代全面质量管理是全体员工的事,医院各项工作、医疗质量贯穿到每一个工作环节,落实到每一个人。观念上由过去被动的质量管理转变为主动的自我质量控制,由以往的要我提高质量转变为我要提高质量。

(2)医德医风教育:医德医风是全面质量管理的重要教育内容。尤其在市场经济条件下,更应加强医德医风教育。医德医风教育的原则是坚持以医疗质量为核心,以服务态度与质量为重点,致力于提高医护人员的业务素质、道德素质、心理素质、政治素质和身体素质。医德医风教育的内容通常包括:①医德医风系统理论,即医德医风的相关理论如伦理学、心理学、卫生法学等、医德医风的规范体系,如《医务人员医德规范及实施办法》《文明服务规范》等。②医德医风案例教育,即通过对现实工作中发生的医德医风实例,组织全体人员或部分相关人员进行讨论、争论和辩论,诱导大家明确是与非、美与丑的问题,从而达到教育的目的。这些实例,既可以是身边发生的,也可以是别的单位的;既可以是现在发生的,也可以是过去发生的;既可以是反面的,也可以是正面的。③典型事迹学习,即通过树立身边的典型代表,以其实际行动,言传身教,形成一个榜样,对大家进行"感染"和"同化"。医德医风教育是一个长期的、持续的工作,要作为医院质量教育的重点内容,贯穿质量管理的全过程,常抓不懈。

(3)法律、法规与规章制度教育:相关的法律、法规以及医院规章制度教育,是医院质量管理的基础性工作。医院规章制度教育主要是提高执行法律、法规以及规章制度的认识,使医务人员自觉遵守法律、法规以及规章制度,保证医院工作有章可循的正常运行。①法律法规:内容包括国家颁布的相关法律如《中华人民共和国执业医师法》《中华人民共和国护士管理办法》《医疗事故处理条例》等。②医疗规章制度:主要包括各所医院规定的各级人员工作职责、各项医疗规章制度,以及落实法律法规的具体实施办法等。③医疗护理技术操作常规:医疗人员熟练掌握本专业有关的诊疗护理常规和相关操作规程,严格按照规章制度开展医疗工作,规范医疗行为。

(4)质量控制教育:质量控制、监督是质量管理的核心环节。医院质量控制的关键是全体医务人员的素质,因此在医院质量控制中加强自我控制是医院全面质量管理教育的基础。质量控制教育的内容包括:①质量意识培养。医院的质量是由个体质量构成的,个体质量的好坏将决定着整体质量的效果。②控制方法教育。包括不同质量控制层各自的质量控制点以及质量控制手段,如科室的三级检诊等。③质量考评与讲评。在了解掌握质量控制标准的基础上,定期进行质量讲评,通过目标管理实现引导式教育。

第三节　医疗质量管理

一、医疗质量形成要素及其三级结构

医疗质量的形成既是一个过程,又有一定规律。医疗质量的形成过程,由 3 个层次构成,称之为"三级质量结构",即结构质量、环节质量和终末质量。这是医疗质量管理的实践经验总结。遵照医疗质量形成的过程及规律,按层次实施对构成医疗质量的各环节进行有效的控制是医疗质量管理的根本。医疗质量的三级结构是密切联系、互相制约、互相影响的。结构质量贯穿于质量管理的始末,终末质量是基础质量和环节质量的综合结果,而终末质量又对结构和环节质量起反馈作用。

(一)结构质量

结构质量是由符合质量要求,满足医疗工作需求的各要素构成,是医疗服务的基础质量,是保证医疗质量正常运行的物质基础和必备条件。如果离开扎实的基础医疗质量谈医疗质量,就是一句空话。

医疗质量要素通常由人员、技术、物资、规章制度和时间五个要素组成,是最基本要素。目前根据医疗质量管理的实际,各个作者在此基础上进一步扩展,使得医疗质量要素更加符合医院医疗质量管理。例如,医疗质量 10 要素。即①医院编制规模;②人员结构,包括人员资历、能力、梯次、知名度与人员素质;③卫生法规、规章制度、技术标准及其贯彻执行情况;④资源,包括医疗设备的先进程度、技术状态和与物资供应(药品,器材等);⑤医院文化与思想作风和医德医风教育;⑥医院地理位置交通情况;⑦医院绿化环境与医院建筑合理程度;⑧医院信息化建设;⑨为患者服务的意识和服务理念;⑩医院卫生经济管理。

1.人员

人是医疗质量要素中首要因素。人员素质对医疗质量起着决定性的作用。它包括医院人员的政治思想、职业道德、工作作风、业务技术水平、身体健康状况,机构与人员组织配置的合理程度,如人员编制、年龄、资历、能力、知识结构等。人员管理包括以下几点。

(1)数量要充足,结构要合理。根据医院的规模和功能任务,在人员数量上一定要配够。根据医院的功能、性质、任务等不同,各类医学专业人员之间都要按一定的结构比例配备。例如:医院的总人数与床位数、医学专业人数与保障专业人数、医生与护士、司药与技师以及高中初职称的比例。

(2)重视医学专业人员,但不可忽视保障人员。医、药、护、技等医学专业人员是医疗服务的直接参加者,对医疗质量具有直接决定作用,而医疗保障人员包括医疗活动的生活服务人员,保障医疗服务的水、电、暖、气、衣、食、住、行等,对于医疗服务质量的影响虽然是间接的,但影响往往很大,不可忽视这支队伍的建设。

2.技术

技术是医疗质量的根本。医疗服务的实质是"人"运用"医疗技术"为"患者"服务。因此,在这里的"人"不只是医学专业人员,包括参与医疗活动的所有人员;"患者"不只是生了病的人,包括以保健为目的的所有人;医疗技术一般是指医学理论、医疗技能和专科技术水平,但这里的"医疗技术"不只是单纯的专业技术,还包括在医疗活动中使用的所有技术。

(1)技术质量:是指某种技术工作的优劣程度。各种技术均有其质量指标,来评价工作的优劣程度。技术质量是在医疗技术上以最小的消耗取得最大的医疗效果。技术质量的评价:①医疗工作效率和质量指标的完成情况。②规章制度执行情况。③新技术、新疗法、新药物的评审情况。④经济效益的评价等。

(2)技术要靠学习、实践和训练:不论是医疗专业技术、管理专业技术,还是保障专业技术,并不是天上掉下来的,也不是生来就有的,而都是靠学习实践和训练获得的。①学习专业技术:对于专业理论上的知识,主要是靠学习。例如:医学专业理论的进展、学科发展趋势、医院管理观念、方法和技术的改革等方面的新知识、新观点,必须通过学习去掌握、去更新。②总结专业经验:高超的技术除了学习训练外,还要通过总结经验。不总结经验,专业技术就不会提高,不善于总结经验,专业技术提高也不会快。尤其是医院管理技术,如果不善于总结,仅靠学习和训练是不会有提高的。③以医疗专业技术为主导:无论在什么时候,医疗专业技术都是形成医疗质量专业技术中的主导技术。如果医疗专业技术水平很低,也必然地影响到医疗质量。④注重保障专业技术:尽管保障专业并不直接参加医疗活动,在医疗活动中位于从属地位,但是保障专业在医疗活动中的作用是十分重要的。

(3)加强"三基"训练是医院人才培养和提高技术的一项长远的任务:"三基"是在《全国重点高等学校暂行工作条例》中提出的,是指基础理论、基础知识和基本技能的简称。只有切实抓好"三基"训练,才能不断提高医务人员素质,适应世界科学技术日新月异的发展形势,才能有广阔的适应能力,才能满足社会主义现代化建设的需要。

基础理论是经过实践检验和论证了的系统知识,为人们在基础科学研究中获得关于客观事物及其现象的本质与规律的知识。临床医学基本理论是指与疾病诊断、治疗有关的基础理论,如人体解剖、生理、病理、药理学、输液、输血、水电解质平衡基础理论;休克、感染、发热等的病因及发病机制,常见病的诊断、鉴别诊断和处理原则,危重患者,营养、热量供应以及护理基础理论。

基础知识是指某一学科中由一系列基本概念和原理所构成的系统知识。临床医疗基础知识是指为疾病诊断、治疗直接提供科学依据的基础知识,如医疗护理技术操作常规,各种疾病的阳性体征,各种检验检查的标本采取方法及临床意义,各种药物的基本成分、作用、使用方法、适应证及禁忌证。

基本技能是为顺利地完成某种任务所必需的活动方式。临床医疗基本技能是指诊断治疗的操作技能和思维判断能力。前者如各种注射、穿刺技术基础；后者如对患者的诊治过程，根据自己掌握的理论知识和实践经验，结合患者的病情，通过反复思考、分析、归纳，拟订出完整的诊断治疗计划等。

(4)医院管理技术：医院管理对医疗质量的作用非常重要。医疗活动必须在医院管理的控制下运行，没有医院管理活动的医疗是不可能的，医疗质量也是不可能产生的。医院管理技术对于医疗质量管理影响很大，管理技术水平高，医疗质量肯定好，这是毋庸置疑的。医学科学的发展，一方面促进了医院管理的发展，另一方面又对管理提出了新的更高的要求。新的管理理论、观点、观念和方法应运而生，使医院管理水平上了一个台阶。尤其是计算机在医院管理中的应用，更加使医院管理方法步入现代化、规范化和自动化的轨道，对医疗质量管理更加全面。

3.物资

物资是医院存在的基础，也是医疗质量的基础。如果没有物资这个物质基础，要提高基础医疗质量就是"无源之水""无本之木"。医院是看得见摸得着、客观存在的由物质构成的有形体。医院物资、药品器材的供应、设备的完好和先进程度是医疗质量的保证基础。

物资的医疗质量效益主要靠物资管理。物资对于基础医疗质量的作用显而易见，但并不是说有了物资、使用了物资，基础医疗质量就提高了。相反，有了物资不用，或只用不管，物资在基础医疗质量建设中仍然是不会产生多大效益的。因此，管理好物资才是提高基础医疗质量的重点。

(1)设备的购置：一定要符合医院实际，切不可脱离医院的实际。医用物资的价格相差很大，小到几分钱的针头，大到上千万元的仪器。医院在引进时，一定要考虑到所花代价与医院的实际情况相符。根据医院的任务、功能、技术发展特点和当地卫生资源分布情况，积极引进和发展新技术设备，并有计划地进行设备更新换代。设备建设也要从区域规划的全局出发，防止资源浪费。

(2)加强设备管理：要提高设备完好率和使用率。不仅要把设备使用率看作是对卫生资源的利用，而更重要的是要将其看作是提高基础医疗质量的一个内容。同时还要注意物资合理使用，如果不该做的检查做了，不该使用的药物使用了，就可能影响到医院长远的医疗质量效益。

(3)药品物资：指药品、试剂、消毒物品、消耗性物资、生活物资等方面医疗所需药品物资，供应要齐全、及时和质优。它是医疗服务质量的物质基础和保证。加强医疗质量管理，必须抓好药品物资管理规章制度，严格执行《药品管理法》，完善药品物资管理规章制度，严格把好质量关，保证药品物资质量，杜绝假冒伪劣药物品。合理用药，保障医疗需求。

4.规章制度

医疗质量管理必须以规章制度为准则。就是指医疗工作必须严格地执行各级各类规章制度，按章办事。没有规章制度，医疗质量就无法形成；有了规章制度而不去执行，医疗质量同样不能保证。

（1）用规章制度规范医院工作制度：医院的工作，不论是直接参加医疗服务还是间接参与医疗服务，都需要有一整套工作制度。如果没有这个"规矩"，医院的各项工作就进行不下去。一个患者从在门诊到病房住院，对一个疾病从检查诊断到治疗护理，都要有一套规章制度，就是由于有一整套的工作规范，才使得患者的住院诊疗有了保证。

（2）用规章制度规范工作人员行为：医疗服务是一项很严密的工作，对于每一个参与医疗服务活动的人员，都应该有相应的任务分工和责任要求，使每个工作人员任其职、尽其责，共同完成医疗服务工作。否则，医疗服务就处于无政府状态。

（3）用规章制度规范质量评价：医疗质量的高低，是通过对疾病的诊疗来形成，通过对各种服务效果的评价来体现。因此，必须有一套评价标准。如诊断质量、治疗质量、护理质量等的评价标准，既是评价质量的指标，又是医疗质量管理准则。

5.时间

时间又称时限，实施任何医疗过程，都必须注意及时性、适时性和准时性，医疗质量必须有时间观念，重视时间对基础医疗质量的影响。

（1）时间能影响医疗质量：换言之，医疗质量的高低与时间有着密切关系。例如：在一般的疾病诊疗中，时间对于质量有影响，但并不是主要的。而在特殊情况下，如急症抢救时，时间又显得非常重要，往往只是几分钟甚至数秒钟，患者的转归就可能是截然不同的两种结果。这两种结果，就是两种医疗质量。此时，时间就是生命，争取时间就是争取生命；时间就是质量，争取时间就是提高质量。

（2）工作效率：是医疗质量的一个组成部分，浪费时间就是降低工作效率，而降低了工作效率就是降低了医疗质量。因为，充分利用时间是提高工作效率的主要方法。

值得注意的是医疗质量五要素并不是孤立存在的，他们互相依靠、相互制约，必须通过有效的组织管理，把各个要素有机地组合起来。一是要素要齐全，缺一不可。在医疗质量要素中人的因素是第一位的。但同时也要注重其他要素的综合作用。因为，这些要素在医疗质量中所占的"分量"虽然各不相同，但离了哪一种都不行。例如，只有人、物、技术要素，没有规章制度也是不行。人没有规章制度，在医疗活动中就没有"规矩"，各类工作人员不知道自己要干什么、该干什么，各自为政，各行其是，没有制度的约束，工作中就会造成脱节和混乱，差错事故接踵而来，医疗质量就不可能高。二是结构要合理，比例要适当。所谓各质量要素之间的比例，也就是我们平常所说的"配套"，也就是各基础医疗质量要素的最佳组合。

（二）环节质量

环节质量指医疗全过程中的各个环节质量，又称为过程质量。在医疗工作的全过程中，存在着许许多多的环节，医疗质量就产生于各环节的具体工作实践之中，环节质量直接影响整体医疗质量，对环节质量的控制，亦称为环节质量管理。

1.医疗服务过程和环节质量内容

医疗服务的过程质量管理首先要明确医疗服务的过程。过程的划一般根据医疗服务的组织结构和患者的就医流程进行。前者通过医院的组织形式对医疗质量进行管理，后者是在以患者为中心思想指导下，进行的医疗质量过程策划，以便使医疗工作更加适合于患者的需求。

（1）医疗服务的组织结构，通常与医院的组织结构一致。分为临床、医技和门急诊等。

临床科室医疗过程特点:①直接为患者提供服务;②各临床科室工作流程和内容基本相同,都是围绕患者的诊断、治疗和护理工作展开。临床医疗质量主要通过病历质量反映,检查、评价医疗质量主要应以病历为依据。

医技科室医疗过程及其特点:①大部分是为临床科室的诊断提供服务,不直接为服务于患者;②医技科室较多,业务各异,质量要求也各有特点。医技科室质量主要是诊断质量和作业过程质量,专业性强,一般采取同行专家监控、检查、评价,来保证其医疗质量。

门急诊医疗过程及其特点:①不仅直接为患者提供服务,而且患者对诊疗技术和时限有较高要求;②就诊环节较多,不仅仅是诊断、治疗和护理等医疗工作,还包括医技科室的诊断以及药房、收费等单位的配合。因此,医院门急诊质量管理是医疗质量管理的重点。

(2)患者就医流程:门诊一般流程是挂号、候诊、就医、检查、取药或治疗、收费。住院就医流程大体可分为:就诊、入院、诊断、治疗、疗效评价及出院6个阶段。

(3)环节质量内容:基于上述医疗服务过程,环节质量根据不同的工作部门和性质,尤其不同的质量要求。主要包括:①诊断质量,指检诊、各项技术操作、诊断等。②治疗质量,指一切治疗工作的实施质量,如医疗措施的决断和治疗方案的选定,手术、抢救、用药以及各种医疗的处置。③护理质量,指对患者的基础护理和专科护理,各种护理技术操作,医疗用品灭菌质量等。④医技科室工作质量,包括放射线科、病理科、特诊科、检验科、核医学科等学科诊疗科室的各种诊疗性的操作质量。⑤药剂管理质量,主要指药品的采购、保管、领发、供应工作质量。⑥后勤保障质量,包括水、电、汽、气、暖的供应,后勤生活物资的供应等。⑦经济管理,主要包括医疗经费成本核算、资金使用、医疗收费标准执行以及经济效益的分配等。

2.诊断环节质量管理

(1)诊断:是医疗活动的第一步,也是一个"关口",因此把它作为医疗活动的第一环节。诊断的"诊"是指看病,"断"是指判断。通常诊断既是一个过程,又是一个结果。说诊断是一个过程,是指诊断就是医生对疾病进行诊察的过程。这个过程包括望、闻、问、检查、分析和诊断6个过程。说诊断结果是一个病名,是指医生作出的诊断就是某种疾病的病名。

(2)影响诊断环节质量的主要因素:一是临床医生的物理检查质量,如一些专科操作技术质量;二是医技科室的仪器检查质量,如物理、化学等仪器的检查质量。

(3)诊断环节医疗质量管理方法:由于医院不同、情况不同、医生不同,监控的方法也就不同。根据诊断环节的几个步骤,诊断环节质量管理主要应该加强:①落实检诊制度中规定的新入院伤病员,医师应在2小时内进行检诊;疑难、急危重伤病员,应立即检诊,并报告上级医师,实行经治医师、主治医师、正(副)主任医师和科,主任分级检诊。②落实查房制度规定的一般经治医师最少每天要查房一次,特殊情况要随时查。科室主任每周查房一次,主治医师每天也应对本组重点患者查房一次。③落实会诊、疑难病例讨论和术前讨论制度。

3.治疗环节质量管理

(1)治疗是一个结果:就是指治疗后即产生相应的结果。一般来说,患者到医院看病的目的是为了治疗,治疗效果是患者对医疗质量的直接评价。但有时治疗后并没有效果,这本身也是一种结果。治疗的结果以疗效来表示,共分为治愈、好转、无效、死亡和未治结果。通常通过门诊(急诊)抢救脱险率、治愈好转率、无菌手术切口甲级愈合率、手术并发症发生率、活产新生儿死亡率、麻醉死亡率等指标评价治疗质量。

（2）治疗环节质量：与多个专业工作、多个部门人员有关。一是医生。主要是制订治疗计划和实施治疗，包括手术、医疗技术操作等。二是护士。各级护士是各种治疗方案的直接实施者，药物等一些治疗方案，一经医生确定（下医嘱），就由护士去执行。三是药师。治疗用药的调剂、配制都是由各级药师完成的；四是技师。仪器的治疗大都是由医技人员操作的。

（3）技术水平：是治疗疾病的基础。技术水平高，治疗效果肯定好，治疗质量也就高。否则，就相反。涉及治疗的专业技术较多，包括，临床护士技术水平、药材供应技术水平等。

（4）制度是治疗环节医疗质量的保证：一是靠制度管理，除了国家的有关规定外，各个医院还有自己的规定。主要包括各科室工作制度，如"治疗室工作制度""换药室工作制度""放射治疗工作制度""高压氧工作制度""理疗工作制度"等，如能严格执行，治疗质量就会有保证。二是加大技术训练力度。对于各类人员，加大专业技术训练，只有专业技术水平提高了，治疗环节的医疗质量才能提高。

4.护理环节质量管理

（1）护理工作质量：对医疗质量作用很大，如果没有临床护理工作，医疗活动仍然是无法进行的。

（2）护理环节质量内容：护士对患者要实施责任制管理下的整体护理，护士对自己分管负责的患者要观察记录病情变化，如测量患者的体温、脉搏、呼吸、血压、体重、出入量和瞳孔等项目，并如实记录；协助生活不能自理的患者日常生活，如进食、饮水、排泄、沐浴、翻身、拍背和起居等；进行病区秩序管理，如探视管理、陪员管理和作息制度管理等。常用的护理质量指标有病区管理合格率、护理技术操作合格率、急救物品准备完好率、表格书写合格率和护理差错发生率等。

（3）护士素质：包括思想素质、业务素质、身体素质和心理素质。护士的素质对护理质量有直接的影响。

（4）护理环节质量管理要点。①监督落实规章制度。分析以往发生的护理差错事故，大部分是没有执行规章制度所致。要监控护理环节医疗质量，首先要监督各项护理规章制度的落实。例如：医嘱制度、查对制度和分级护理制度等。规章制度不落实，要保证护理环节医疗质量是不可能的。②督促履行工作职责。实施责任制护理，使得护士职责明确，并有相应的绩效考评方法和奖惩办法，使得缓解质量管理落到实处。③提高护理技能。由于护理操作技术引起护理质量降低的情况在临床上并不少见。例如：吸痰技术不过硬，就有可能由于痰没有及时吸出而致患者窒息死亡；导尿技术不过关，不但会损伤患者的尿道，而且还会影响疾病的救治；静脉穿刺技术不精，就可能由于给药不及时而延误抢救时机。因此，只要强化训练，才能提高护理操作技术。

5.环节质量管理的主要方法

（1）分解过程，明确环节质量内容：环节质量是医院质量管理的重要组成部分，医疗质量产生与各个环节质量，每一个环节的质量都会直接影响到整个医院质量。因此，要重视每一个环节的质量管理，首先必须将每一个环节分解到最小单元，即具体内容，才能真正达到环节质量管理的目的。

(2)把握好重点环节:一是重点科室,如门诊、急诊、外科、妇产科、骨科和麻醉科等。二是重点人员,如新毕业人员、新调入人员、实习生和进修生等。三是重点因素,如思想不稳定、工作不安心、对立功受奖、技术职务或评定不满等。四是重点时间,如节假日,工作特别忙碌时。五是对重点环节和对象要重点检查、分析、及时发现问题,及时进行研究,采取有效对策。例如三级检诊、会诊、查房、大手术、急危重患者抢救、疑难患者会诊、病历书写、新技术应用、医疗安全等。

(3)环节质量管理的检查方法:通常采用现场检查和跟踪检查,也可采用全面检查、抽样检查或定期检查。利用数理统计方法分析和及时采取相应控制措施是十分重要的。同时,要运用现代计算机技术,建立医疗质量实时控制模式,提高医疗环节质量管理的水平。

(4)环节质量指标:急诊抢救患者到院后开始处置时间≤5分钟;院内急会诊到位时间≤20分钟;急诊检查一般项目出报告时间≤2小时;平诊检查一般项目出报告时间≤24小时,等等。

从医院医疗质量管理和控制角度看,医疗环节质量管理是一种十分有效的管理手段,因为,是一种现场检查和控制,可以及时得发现问题和及时纠正,以保证医疗质量。

(三)终末质量

医疗终末质量是医疗质量管理的最终结果。医疗终末质量管理主要是以数据为依据综合评价医疗终末效果的优劣。发现问题,解决质量问题,因此,医疗终末质量是评价质量的重要内容,它不仅能客观地反映医疗质量,而且也是医院实施医院信息管理系统的重要组成部分。终末质量管理虽然是事后检查,但从医院整体来讲仍然起到质量反馈控制的作用,可通过不断总结医疗工作中的经验教训,促进医疗质量循环上升。

1.医疗终末质量统计指标

主要是指出院病历质量控制,医疗指标质量控制。医疗质量统计指标项目繁多,有代表性的有以下几种。

(1)美国潘顿提出9项指标。①床位使用率(标准值85%～90%)。②平均住院日(标准值6～8天)。③转归统计。④死亡率(标准值4%以下)。⑤尸检率(标准值25%以上)。⑥并发症(标准值4%以下)。⑦感染率(标准值2%以下)。⑧不必要手术率(标准值10%以下)。⑨会诊率(标准值15%以上)。

(2)美国Megibony将潘顿9项增加到20项:如把死亡率细分为麻醉死亡率(标准值1/5000以下)、术后10天内死亡率(标准值1%以下)、分娩死亡率(标准值0.25%以下)、新生儿死亡率(标准值2%以下)等。

(3)日本三藤宽氏提出的13项医疗统计评价指标:平均病床利用率为82%～92%(100张床位左右的小医院应为80%,400张床位以上的医院以93%为恰当);病床周转率;平均住院日数(一般急性病为8天,正常分娩为7天);手术麻醉死亡率不得超过0.02%;院内分娩死亡率不超过0.25%;手术后死亡率(指术后10日内死亡的患者)不得超过1%;院内新生婴儿死亡率为2%以下;尸检率在教学医院至少达到25%以上;会诊率;院内感染率;并发症发生率;不需要手术而行手术率不应超过5%;诊疗协议会次数。

(4)郭子恒主编的《医院管理学》提出了15项指标。①工作量统计:门诊量及日平均门诊人次、住院人数、手术人次。②转归统计：治愈、好转、无变化、未治、死亡。③病床使用率：标准值85％～93％。④病床周转次数：参考标准值17～20次(年)。⑤平均住院日：参考标准值综合医院为15～20天以内。⑥医院死亡率：参考标准值为4％以下。⑦麻醉死亡率：参考标准值为0.02％以下。⑧手术后死亡率(指术后10天以内)：参考标准值为1％以下。⑨分娩死亡率：参考标准值为0.25％以下。⑩新生儿死亡率：参考标准值为2％以下。⑪尸检率：参考标准值为10％～20％以上(教学医院和省级医院适用)。⑫会诊率(包括病例讨论)：参考标准值为占入院病例15％以上。⑬无菌手术感染率(包括分娩)：参考标准值为1％～2％以下。⑭手术并发症发生率：标准值为3％～4％。⑮医疗事故发生数(分等级)。

(5)《综合医院分级管理标准》中对终末质量提出了6个方面23项指标。①诊断质量：包括入院与出院诊断符合率，手术前后诊断符合率，临床诊断与病理诊断符合率，二级转诊患者重点专科确诊率。②治疗质量：包括单病种治愈好转率，急诊抢救成功率，住院患者抢救成功率，无菌手术切口甲级愈合率，单病种死亡率，住院产妇死亡率，活产新生儿死亡率，病种术后10日内死亡率。③工作效率指标：包括病床使用率，病床周转次数，出院患者平均住院日。④医院感染：包括医院发生感染率，肌内注射化脓率，无菌手术切口感染率。⑤经济效益：包括平均每门诊人次医药费用、单病种平均每住院人次医药费用。⑥其他：包括麻醉死亡率，尸检率、医疗事故发生率。

2.医疗终末质量指标统计管理

指医院医疗终末数字资料的收集、整理、计算和分步骤进行科学的管理过程。一是以数字为事实，为医疗质量管理提供更可靠的质量改进依据。二是应用终末质量统计指标，为质量管理的计划、决策、内容、措施、评价提供可靠依据，从而更好地为患者健康服务。

(1)医疗终末质量指标统计管理作用：主要体现在指标项目固定，易形成共识。医疗指标传统性强，统计项目、内容较固定，带有普遍性，长期以来形成了医务界的一致认识。通常主要指标达到规定标准，就能知道医院的质量基本管理情况。如门诊接诊患者次数、出院患者数、特色专科收容患者情况等。

(2)医疗终末质量指标统计管理内容。主要包括：①统计资料的连续性。医院医疗终末质量统计资料有相当强的连续性。对连续性的资料进行分析研究，就可以反映事物的本质和规律性，可以指导未来的医院质量管理工作。②资料的准确性、完整性和及时性。要求统计数字必须真实准确，不能弄虚作假，不能报喜不报忧，而要实事求是。统计资料必须完整，不能残缺不全，不能想当然办事。统计资料要及时，统计资料具有很强的时效性，有不少资料具有重要的全局指导意义。而且，有些专题或专项调查资料具有重要的全局指导意义，若延误了时间，不但影响工作的开展，而且为决策提供错误的依据，后果严重。

(3)医疗终末质量统计分析方法。①对比分析：各项统计指标完成情况必须与上月、季或年度或一个时期不同指标进行比较，哪些指标提高了，哪些指标降低了，哪些指标增加了，哪些指标减少了。一是与上级规定的指标比较，看指标完成情况；二是纵向比较，全院各科室与往年比较；三是横向比较，如大致相同科室，即人员、床位基本相同科室的比较；四是重点指标比较，如门诊人数、出院人数、经济收入、病历质量等，这些指标具有代表性，需要重点比较，详尽分析；五是分层次比较分析，如内科片、外科片、医技片、大型设备使用、人员与质量比较，质量与效益比较等。②百分比分析:如甲级病案的百分比、床位使用率、治愈率等。③统计表图:绝大多数数据可以制成统计表和统计图。统计表简明扼要,概括性强,比较充分,一目了然。常用的统计表有简单表和复合表。需注意的是统计表要便于进行对比分析;表的内容要围绕主题,重点突出,简单明白;常用的统计图主要有条图(单式条图、复式条图、分段条图)、圆图、百分条图、线图、直方图和箱式图等。运用统计图不仅直观,而且可以提高实际效果。

3.终末质量目标管理方法

目标管理(MBO)是管理科学的一种管理方法,也是一种现代的管理思想。它是根据外部环境和内部条件的综合平衡,确立在一定时间预定达到的成果,制订出总目标,并为实现该目标而进行的组织、激励、控制和检查的管理方法。也就是说,根据医疗质量的要求,把医疗质量指标的标准值化作一个时期(年度、季度、月度等)的目标,并将目标分解到各个部门和个人,严格按目标执行和实施,并进行考核和结果评价。

(1)终末质量目标管理的作用:一是用于未来管理:用医疗终末质量结果(统计数据),将医疗质量的事后管理转移到未来的目标上,使医疗质量成为具有主动性和前瞻性的动态管理。二是用于绩效管理:终末质量的目标管理最终是衡量工作绩效,通过医疗质量统计指标的比较分析,针对性强,说服力好。三是用于激励管理:合理医疗质量目标是提高医疗质量无形的激励剂。以充分调动医务人员的主动性、积极性和创造性。使医务人员的创新精神达到最大限度地发挥。可使科室、全体医务人员按照目标要求去努力奋斗,创造性地完成任务。四是用于奖惩措施:终末质量一般用来评价医疗质量,并与医院奖惩挂钩。奖惩是目标管理的一个显著特点,如果说有目标,而没有明确的奖惩措施,这样的目标是失败的目标。每个人都有荣誉感,完成任务希望得到一定的精神、物质奖励。这是目标管理成功的关键。

(2)终末质量目标质量管理需要注意的问题:目标质量管理是科学的管理方法,运用得当,能极大地提高医院的质量水平,但如果管理不当,也会把医院引向歧途。因此,制定目标时,必须慎之又慎,充分考虑到实施过程中可能遇到的问题,尽量把问题解决在目标制定之前,即使问题出现在实施过程中,也应考虑到目标恰当的弹性,以利目标的贯彻执行。一是建立健全目标质量管理制度;二是制定质量目标应广泛征求意见;三是目标要具有挑战性,但又要符合实际,具有可行性;四是目标要定量化、具体化,目标完成期限要适中;五是防止单纯经济观点。

二、医疗质量管理的实施

(一)医疗质量管理实施策划

1.策划内容

(1)组织机构与领导。

(2)策略性计划制订。

(3)人员训练与教育。

(4)系统管理以及流程管理。

(5)信息系统建立与管理。

(6)绩效评估和顾客满意度测评。

这些内容都应该具体操作,并制订相应的评估标准。

2.全员参与

医院质量管理需要医院全体员工共同参与、集思广益，并且上升到医院文化高度，形成强有力的团队精神，使医院所有员工都为之献计献策，共同奋斗，这样才能够达到质量改进的目的。

(1)要做好宣传、发动，营造浓厚的氛围。利用各种手段，像橱窗、院报、黑板报、闭路电视、知识竞赛等，加大宣传力度，努力做到人人皆知，达到全员参与、气氛热烈，保证宣传工作的广泛性和深入性。

(2)树立典型，以典型带动全院。各部门、各科室要结合本部门、本科室工作特点和实际情况，研究具体实施方案，指定专门人员负责，分层次，分重点，将质量工作落实到每一个具体的岗位，具体人员。要注意发现和树立典型，通过现场观摩、经验交流等形式，以点带面，以优促劣，以典型推动工作，把工作抓实、抓细。

3.各负其责，分工合作

医疗质量管理工作涉及全院各个部门，为确保医疗质量管理工作正常运行和取得应有的效果，要求各部门明确职责，按医疗质量管理要求和标准进行具体分工。同时，涉及多单位、多部门的工作，在相互衔接的接口或界面上设计医疗质量问题的，要在调查研究的基础上，相关部门共同研究；本着"全院一盘棋、一切为了伤病员"的思想，明确各自的责任，努力消除在管理、分工和职责等方面的薄弱环节，从制度上加以规定，避免在关键环节上扯皮、推诿现象的发生。

4.建立定期监测系统

(1)设计规范性统计报表，保持统计报表的权威性和延续性，让员工们熟悉统计报表的指标和标准。通过统计报表评估医院各级质量，并定期公布统计信息，运用统计信息进行质量考评与讲评。

(2)建立质量监控信息系统，指派专(兼)职人员负责定期监测工作，依据标准和结果定期评估医院各部门质量情况并取得信息，发现缺陷或问题，提出改进意见，并定期进行信息反馈。

(3)统计对比。主要进行自我比较和与同级比较。通过统计比较寻找差距、确立新的目标，促进医院和科室质量改进。

5.成立质量小组解决专项质量问题

医院应根据实际情况，对发现的带有全局性或规律性的医疗质量问题，采取专项解决措施。即每年有计划地解决2～3项关键性质量问题。质量小组是基于某个项目需要而成立的任务性小组，其组员大约6～8位，应由具有决策作用的领导、专业人员参加。同时所有成员都应该对这项任务十分熟悉。为保证效果，小组成员应该接受必要的学习培训，并颁发证书。预期完成任务后，将其总结得出的结果，包括制度修订，设备的增加，操作的改进等，要在医院适当范围推广应用。

6.实施奖励制度以及鼓舞活动

这是一种十分重要的反馈方式。奖励包括奖金、嘉奖、立功、公开表扬等。鼓舞活动，包括酒会、餐会、庆功会、动员会、团体郊游、度假旅行等。

(二)医疗质量管理实施步骤

1.策划设计阶段

(1)医疗质量管理体系诊断。①步骤:科室全体人员热烈讨论,首先确定谁是科室最为重要的顾客,其次确定什么是大家最关心、最亟待改进的质量特性,然后再确定什么是关键的流程及因素,最后充分讨论,提出改进质量的策略和方法。②主要内容:系统调查医院质量管理组织以及各部门职能执行情况、总结现有体系存在问题,特别是规章制度落实、质量记录等情况,同时调查患者的意见以及医院领导与医务人员对质量的期望。

(2)集中全体有关人员的智慧:可以采用头脑风暴法或鱼骨图法以及流程的工具来了解问题,并将问题按其困难程度分类。如果是本级组织无法解决的问题,就把它排除在外;如果是简单可行、较快就可解决的问题,无须成立质量小组;如果是比较复杂的老问题,则需组织科室的质量小组来收集资料、分析讨论,即用问卷调查、意见箱、电话拜访来收集资料、了解顾客的需求、期望以及不满,并借助上述种种资料,安排需改进项目的优先顺序,选择适当的机会,充分授权科室内质量管理小组,推动方案的制订。

(3)设计质量管理模式,建立评估指标:针对关键质量特性和关键流程设计质量管理模式与流程,建立各项评估指标和标准。

(4)实施培训辅导。①制订质量教育计划。②针对各类人员进行培训,如领导层培训、骨干培训以及全员培训等等。

2.实施阶段

重点工作如下。

(1)制定和运行实施计划。

(2)认真做好质量实施的记录。

(3)定期检查质量运行情况,并详细记录。

(4)评估质量。

3.总结整改阶段

针对质量实施过程的成绩和问题进行总结,表彰先进,推广其做法,对存在问题进行分析研究,制订整改措施。

三、医疗质量控制

(一)医疗质量控制层次

控制是质量管理的基本手段。根据医疗质量形成特点和医疗质量管理组织层次,完整的医疗质量控制应是以个体质量控制、科室质量控制、院级、职能部门、和区域性的专业学科质量控制四级层次展开。

1.个体质量控制

临床医护人员,包括医技科室人员,多是在没有外部监控条件下工作的独立操作、独立决断、独立实施各种诊疗服务。因此,个体性自我控制,就构成了医疗质量管理最基本的形式。职业责任、敬业精神、学识、技能和经验占有重要作用。个体质量控制一靠各级人员职责;二靠规章制度,工作程序,技术规程;三靠作风养成,靠扎扎实实的日常工作。个体质量控制既有自我约束作用,又有互相监督作风,形成一种协调约束机制。

2.科室质量控制

从某种意义上说,科主任的技术水平和管理能力决定了该学科的质量水平。除非同行专家评审,作为一般业务行政职能部门是没有能力直接控制质量形成的全过程的。环节质量控制、终末质量检查、评价是科主任的职责,是科主任的经常性工作。除非为了某项科研目标、专项临床研究、开展高新技术,通常情况下,不宜另设质量管理小组。减少层次环节,明确责任,注重效果。

3.院级及机关职能部门的医疗质量控制

医院领导和机关职能部门在医疗质量管理中主要是组织协调作用,并以不同形式参与医疗质量的控制。机关职能部门对医疗质量的检查控制:一是通过日常业务活动进行质量检查组织协调;二是根据医疗质量计划和标准,定期(月或季)组织实施全院性的医疗质量检查,进行医疗质量分析、讲评;三是针对医疗工作中发现的医疗缺陷和问题进行跟踪检查分析,并制定改进措施,并运用正反典型事例向全院进行教育;四是注意掌握各专业质量管理的关键点及关键点相联系的例外情况;五是质量保障组织服务工作。

4.区域性的专业学科质控中心

由该领域学术水平比较高的单位牵头,集合该区域的有影响力的专家,组成质控专家小组。制定质量控制标准、设计质量检查方法、进行质量检查、开展质量活动、召开质量会议、评价检查结果。

(二)医疗质量系统控制法

1.系统性全面质量控制

根据全面质量管理思想,医疗质量控制必须实行系统性全面质量控制,患者从入院到出院的整个医疗过程,要实行不间断的质量控制,对这一过程中的各部门、各环节及全过程中的各项治疗、护理、技术操作和其他医疗生活服务工作都要进行连续的全面质量控制,实行标准化、程序化、规范化、制度化的管理。

2.全程性控制中的重点控制

即对医疗质量影响较大的关键环节、重点对象。医疗过程中的重点环节是检诊、查房、病历书写、会诊、大手术、抢救核心业务新技术的开展。诊疗中的重点对象一般是指危重、疑难、抢救、监护和大手术患者。在全过程性控制中抓住重点环节,选准关键点,及时发现,处理与关键点相联系的例外情况,质量控制就能成为一个相对封闭的良性循环。

(三)医疗质量信息控制

医院的医疗实践活动会产生大量的医疗信息,医院的信息机构应及时准确地收集、整理和分析获取的信息,并及时反馈给机关与科室,以指导决策、调整偏差、实施有效的控制。全面、准确、及时、可靠的信息反馈是质量的重要保证,为此,医院应加强信息管理组织和业务建设,创造条件,应用电子计算机对信息实施处理。但医疗信息反馈的同时,还必须重视现场检查、事中观察对医疗质量控制的重要性和必要性。要清楚认识到,医疗质量控制在许多情况下,是无法计量的。

1.信息反馈控制

医疗质量控制常是通过质量检查,发现问题,找出原因,进而提出改进措施纠正工作中的偏差。这种回过头来改进工作的方法称之为回顾性控制,亦称之为事后检查。

2.信息前馈控制

现代科学管理要求质量控制要以"预防为主",实行预先控制,即通过有效的计划管理,按照医疗质量形成的规律和特点,采用预防性管理方法,通过抓影响质量的因素和薄弱环节,消除质量隐患从而保证医疗服务的高质量。

(四)医疗质量实时控制

1.医疗质量实时控制

是指在患者在住院期间对医疗过程质量进行控制。其特点一是住院患者而不是出院患者;二是医疗过程的环节质量而不是终末质量;三是采用通信技术与信息技术来实现。一般认为,实时信息不可能实时控制,因为,实时信息在控制前需要找出控制偏差的原因,这就需要时间,即时滞现象。要达到实时控制,必须是可以超前预料到的事件和过程。国外对实时控制设计多采用回顾分析和预期研究相结合的方法。强调实时控制要抓住时段中最重要、最有意义的部分进行控制。并认为实时控制能使错误发生的概率降为最小。

2.医疗质量实时控制主要方法

运用持续质量改进(CQI)原则,采用 CQI 的 FADE 方法,即选择重点、分析、提出和实施,把医疗全过程作为质量控制系统,采用选择关键要素、分析医疗过程、建立医院医疗质量实时控制模式和实施医疗质量实时监控四大步骤。

(1)选择关键要素。①过程分解。根据国家医院管理的有关法律法规和医院医疗规章制度条款进行层层分解至最小、最基本要素,针对管理要素及其相互有关的各因素进行分析,寻找有效管理途径,制定管理流程,实现要素管理。②找出主要影响因素。采用统计学方法对医院医疗质量的主要影响因素进行多因素与单因素分析,将医疗质量管理与控制置于医疗质量的基础质量上。

(2)分析医疗过程。①以患者为中心进行过程分析。在整个医疗过程中,患者门诊诊疗(挂号、就诊、检查、治疗、取药)和住院患者诊疗(门诊、预约住院、办理住院、检查诊断、治疗或手术、治愈出院)全过程构成质量环,每一个质量环过程直接影响和决定医疗质量和服务质量。因此,对质量环的管理,首先要对全过程细化分解,直到质量环过程的最基本单元,从最小单元的质量问题进行研究改进。②关注医疗过程的所有部门。在医疗过程管理模式中,不仅要解决直接为患者提供服务的部门。同时,支持或者辅助医疗过程是特别重要的,例如手术室、麻醉科、医技辅助诊断科室的质量和效率都是直接影响医疗服务质量。

3.建立实时控制模式

在选择的关键要素与分析医疗过程的基础上,依据医院质量要求制定相应的医疗质量的控制办法,主要通过现场控制、反馈控制、前馈控制 3 种模式,将以往的出院患者的信息变为在院患者的实时信息,建立分析评价的控制系统,以实现医疗质量实时控制的目标。其中最为关键的是以下几点。

(1)确立标准:在医疗质量管理控制中,控制标准是首先根据医院管理总目标来制定,目标明确了,控制标准才能具体;控制标准具体了,控制工作才能有效。

(2)衡量成效:在衡量成效时,要把握住有效信息的及时性、可靠性。其次是对信息的分析,采用技术手段和方法,发现问题,解决问题。建立医疗质量指标体系和目标值,分别对日、周、月、季和年度的实际值进行分析,及时衡量和评价控制成效,并定期进行质量考评和讲评。

（3）纠正偏差：所谓偏差,就是实际结果与标准不符。这是控制工作的最后一个步骤,但是又是控制工作的关键,因为它体现了执行控制职能的目的。采用统计预测及时对在院患者的医疗质量指标的偏差进行指导性控制。采用系统的监测和控制功能,及时将科室医疗质量反馈给科室,对住院患者采用现场控制,保证医疗质量控制的效果。

4.建立医疗质量实时控制计算机系统

系统的主要功能如下。

（1）监测功能：选择主要监测点和内容,制定相应标准,采用计算机自动监测。也可根据逻辑关系进行重点监测。

（2）控制功能：采用控制图法,对医院和科室进行患者平均住院日、医疗费用和药品费用进行实时查询和控制。

（3）报警、提示、反馈功能：对发现的质量偏差或超标准趋势,给予标注、提示,并将信息迅速反馈。

（4）统计辅助功能：利用先进统计软件 SAS、SPSS 的强大统计功能,从统计规律性的角度发现缺陷,如某项变量值超标（如 $X \pm 3S$）;对总体进行统计推断,进行总体参数估计、差别性检验、相关回归分析等,进行辅助控制。

第十一章 医政管理与医疗服务监管

第一节 医政管理与医疗服务监管概述

一、医政管理的基本概念

医政管理是指政府卫生行政部门依照法律法规及有关规定对医疗机构、医疗技术人员、医疗服务及其相关领域实施行政准入并进行管理活动的过程;医疗服务监管是指政府卫生行政部门制定医疗机构、医疗服务、医疗质量监督管理的绩效考核评价体系并对医疗机构医疗服务实施监督管理的过程。

医政管理与医疗服务监管的行政主体是政府各级卫生行政部门,医政管理与医疗服务监管密切相关。

医政管理与医疗服务监管的实质就是医疗卫生工作的政务管理,以下统称为医政管理。与医院管理不同,医政管理是政府卫生行政机关对医疗卫生机构和医疗服务的管理,体现国家政策、法律和公共政策的强制性,属于公共行政管理。而医院管理是应用现代管理手段,使医院的人力、物力、财力等资源得到有效配置,达到医疗服务的最佳社会效益与经济效益,属于经营管理和公共事业管理。

二、医政管理的内容

医政管理内容主要体现在以下 4 个方面:对各级各类医疗机构的管理和评价;对各类医疗卫生人员的管理;对各项医疗工作的管理;对与医疗相关的各种卫生组织及其活动的行政管理。

医政管理对象是为社会提供医疗预防保健服务的各级各类医疗机构、采供血机构及其从业人员和执业活动。

医政管理任务是为广大人民群众提供质量优良、价格合理的医疗预防保健服务。

三、医政管理的职能范围

政府各级卫生行政部门行使医政管理的职能,主要包括以下几点。

(1)拟订医疗机构、医疗技术应用、医疗质量、医疗安全、医疗服务、采供血机构管理等有关政策规范、标准并组织实施。

(2)拟订医务人员执业标准和服务规范并组织实施。

(3)指导医院药事、临床实验室管理等工作,参与药品、医疗器械临床试验管理工作。

(4)拟订医疗机构和医疗服务全行业管理办法并监督实施,监督指导医疗机构评审评价,建立医疗机构医疗质量评价和监督体系,组织开展医疗质量、安全、服务监督和评价等工作。

(5)拟订公立医院运行监管、绩效评价和考核制度,建立健全以公益性为核心的公立医院监督制度,承担推进公立医院管理体制改革工作。

(6)其他相关医疗政务的综合管理。

第二节　卫生行业许可和准入管理

一、医疗机构准入管理

1994 年 2 月,国务院颁布《医疗机构管理条例》(以下简称《条例》),同年 8 月,原卫生部根据《条例》制定了《医疗机构管理条例实施细则》(以下简称《细则》),9 月发布《医疗机构设置规划》及《医疗机构基本标准(试行)》,严格医疗机构准入管理。2006 年 11 月和 2008 年 7 月对《细则》做了部分修订。依据《条例》和《细则》的规定,医疗机构是指经登记取得《医疗机构执业许可证》的机构。

(一)医疗机构的类别

医疗机构包括以下几类。

(1)综合医院、中医医院、中西医结合医院、民族医医院、专科医院、康复医院。

(2)妇幼保健院。

(3)社区卫生服务中心、社区卫生服务站。

(4)中心卫生院、乡(镇)卫生院、街道卫生院。

(5)疗养院。

(6)综合门诊部、专科门诊部、中医门诊部、中西医结合门诊部、民族医门诊部。

(7)诊所、中医诊所、民族医诊所、卫生所、医务室、卫生保健所、卫生站。

(8)村卫生室(所)。

(9)急救中心、急救站。

(10)临床检验中心。

(11)专科疾病防治院、专科疾病防治所、专科疾病防治站。

(12)护理院、护理站。

(13)其他诊疗机构。

(二)医疗机构设置规划

依据《医疗机构设置规划》,医疗机构的设置以千人口床位数(千人口中医床位数)、千人口医师数(千人口中医师数)等主要指标为依据进行宏观调控,遵循公平性、整体效益、可及性、分级、公有制主导、中西医并重等主要原则建立以下医疗服务体系框架。

(1)按三级医疗预防保健网和分级医疗的要求,一、二、三级医院的设置应层次清楚、结构合理、功能明确,建立适合我国国情的分级医疗和双向转诊体系总体框架,以利于发挥整体功能。

(2)大力发展中间性医疗服务和设施(包括医院内康复医学科、社区康复、家庭病床、护理站、护理院、老年病和慢性病医疗机构等),充分发挥基层医疗机构的作用,合理分流患者,以促进急性病医院(或院内急性病部)的发展。

(3)建立健全急救医疗服务体系。急救医疗服务体系应由急救中心、急救站和医院急诊科(室)组成,合理布局,缩短服务半径,形成急救服务网络。

（4）其他医疗机构纳入三级医疗网与三级网密切配合、协调。

（5）建立中医、中西医结合、民族医医疗机构服务体系。

根据以上设置规划要求，单位或者个人申请设置医疗机构，应当提交下列文件：①设置申请书。②设置可行性研究报告。③选址报告和建筑设计平面图。

县级以上地方人民政府卫生行政部门根据医疗机构设置规划，自受理设置申请之日起30日内，做出批准或者不批准的书面答复；批准设置的，发给设置医疗机构批准书。

（三）医疗机构的登记

1.医疗机构执业登记

医疗机构执业，必须进行登记，领取《医疗机构执业许可证》（以下简称《许可证》）。申请医疗机构执业登记，应当具备下列条件。

（1）有设置医疗机构批准书。

（2）符合医疗机构的基本标准。

（3）有适合的名称、组织机构和场所。

（4）有与其开展的业务相适应的经费、设施、设备和专业卫生技术人员。

（5）有相应的规章制度。

（6）能够独立承担民事责任。

申请医疗机构执业登记须填写《医疗机构申请执业登记注册书》，并向登记机关提交下列材料：①《设置医疗机构批准书》或者《设置医疗机构备案回执》。②医疗机构用房产权证明或者使用证明。③医疗机构建筑设计平面图。④验资证明、资产评估报告。⑤医疗机构规章制度。⑥医疗机构法定代表人或者主要负责人以及各科室负责人名录和有关资格证书、执业证书复印件。

（7）省、自治区、直辖市卫生行政部门规定提供的其他材料。

申请门诊部、诊所、卫生所、医务室、卫生保健所和卫生站登记的，还应当提交附设药房（柜）的药品种类清单、卫生技术人员名录及其有关资格证书、执业证书复印件以及省、自治区、直辖市卫生行政部门规定提交的其他材料。

县级以上地方人民政府卫生行政部门自受理执业登记申请之日起45日内进行审核。审核合格的，予以登记，发给《许可证》。

2.医疗机构校验

床位不满100张的医疗机构，其《许可证》每年校验1次；床位在100张以上的医疗机构，其《许可证》每3年校验1次。医疗机构应当于校验期满前3个月向登记机关申请办理校验手续。逾期不校验仍从事诊疗活动的，由县级以上人民政府卫生行政部门责令其限期补办校验手续；拒不校验的，吊销其《许可证》。

3.医疗机构变更及注销登记

医疗机构改变名称、场所、主要负责人、诊疗科目、床位的，必须向原登记机关办理变更登记。医疗机构歇业，必须向原登记机关办理注销登记；医疗机构非因改建、扩建、迁建原因停业超过1年的，视为歇业；经登记机关核准后，收缴《许可证》。

4.医疗机构评审

根据《条例》规定，国家实行医疗机构评审制度，由专家组成的评审委员会按照医疗机构评审办法和评审标准，对医疗机构的执业活动、医疗服务质量等进行综合评价。1989年11月印发《有关实施医院分级管理的通知》和《综合医院分级管理标准（试行草案）》，1995年发布《医疗机构评审办法》，初步规范了我国医院评审工作实施行为。1998年8月，印发《卫生部关于医院评审工作的通知》，暂停医院评审工作，第一周期医院评审工作结束。新医改方案中明确要求探索建立医院评审评价制度，2011年9月发布《医院评审暂行办法》（以下简称《办法》）。医院评审是指医院按照《办法》要求，根据医疗机构基本标准和医院评审标准，开展自我评价，持续改进医院工作，并接受卫生行政部门对其规划级别的功能任务完成情况进行评价，以确定医院等级的过程。《办法》规定新建医院在取得《许可证》，执业满3年后方可申请首次评审。医院评审周期为4年。医院在等级证书有效期满前3个月可以向有评审权的卫生行政部门提出评审申请，提交以下材料。

（1）医院评审申请书。

（2）医院自评报告。

（3）评审周期内接受卫生行政部门及其他有关部门检查、指导结果及整改情况。

（4）评审周期内各年度出院患者病案首页信息及其他反映医疗质量安全、医院效率及诊疗水平等的数据信息。

（5）省级卫生行政部门规定提交的其他材料。

5.医疗机构工商登记

医疗机构的工商登记是一种经营资格的行政许可。2000年9月原卫生部、财政部、原国家计委联合发布《关于城镇医疗机构分类管理的实施意见》，医疗机构进行设置审批、登记注册和校验时，卫生行政部门会同有关部门根据医疗机构投资来源、经营性质等有关分类界定的规定予以核定，在执业登记中注明"非营利性"或"营利性"。营利性医疗机构是指医疗服务所得收益可用于投资者经济回报的医疗机构。取得《许可证》的营利性医疗机构，按有关法律法规还需到工商行政管理、税务等有关部门办理相关登记手续。

（四）医疗机构审批管理

为进一步规范和加强医疗机构审批管理，2008年7月发布《卫生部关于医疗机构审批管理的若干规定》，内容有：严格医疗机构设置审批管理；规范医疗机构登记管理；规范医疗机构审批程序；加强医疗机构档案和信息化管理；严肃查处违规审批医疗机构的行为。各级卫生行政部门根据管理规定严格医疗机构等医疗服务要素的准入审批，切实加强对医疗机构执业活动的日常监管。

二、医疗卫生专业技术人员准入管理

医疗卫生专业技术，人员是指受过高等或中等医疗卫生教育或培训，掌握医疗专业知识，经卫生行政部门审查合格，从事医疗、预防、药剂、医技、卫生技术管理等专业的专业技术人员。国家卫生行政主管部门对每一种卫生专业技术人员都从执业角度做了规定，这里主要介绍医师和护士的准入管理。

(一)医师准入管理

医师是指取得执业(助理)医师资格,经注册在医疗、预防、保健机构(包括计划生育技术服务机构)中执业的专业医务人员。我国医师类别有临床医师、中医师、口腔医师、公共卫生医师。每类医师又分为执业医师和执业助理医师两个级别。

1998年6月中华人民共和国第九届全国人民代表大会常务委员会通过《中华人民共和国执业医师法》,配套文件有1999年《医师资格考试暂行办法》《医师执业注册暂行办法》,2000年《医师资格考试报名资格暂行规定》《医师资格考试考务管理暂行规定》,2003年《乡村医师从业管理条例》,2006年《传统医学师承和确有专长人员医师资格考核考试办法》以及《医师资格考试报名资格规定(2006版)》。

国家实行医师资格考试制度,考试方式分为实践技能考试和医学综合笔试。考试成绩合格的,授予执业医师资格或执业助理医师资格。

国家实行医师执业注册制度,取得《医师资格证书》后,向卫生行政部门申请注册。经注册取得《医师执业证书》后,方可按照注册的执业地点、执业类别、执业范围,从事相应的医疗、预防、保健活动。获得执业(助理)医师资格后2年内未注册者,申请注册时,还应提交在省级以上卫生行政部门指定的机构接受3至6个月的培训并经考核合格的证明。

已注册执业的医师需要定期考核,2007年7月发布《医师定期考核管理办法》,2010年发布《关于进一步做好医师定期考核管理工作的通知》。医师定期考核每两年为一个周期,考核包括业务水平测评、工作成绩和职业道德评定。卫生行政部门将考核结果记入《医师执业证书》的"执业记录"栏,并录入医师执业注册信息库。对考核不合格的医师,卫生行政部门可以责令其暂停执业活动3个月至6个月,并接受培训和继续医学教育;暂停执业活动期满,由考核机构再次进行考核。

另外,对于外国及港澳台医师行医也有相应的执业注册规定。1992年发布《外国医师来华短期行医暂行管理办法》规定外国医师来华短期行医必须向卫生行政部门申请注册,审核合格者发给《外国医师短期行医许可证》,有效期不超过一年。2009年发布《台湾地区医师在大陆短期行医管理规定》《香港、澳门特别行政区医师在内地短期行医管理规定》,规定港澳台医师在内地从事不超过3年的短期行医,应进行执业注册,取得《港澳医师短期行医执业证书》或《台湾医师短期行医执业证书》,执业类别可以为临床、中医、口腔3个类别之一。

(二)护士准入管理

护士是指按照相关法律规定取得《中华人民共和国护士执业证书》并经注册在医疗、预防、保健机构(包括计划生育技术服务机构)中从事护理工作的护理专业技术人员。

1993年3月发布的《中华人民共和国护士管理办法》对护士的考试、注册、执业等做了具体规定,建立了我国的护士执业资格考试制度和护士执业许可制度。2008年1月国务院发布《护士条例》,同年5月发布《护士执业注册管理办法》。

国家护士执业资格考试原则上每年举行一次,包括专业实务和实践能力两个科目。考试一次性通过两个科目为考试成绩合格,考试成绩合格者才可申请护士执业注册。

护士执业,应当经执业注册取得护士执业证书。护士执业注册申请,应当自通过护士执业资格考试之日起3年内提出;逾期提出申请的,还应当在符合卫生主管部门规定条件的医疗卫生机构接受 3 个月临床护理培训并考核合格。护士执业注册有效期为 5 年,应在有效期届满前 30 日,向原注册部门申请延续注册。

三、医疗技术应用准入管理及手术分级管理

(一)医疗技术应用准入管理

医疗技术,是指医疗机构及其医务人员以诊断和治疗疾病为目的,对疾病做出判断和消除疾病、缓解病情、减轻痛苦、改善功能、延长生命、帮助患者恢复健康而采取的诊断、治疗措施。2009 年 3 月发布《医疗技术临床应用管理办法》,明确了国家建立医疗技术临床应用准入和管理制度,对医疗技术实行分类、分级管理。

医疗技术分为三类。

第一类医疗技术是指安全性、有效性确切,医疗机构通过常规管理在临床应用中能确保其安全性、有效性的技术。

第二类医疗技术是指安全性、有效性确切,涉及一定伦理问题或者风险较高,卫生行政部门应当加以控制管理的医疗技术。

第三类医疗技术是指具有下列情形之一,需要卫生行政部门加以严格控制管理的医疗技术。

(1)涉及重大伦理问题。

(2)高风险。

(3)安全性、有效性尚需经规范的临床试验研究进一步验证。

(4)需要使用稀缺资源。

(5)规定的其他需要特殊管理的医疗技术。

医疗机构开展通过临床应用能力技术审核的医疗技术,经相应的卫生行政部门审定后 30 日内到核发其《医疗机构执业许可证》的卫生行政部门办理诊疗科目项下的医疗技术登记。经登记后方可在临床应用。

(二)手术分级管理

为加强医疗机构手术分级管理,规范医疗机构手术行为,2012 年 8 月发布《医疗机构手术分级管理办法(试行)》(以下简称《办法》)。《办法》中手术是指医疗机构及其医务人员使用手术器械在人体局部进行操作,以去除病变组织、修复损伤、移植组织或器官、植入医疗器械、缓解病痛、改善机体功能或形态等为目的的诊断或者治疗措施。医疗机构应当开展与其级别和诊疗科目相适应的手术,根据风险性和难易程度不同,手术分为四级。

一级手术是指风险较低、过程简单、技术难度低的手术。

二级手术是指有一定风险、过程复杂程度一般、有一定技术难度的手术。

三级手术是指风险较高、过程较复杂、难度较大的手术。

四级手术是指风险高、过程复杂、难度大的手术。

《办法》规定医疗机构按照《医疗技术临床应用管理办法》规定,获得第二类、第三类医疗技术临床应用资格后,方可开展相应手术。

《办法》还规定三级医院重点开展三、四级手术;二级医院重点开展二、三级手术;一级医院、乡镇卫生院可以开展一、二级手术,重点开展一级手术。

社区卫生服务中心、社区卫生服务站、卫生保健所、门诊部（口腔科除外）、诊所（口腔科除外）、卫生所（室）、医务室等其他医疗机构，除为挽救患者生命而实施的急救性外科止血、小伤口处置或其他省级卫生行政部门有明确规定的项目外，原则上不得开展手术。遇有急危重症患者确需行急诊手术以挽救生命时，医疗机构可以越级开展手术，并做好以下工作。

(1)维护患者合法权益，履行知情同意的相关程序。

(2)请上级医院进行急会诊。

(3)手术结束后24小时内，向核发其《医疗机构执业许可证》的卫生行政部门备案。

四、大型医疗设备配置准入管理

大型医用设备是指在医疗卫生工作中所应用的具有高技术水平、大型、精密、贵重的仪器设备。1995年7月发布《大型医用设备配置与应用管理暂行办法》，配套有《卫生部关于X射线计算机体层摄影装置CT等大型医用设备配置与应用管理实施细则》。2004年12月发布《大型医用设备配置与使用管理办法》，规定大型医用设备规划配置，并向社会公布；实行大型医用设备配置专家评审制度，组织专家开展大型医用设备规划配置评审；大型医用设备上岗人员要接受岗位培训，取得相应的上岗资质。大型医用设备管理品目分为甲、乙两类，甲类由国务院卫生行政部门管理，乙类由省级卫生行政部门管理。医疗机构获得《大型医用设备配置许可证》后，方可购置大型医用设备。

另外，对于首次从境外引进或国内研发制造，经药品监督管理部门注册，单台（套）市场售价在500万元人民币以上，但尚未列入国家大型医用设备管理品目的医学装备，2013年又制定了《新型大型医用设备配置管理规定》，规定新型大型医用设备应当经过配置评估后，方可进入医疗机构使用；新型大型医用设备配置试用期为设备安装调试完成后1年；配置试用评估期间，停止受理配置申请，配置评估结束后制定并公布大型医用设备配置规划。

第三节　医疗质量控制与管理

一、医疗质量管理概述

狭义的医疗质量，主要是指医疗服务的及时性、有效性和安全性，又称诊疗质量；广义的医疗质量，不仅涵盖诊疗质量的内容，还强调患者的满意度、医疗工作效率、医疗技术经济效果以及医疗的连续性和系统性，又称医疗服务质量。

(一)医疗质量管理主要内容

医疗质量管理包括的主要内容有：诊断是否正确、及时、全面；治疗是否及时、有效、彻底；诊疗时间的长短；有无因医、护、技和管理措施不当给患者带来不必要的痛苦、损害、感染和差错事故；医疗工作效率的高低；医疗技术使用的合理程度；医疗资源的利用效率及其经济效益；患者生存质量的测量；患者的满意度等。

（二）医疗质量管理的特点

1.敏感性

由于医疗质量管理是以事后检查为主要手段的管理方法，所以医务人员容易产生回避与抵触情绪；患者因为缺乏医疗服务知识、盲目担心医院诊治不周，引起不必要的纠纷，亦会对此产生敏感情绪。

2.复杂性

由于不同病种、病情及医疗技术本身的复杂性给质量分析判定及管理造成难度，提示质量管理需要高度的科学性和严谨性。

3.自主性

医疗服务的对象是人，不同于一般产品，标准化程度、控制程度有限，医疗人员的主观能动性，自主的质量意识和水平难以统一。

（三）医疗质量管理基本原则

（1）患者至上，质量第一，费用合理的原则。

（2）预防为主，不断提高质量的原则。

（3）系统管理的原则，强调过程，全部门和全员的质量管理。

（4）标准化和数据化的原则。

（5）科学性与实用性相统一的原则。

（四）医疗质量评价

对医疗质量评价可以从以下几个方面进行。

1.安全性

医疗服务安全是第一要素。只有建立在安全基础上的医疗服务，患者才有可能进行医疗服务消费。

2.有效性

患者到医疗服务机构就医，是由于需要解决病痛，医疗机构应当最大限度地提供有效的医疗服务，使患者的病痛得到解释、缓解或解决。

3.价廉性

能得到同样效果的医疗服务，以价廉者为质优。

4.便捷性

医疗服务机构应当以最快捷的方式向患者提供服务，方便患者。患者有常见疾病能就近诊疗，急救能得到及时处置，方便和快捷要统一。

5.效益性

就医疗服务机构而言，效益表现在经济效益和社会效益两个方面。如果投入与产出成正比，则该项服务有效益，有可持续性。

6.舒适性

患者不仅自己的问题得到较好的解决，同时在整个就医过程中感觉很舒适，在精神上有满足感、价值感。

7.忠诚性

患者通过就医过程的感受,对该医疗服务机构提供的医疗服务质量深信不疑,且乐于向周围群众做正面的宣传,更好地树立该医疗机构的形象。

其中前四项是一般的质量要求,应当达到;如果某项医疗服务不仅达到了前四项要求,还达到了后三项要求,那么该医疗服务质量可判定为优质。

二、医疗质量管理方法

(一)全面质量管理

全面质量管理就是以质量为中心,以全员参与为基础,使顾客满意和本组织所有成员及社会受益的管理。

1.全面质量管理的特点

(1)全面性:质量的含义不仅包括产品和服务质量,而且还包括技术功能、价格、时间性等方面的特征,具有全面性。是全过程的质量管理,全员参与的质量管理,管理方法具有多样化的特点。

(2)服务性:服务性就是顾客至上,"以患者为中心",把患者的要求看作是质量的最高标准。

(3)预防性:认真贯彻预防为主的原则,重视产品(服务)设计,在设计上加以改进,消除隐患。对生产过程进行控制,尽量把不合格品(医疗差错、事故隐患)消灭在它的形成过程中。事后检验也很重要,可以起到把关的作用,同时把检验信息反馈到有关部门可以起到预防的作用。

(4)科学性:运用各种统计方法和工具进行分析,用事实和数据反映质量问题,在强调数据化原则时,也不忽视质量中的非定量因素,综合运用定性和定量手段,准确判断质量水平。

2.全面质量管理的过程

全面质量管理采用一套科学的办事程序即 PDCA 循环法,该法分为 4 个阶段。

(1)第一个阶段称为计划阶段:又叫 P 阶段(plan),这个阶段的主要内容是通过市场调查、用户访问、国家计划指示等,摸清用户对产品质量的要求,确定质量政策、质量目标和质量计划等。具体包括分析现状,找出存在的质量问题;分析产生质量问题的各种原因或影响因素;找出影响质量的主要因素;针对影响质量的主要因素,提出计划,制订措施。

(2)第二个阶段为执行阶段:又称 D 阶段(do),这个阶段是实施 D 阶段所规定的内容,如根据质量标准进行产品设计、试制、试验、其中包括计划执行前的人员培训。

(3)第三个阶段为检查阶段:又称 C 阶段(check),这个阶段主要是在计划执行过程中或执行之后,检查执行情况,是否符合计划的预期结果。

(4)第四个阶段为处理阶段:又称 A(action)阶段,主要是根据检查结果,采取相应的措施,成功的经验加以肯定,并予以标准化,或制定作业指导书,便于以后工作时遵循。对于没有解决的问题,应提给下一个 PDCA 循环中去解决。

在应用 PDCA 时,需要收集和整理大量的资料并进行系统分析。最常用的 7 种统计方法是排列图、因果图、直方图、分层法、相关图、控制图及统计分析表。

（二）ISO 9000 **族标准**

ISO 9000 族标准是国际标准化组织质量管理和质量保证技术委员会于 1987 年首次发布的关于质量管理和质量保证的系列标准，并定期修订再版。

1.ISO 9000 族标准质量管理原则

（1）顾客第一：组织依存于顾客，因此，组织应当理解顾客当前和未来的需求，满足顾客要求并争取超越顾客期望。

（2）领导作用：领导者确立组织统一的宗旨及方向，他们应当创造并保持使员工能充分参与实现组织目标的内部环境。

（3）员工参与：各级人员都是组织之本，只有他们的充分参与，才能使他们的才干为组织带来效益。

（4）过程方法：将活动和相关的资源作为过程进行管理，可以更高效地得到期望的结果。

（5）管理的系统性：将相互关联的过程作为系统加以识别、理解和管理、有助于组织提高实现目标的有效性和效率。

（6）持续改进：改进是指为改善产品质量以及提高过程的有效性和效率所开展的活动，当改进是渐进的且是一种循环的活动时，就是持续改进。

（7）以事实为决策的依据：有效决策是建立在数据和信息分析的基础上的。

（8）供方互利原则：组织与供方是相互依存的，互利的关系可增强双方创造价值的能力。

2.ISO 9000 族标准构成

ISO 9000 族标准包括 4 个核心标准及其他支持性标准和文件。4 个核心标准包括 ISO 9000《质量管理体系—基础和术语》、ISO 9001《质量管理体系—要求》、ISO 9004《质量管理体系—业绩改进指南》、ISO 19011《质量和（或）环境管理体系审核指南》；支持性标准和文件有包括 ISO 10012《测量控制系统》、ISO/TR 10006《质量管理—项目管理质量指南》、ISO/TR 10007《质量管理——技术状态管理指南》、ISO/TR 10013《质量管理体系文件指南》、ISO/TR 10014《质量经济性管理指南》、ISO/TR 10015《质量管理—培训指南》等。

3.ISO 9000 族标准在卫生服务质量管理中的应用特点

（1）组织结构及服务过程的特点：不同级别卫生服务机构的组织结构不同，要求质量管理接口严密和一体化管理，并根据不同的卫生服务过程分别策划、分解和编制控制程序。

（2）顾客的特点：顾客是患者，质量管理体系应考虑患者的特殊性，包括医疗需求的特殊性、医患关系的特殊性和满意度监测的特殊性等。

（3）服务及服务实现的特点：主要表现在策划的多层次以及实现过程的个体化、多样化和过程控制的复杂性，体现了卫生工作较高的专业化要求。

（4）"合同评审"的特殊性：卫生服务机构"合同评审"的特点是多元化、多次性，以及法律证据获得的严肃性，如病历、诊断证明书、知情同意书等。

（5）预防措施的特点：质量管理体系的预防措施标准除了一般过程中的预防措施要求外，还必须分别建立感染预防措施标准和风险防范预案。

（6）安全控制的特殊重要性：不安全的卫生服务危及人的健康和生命，是医疗服务的客观存在，也是质量管理首先要控制的问题。

(三)循证医学

循证医学即遵循证据的医学,包括慎重、准确、合理地使用当今最有效的临床依据,对患者采取正确的医疗措施;也包括利用对患者的随诊结果对医疗服务质量和医疗措施的投入效益进行评估。

1.循证医学的证据质量分级

循证医学的证据质量分级有以下几种划分方法。

(1)美国预防医学工作组的分级方法。

Ⅰ级证据:自至少一个设计良好的随机对照临床试验中获得的证据。

Ⅱ—1级证据:自设计良好的非随机对照试验中获得的证据。

Ⅱ—2级证据:来自设计良好的队列研究或病例对照研究(最好是多中心研究)的证据。

Ⅱ—3级证据:自多个带有或不带有干预的时间序列研究得出的证据。非对照试验中得出的差异极为明显的结果有时也可作为这一等级的证据。

Ⅲ级证据:来自临床经验、描述性研究或专家委员会报告的权威意见。

(2)英国的国家医疗保健服务部的分级体系。

A级证据:具有一致性的、在不同群体中得到验证的随机对照临床研究、队列研究、全或无结论式研究、临床决策规则。

B级证据:具有一致性的回顾性队列研究、前瞻性队列研究、生态性研究、结果研究、病例对照研究,或是A级证据的外推得出的结论。

C级证据:病例序列研究或B级证据外推得出的结论。

D级证据:没有关键性评价的专家意见,或是基于基础医学研究得出的证据。

总的来说,指导临床决策的证据质量是由临床数据的质量以及这些数据的临床"导向性"综合确定的。尽管上述证据分级系统之间有差异,但其目的相同:使临床研究信息的应用者明确哪些研究更有可能是最有效的。

2.循证医学的方法

(1)系统评价:系统评价基本过程是以某一具体卫生问题为基础,系统全面地收集全球所有已发表和未发表的研究结果,采用临床流行病学文献评价的原则和方法,筛选出符合质量标准的文献,进一步定性或定量合成,得出综合可靠的结论。同时,随着新的研究结果的出现及时更新。

(2)Meta分析:Meta分析是一种统计方法,用来比较和综合针对同一科学问题所取得的研究成果。Meta分析实质上就是汇总相同研究目的的多个研究结果,并分析评价其合并效应量的一系列过程。

3.循证医学在卫生服务质量管理中的应用

循证医学在卫生服务质量管理中的应用包括对影响卫生服务质量要素的管理和质量评价标准的循证制定,目前主要集中在质量要素的管理中,如循证诊断、循证治疗、循证护理、药品和技术设备的循证管理、循证预防、循证预后估计等。

(四)JCI标准

JCI是国际医疗卫生机构认证联合委员会用于对美国以外的医疗机构进行认证的附属机

构。JCI 认证是一个严谨的体系，其理念是最大限度地实现可达到的标准，以患者为中心，建立相应的政策、制度和流程以鼓励持续不断的质量改进并符合当地的文化。JCI 标准涵盖 368个标准(其中 200 个核心标准，168 个非核心标准)，每个标准之下又包含几个衡量要素，共有1033 小项。JCI 标准具有如下特点。

(1)广泛的国际性。

(2)标准的基本理念是基于持续改善患者安全和医疗质量。

(3)编排以患者为中心，围绕医疗机构为患者提供服务的功能进行组织，评审过程收集整个机构在遵守标准方面的信息，评审结论则是基于在整个机构中发现的对标准的总体遵守程度。

(4)评审过程的设计能够适应所在国的法律、文化或宗教等因素。

(5)现场评审工作对日常医疗工作干扰小。

(6)以患者为中心的评审过程，采用"追踪法"进行检查，具体体现在评审过程更加关注患者在医疗机构的经历。

(五)卫生服务质量差异分析法

服务质量的差异分析可以帮助管理人员发现质量问题产生的原因，以便采取相应的措施，缩小或消除这些差异，使得服务的质量符合顾客的期望，提高服务满意度。服务质量主要有以下五类差异：管理人员对顾客期望的理解存在差异；管理人员确定的质量标准与管理人员对顾客期望的理解之间存在差异；管理人员确定的服务质量标准与服务人员实际提供的服务质量之间存在差异；服务人员实际提供的服务与机构宣传的服务质量之间存在差异；顾客感知的服务质量或实际经历的质量与期望质量不同。

(六)其他质量管理方法和工具

质量管理方法还有分类法(分层法)、排列图法、因果分析图法、相关图法、控制图法、六西格玛管理、决策程序图法等。

三、医疗质量控制体系

在"质量控制"这一短语中，"质量"一词并不具有绝对意义。上的"最好"的一般含义，质量是指"最适合于一定顾客的要求"；"控制"一词表示一种管理手段，包括 4 个步骤即制定质量标准，评价标准的执行情况，偏离标准时采了纠正措施，安排改善标准的计划。

(一)三级质量控制

医疗质量控制分为三级质量控制。

1.基础质量控制(前馈控制)

指满足医疗工作要求的各要素所进行的质量管理，包括人员、技术、设备、物资和信息等方面，以素质教育、管理制度、岗位职责的落实为重点。

2.环节质量控制(实时控制)

对各环节的具体工作实践所进行的质量管理，是全员管理，以病例为单元，以诊疗规范、技术常规的执行为重点。

3.终末质量控制(反馈控制)

主要是参考各种评审、评价指南及标准，以数据为依据综合评价医疗终末效果的优劣，以质量控制指标的统计分析及质量缺陷整改为重点。

(二)医疗质量控制办法

1.质控网络

卫生行政部门逐步建立和完善适合我国国情的医疗质量管理与控制体系,国家卫生和计划生育管理委员会负责制定医疗质量控制中心管理办法,并负责指导全国医疗质量管理与控制工作;各级卫生行政部门负责对医疗质量控制中心的建设和管理,建立区域质控网络,并根据法律、法规、规章、诊疗技术规范、指南,制定本行政区域质控程序和标准;医院设置专门质控机构,建立和完善院科两级医疗质量控制体系。

2.质量考评

卫生行政部门及医疗机构自身定期和不定期进行质量考评。考评结果与机构、科室、个人利益挂钩。

3.单病种质量控制与临床路径管理

确立控制病种,统一控制指标,建立考评制度。2009 年 12 月发布《临床路径管理试点工作方案》,临床路径管理体系已在全国推广实践中。

4.行政督查

各级卫生行政部门列入常规性工作计划,并按照医疗机构分级管理权限组织实施。经常性检查和突击检查相结合,指导医疗机构进行医疗质量管理,保证医疗质量和安全。

5.行政处罚

对医疗机构质量方面存在的问题,依据有关法规进行行政处罚,树立正确的医疗质量观,依法保护医患双方的合法权益。

6.质量评价

充分应用同行评价、质量认证、医院评审、绩效评估等手段,对医疗机构的服务质量进行评价,以促进医疗质量的提高。

7.社会公示

将医疗机构的质量指标评价结果与费用公示于众,接受群众监督,正确引导医疗消费,以达到提高医疗质量的目的。

第四节　医疗安全管理

一、医疗安全

医疗安全是指在医疗服务过程中,通过管理手段,规范各项规章制度,提高医务人员的责任感,保证患者的人身安全不因医疗失误或过失而受到伤害,即不发生医务人员因医疗失误或过失导致患者死亡、残疾以及身体组织、生理和心理健康等方面受损的不安全事件,同时避免因发生事故和医源性医疗纠纷而使医疗机构及当事人承受风险,包括经济风险、法律责任风险以及人身伤害风险等。

为切实保障医疗安全,国家制定了各种管理规范,如《医疗机构消防安全管理》《医疗机构基础设施消防安全规范》《医疗器械临床使用安全管理规范(试行)》《食品安全风险监测管理规定(试行)》《消毒产品卫生安全评价规定》《医院感染管理办法》《手术安全核查制度》《医疗机构临床用血管理办法》《抗菌药物临床应用管理办法》《处方管理办法》等。

二、医疗纠纷

医疗纠纷是指医患双方对诊疗结果及其原因产生分歧的纠纷,纠纷的主体是医患双方,分歧的焦点是对医疗后果(主要是不良后果)产生的原因、性质和危害性的认识差距。

(一)医疗纠纷的原因

医疗纠纷的原因有医患两方面。

1.医方原因

(1)医疗事故引起的纠纷:医院为了回避矛盾,对医疗事故不做实事求是的处理而引起。

(2)医疗差错引起的纠纷:常因患者和医生对是否是医疗事故的意见不同而引起。

(3)服务态度引起的纠纷:多因患方认为医务人员的服务态度不好而引起,特别当患者出现严重不良后果时,患方易与服务态度联系起来而发生纠纷。

(4)不良行为引起的纠纷:医务人员索要红包、开人情方等不良行为而引起。

2.患方原因

(1)缺乏基本的医学知识。

(2)对医院规章制度不理解。

(3)极少数患方企图通过医闹来达到谋利目的。

(二)医疗纠纷的解决

医疗纠纷可以通过一定程序进行处理。首先是医疗机构和患者及家属进行协商解决;自行协商解决不成,可以通过调解来解决,调解的方式主要有以下几种。

1.行政调解

由卫生行政部门出面召集纠纷双方,在自愿基础上协调双方的立场和要求,最终解决纠纷。

2.律师调解

聘请律师,由律师进行调解。

3.仲裁调解

由地位居中的民间组织依照一定的规则对纠纷进行处理并做出裁决。

4.诉讼调解

向人民法院起诉。

三、医疗事故

(一)医疗事故的概念

根据 2002 年 4 月国务院令第 351 号《医疗事故处理条例》,医疗事故是指医疗机构及其医务人员在医疗活动中,违反医疗卫生管理法律、行政法规、部门规章和诊疗护理规范、常规,过失造成患者人身损害的事故。认定医疗事故必须具备下列 5 个条件。

(1)医疗事故的行为人必须是经过考核和卫生行政机关批准或承认,取得相应资格的各级各类卫生技术人员。

(2)医疗事故的行为人必须有诊疗护理工作中的过失。

(3)发生在诊疗护理工作中(包括为此服务的后勤和管理)。

(4)造成患者人身损害。

(5)危害行为和危害结果之间,必须有直接的因果关系。

(二)医疗事故的等级

根据对患者人身造成的损害程度,医疗事故分为四级。

(1)一级医疗事故:造成患者死亡、重度残疾的。

(2)二级医疗事故:造成患者中度残疾、器官组织损伤导致严重功能障碍的。

(3)三级医疗事故:造成患者轻度残疾、器官组织损伤导致一般功能障碍的。

(4)四级医疗事故:造成患者明显人身损害的其他后果的。

为了更科学划分医疗事故等级,2009年9月发布《医疗事故分级标准(试行)》,列举了医疗事故中常见的造成患者人身损害的后果,该标准中医疗事故一级乙等至三级戊等对应伤残等级一至十级。

(三)医疗事故的处置

医疗机构应当设置医疗服务质量监控部门或者配备专(兼)职人员,具体负责监督本医疗机构的医务人员的医疗服务工作。医疗机构应当制定防范、处理医疗事故的预案,预防医疗事故的发生,减轻医疗事故的损害。医务人员在医疗活动中发生或者发现医疗事故、可能引起医疗事故的医疗过失行为或者发生医疗事故争议的,立即向所在科室负责人报告,科室负责人向本医疗机构负责医疗服务质量监控的部门或者专(兼)职人员报告;负责医疗服务质量监控的部门或者专(兼)职人员接到报告后,立即进行调查、核实,将有关情况如实向本医疗机构的负责人报告,并向患者通报、解释。发生医疗事故的医疗机构应当按照规定向所在地卫生行政部门报告。

发生或者发现医疗过失行为,医疗机构及其医务人员应当立即采取有效措施,避免或者减轻对患者身体健康的损害,防止损害扩大。发生医疗事故争议时,病历资料应当在医患双方在场的情况下封存和启封;疑似输液、输血、注射、药物等引起不良后果的,医患双方应当共同对现场实物进行封存和启封,需要对血液进行封存保留的,医疗机构应当通知提供该血液的采供血机构派员到场,封存的病历及现场实物由医疗机构保管。需要检验的,应当由双方共同指定的、依法具有检验资格的检验机构进行检验;双方无法共同指定时,由卫生行政部门指定。患者死亡,医患双方当事人不能确定死因或者对死因有异议的,应当进行尸检,尸检应当经死者近亲属同意并签字,尸检应当由按照国家有关规定取得相应资格的机构和病理解剖专业技术人员进行。

(四)医疗事故的技术鉴定

医疗事故技术鉴定由双方当事人共同委托负责医疗事故技术鉴定工作的医学会组织鉴定。地(市)级医学会负责组织首次医疗事故技术鉴定工作;省(自治区、直辖市)地方医学会负责组织再次鉴定工作;必要时,中华医学会可以组织疑难、复杂并在全国有重大影响的医疗事故争议的技术鉴定工作。

医学会建立专家库,专家库由具备良好业务素质和执业品德,受聘于医疗卫生机构或者医学教学、科研机构并担任相应专业高级技术职务3年以上的医疗卫生专业技术人员或具备高级技术任职资格的法医组成。参加医疗事故技术鉴定的相关专业的专家,由医患双方在医学会主持下从专家库中随机抽取,涉及死因、伤残等级鉴定的,应当从专家库中随机抽取法医参加专家鉴定组。双方当事人提交进行医疗事故技术鉴定所需的材料、书面陈述及答辩,专家鉴定组认真审查,综合分析患者的病情和个体差异,做出鉴定结论,并制作医疗事故技术鉴定书。

(五)医疗事故的行政处理与赔偿

卫生行政部门依据医疗事故技术鉴定结论,对发生医疗事故的医疗机构和医务人员做出行政处理以及进行医疗事故赔偿调解。医疗事故赔偿计算包括医疗费、误工费、住院伙食补助费、陪护费、残疾生活补助费、残疾用具费等项目,并考虑医疗事故等级、医疗过失行为在医疗事故损害后果中的责任程度因素、医疗事故损害后果与患者原有疾病状况之间的关系等因素确定具体赔偿数额。经调解,双方当事人就赔偿数额达成协议的,制作调解书,双方当事人履行。医疗机构发生医疗事故的,由卫生行政部门根据医疗事故等级和情节,给予警告;情节严重的,责令限期停业整顿直至由原发证部门吊销执业许可证。对负有责任的医务人员依照刑法关于医疗事故罪的规定,依法追究刑事责任;尚不够刑事处罚的,依法给予行政处分或者纪律处分,并可以责令暂停6个月以上1年以下执业活动,情节严重的,吊销其执业证书。

四、医疗损害责任

2009年12月发布《中华人民共和国侵权责任法》,2010年7月起实施,对医疗损害责任做了新的规定,为依法行医、依法维权、依法解决医患纠纷提供了法律依据。该法规定的医疗损害责任主要有:患者在诊疗活动中受到损害,医疗机构及其医务人员有过错的;医务人员在诊疗活动中未向患者说明病情和医疗措施;医务人员在诊疗活动中未尽到与当时的医疗水平相应的诊疗义务;医疗机构违反法律、行政法规、规章以及其他有关诊疗规范的规定,隐匿或者拒绝提供与纠纷有关的病历资料,伪造、篡改或者销毁病历资料;因药品、消毒药剂、医疗器械的缺陷,或者输入不合格的血液造成患者损害;医疗机构及其医务人员泄露患者隐私或者未经患者同意公开其病历资料造成患者损害;医疗机构及其医务人员违反诊疗规范实施不必要的检查等。同时也规定,患者有损害,但因患者或者其近亲属不配合医疗机构进行符合诊疗规范的诊疗,或医务人员在抢救生命垂危的患者等紧急情况下已经尽到合理诊疗义务,或限于当时的医疗水平难以诊疗等情形,医疗机构不承担赔偿责任。医疗机构及其医务人员的合法权益受法律保护,干扰医疗秩序,妨害医务人员工作、生活的,应当依法承担法律责任。

五、医疗质量安全事件报告

2011年1月发布《医疗质量安全事件报告暂行规定》《医疗质量安全告诫谈话制度暂行办法》,并启用医疗质量安全事件信息报告系统。医疗质量安全事件分级及报告时限如下。

一般医疗质量安全事件:造成2人以下轻度残疾、器官组织损伤导致一般功能障碍或其他人身损害后果。医疗机构应当自事件发现之日起15日内,上报有关信息。

重大医疗质量安全事件:造成2人以下死亡或中度以上残疾、器官组织损伤导致严重功能障碍;造成3人以上中度以下残疾、器官组织损伤或其他人身损害后果。医疗机构应当自事件发现之时起12小时内,上报有关信息。

特大医疗质量安全事件：造成3人以上死亡或重度残疾。医疗机构应当自事件发现之时起2小时内，上报有关信息。

有关卫生行政部门对医疗机构的医疗质量安全事件或者疑似医疗质量安全事件调查处理工作进行指导，必要时可组织专家开展事件的调查处理。

医疗机构发生重大、特大医疗质量安全事件的；发现医疗机构存在严重医疗质量安全隐患的，卫生行政部门在30个工作日内组织告诫谈话，谈话对象为医疗机构的负责人。告诫谈话结束后，谈话对象应组织落实整改意见并提交书面整改报告，卫生行政部门对整改措施的落实情况及其效果进行监督检查。

六、小结

（1）医政管理是政府卫生行政部门依照法律法规及有关规定对医疗机构、医疗技术人员、医疗服务及其相关领域实施行政准入并进行管理活动的过程。本章阐述了医政管理的内容和职能范围。明确表述了国家对卫生行业的服务要素实行准入管理，包括医疗机构准入、医疗卫生专业技术人员准入、医疗技术应用准入管理及手术分级管理、大型医疗设备配置准入管理。

（2）医疗质量管理是一个严谨而全面的系统工程，要加快建立和完善适合我国国情的医疗质量管理与控制体系。本章介绍了目前常用的医疗质量管理与控制方法。

（3）医疗安全是医疗服务的生命线，要积极防范和依法处置医疗纠纷和医疗事故，针对医疗安全管理，文中分别对医疗事故的等级、医疗事故处置及技术鉴定，医疗事故的行政处理、医疗质量安全事件报告等做了介绍。依法依规行医、保障医疗质量和医疗安全是卫生管理的重中之重。

第十二章　门急诊管理系统

第一节　门急诊管理系统概述

门急诊管理信息系统用于建立和维护患者的入院信息,为门急诊患者提供挂号、排队叫号、划价收费、输液管理、体检管理等一体化服务的信息系统,又称门急诊信息管理系统、门急诊信息系统、门诊管理系统、门诊信息管理系统。是医院业务的重要组成部分,是一个医院的主要服务窗口,多数患者是通过门急诊的服务去感受医院,评价医院。它也是医院业务收入的重要来源,门急诊工作的好坏直接关系到医院的声誉和发展。综合性医院和专科医院均按照自身的学科设置开设相应的专科门诊,门急诊工作是医院树立良好形象、参与医疗市场竞争的窗口和阵地。

一、门急诊业务的特点

(1)接诊患者多,就诊时间短,患者高峰期集中。我国大型综合性医院的日门诊量一般均在数千人到超万人次,其服务量远远超过住院患者。而且就诊高峰期集中在上午,并受季节、天气、社会因素的影响,难以预测患者数量。在门诊高峰期,每位患者的平均就诊时间约为 10 分钟,要求系统能高效地完成患者的诊治和信息录入工作。

(2)门诊就诊环节多,并且要求在短时间内完成。门诊有挂号、候诊、分诊、诊病(检查及处置)、缴费、取药、检查及检验、结果查询、治疗及注射等环节,这就要求系统流程以患者为中心,各环节的手续要简便、直观和实用。

(3)门急诊服务要求全天候 7 天×24 小时不间断提供。目前由于医疗市场竞争激烈,许多医院推出特需门诊、假日门诊、夜间门诊等服务方式的创新,因此对系统安全性的要求非常高。

(4)门诊患者流动性大、医生变换频繁,要求系统能提供多种挂号及预约方式;方便医生调阅患者既往病情和诊治过程,同时也要求系统操作简便,有利于进行大规模的用户培训。

二、门急诊模式的发展趋势

近年来门急诊服务模式也在不断地改进,有以下发展趋势。

(一)收费窗口集中型向分散型改进

为了提供更方便的服务,避免集中挂号、收费所带来的拥挤、等待及秩序混乱,不少医院采取了分散挂号、分散收费的方式,具体做法是将挂号和收费窗口,均匀分散到门诊不同的楼层或区域,有些医院挂号和收费窗口合二为一,减少患者的流动。

(二)患者服务向"一站式服务"转变

将门诊各类审批、咨询、便民服务等集中在一处,由相关人员各施其责向患者提供服务,为患者提供方便、简单、快捷的服务。

(三)服务流程向自助式发展

为了减少患者就医各环节的排队等候时间,一些新建的门诊大楼,设立了各种自助式挂号、自助式交费、自助式项目查询、自助式报告打印等服务,提高了医院的工作效率和满意度。

(四)院内服务向院外拓展

原卫生部 2009 年出台了关于在公立医院施行预约诊疗服务工作的意见规定,要求公立三级医院开展预约挂号服务。预约方式有现场预约、电话预约、短信预约、网上预约等,也有第三方中介机构与当地各大多医院合作集中预约挂号;医院网站和手机短信是院内服务向院外拓展的平台。

(五)信息发布与医院信息系统集成

不少新建的门诊大楼都考虑了门诊信息显示屏与医院信息系统的接口,门诊专家出诊、导诊、分诊、发药使用了集成的显示屏和多媒体语音技术,代替传统的人工叫号或单一排队系统。

(六)建立患者的唯一识别码

患者使用磁卡、条形码等减少就诊流程中的信息输入时间和误操作的概率,也有城市在进行患者一卡通、社保卡与健康卡一卡通的试点。

三、门急诊管理系统的演变

门急诊管理系统的演变经历了由单机到网络、由局部业务到整体业务、由以收费信息为核心到以患者信息为核心的发展变化。门急诊管理系统在国内起步于 20 世纪 80 年代末,其由单机定价、收费逐步被网络取代,医院信息系统的众多子系统中,门诊子系统是最早使用网络平台的子系统之一。第一代门诊系统进入应用阶段,称之为"门诊挂号、收费、取药一条龙",此阶段的门诊系统设计目标为管理财务信息,不涉及医生诊间工作站,与其他子系统的联系很少,开发平台较低,对安全性的考虑较少。然而随着技术的发展和应用水平的提高,实现门诊各环节全面联网的需求凸现,尤其是在医院新的业务楼宇投入运营时,决策者往往按照先进、超前的现代化理念设计业务流程,于是便产生了更全面、更完善的新型门诊系统。

目前较先进的门诊系统对门诊业务中发卡管理、挂号分诊、收费发药、输液治疗、绩效核算等多个环节进行全程管理,突破了传统门诊系统的局限。实现了诊疗卡应用、电子申请单及电子处方、电子病历,并且与住院系统、检验系统、影像存储传输系统进行接口设计,使门诊系统真正成为医院信息系统的一部分,极大地提升了门诊系统的功能和作用。

四、基于 B/S 架构的医院门急诊管理系统研究

在互联网与信息技术交融应用时代,各行各业基于"互联网+"实现业务流程再造与服务管理方式变革。在此背景下,医疗机构也积极转变发展理念,引入先进的门、急诊信息管理系统,实现一体化、协调性工作服务,由此为打造"智慧医院"及信息化医疗新格局奠定了重要基础。本文结合某医院实际业务工作流程,根据门、急诊管理系统信息化功能与非功能性需求,设计了一套针对性强、通用性好、运行稳定可靠的门、急诊信息化管理系统,由此为中小型医院信息化管理、决策及提高办公效率提供了重要技术支撑。

(一)医院门急诊管理系统关键技术

1.数据库技术

是医院门急诊管理系统开发、实现过程中所需要的关键技术之一,数据库系统是整个门、

急诊管理系统的核心组成。本系统基于 SQLServer2005 数据库,搭载 API 接口使医院门诊、急诊管理中的患者档案管理、医卡通、门诊挂号、门诊业务、急诊医生诊间操作、药房业务及系统设置等数据资源、第三方应用程序,均能够嵌入数据库 SQLServer2005 中。经过反复尝试与改进,该系统数据库运行效率、灵活性、可扩展性大大提升。

2.B/S 模式

B/S(Browser/Server)结构是信息化系统开发常见的一种基本模式,也是医院门诊、急诊管理系统开发采用的一种主流架构。继 C/S 模式、Web 模式之后,B/S 结构因开发、运行、维护、使用便捷,在计算机信息化管理系统开发中得到广泛应用。其最突出的特点在于用户只需借助 Web 浏览器,即可随时、随地对信息管理系统进行访问、操作。在门诊、急诊管理系统总体结构开发时,本研究基于 AJAX 技术开发系统客户端,为用户电脑端程序处理提供信息平台,由此降低了系统数据库数据冗余度,使数据处理更为简便,释放了系统服务器部分冗余资源,同时也有效提升了系统交互性。经过部分刷新,可及时更新系统数据库数据,为数据资料精准化处理奠定了良好基础。

(二)医院门急诊管理系统应用需求

随着门急诊模式由"集中型"向"分散型"改进,现场预约、电话及网上预约需求不断增多。对于医院而言,需采用多媒体语音技术进行导诊、分诊,同时,需根据患者就诊使用磁卡、条形码,建立患者唯一识别码。因此,新形势下医院门诊、急诊管理系统设计功能应在传统服务功能基础上进行改变,如实现门诊挂号、收费、取药一条龙服务,集发卡管理、挂号分诊、诊室叫号接诊、收费、发药、标本处理为一体,以门诊病历录入、住院系统、急诊检验系统、PACS 系统为保障的详细业务流程功能。

信息时代,医院门诊、急诊管理业务流程在不断增多,因此系统设计方向也应由单机向网络转变,由局部业务向整体业务,由以收费信息为核心向以患者信息为核心转变。具体而言,医院门急诊接诊患者多,就诊时间短、环节多,患者高峰期集中,要求医院全天候,24 小时不间断服务;加之,医院门诊医生变换频繁,要求门急诊管理系统能对患者病情、诊疗过程全程跟踪。所以,除了功能性需求外,本系统在开发设计时,也充分考虑了如下几大非功能性需求。

1.针对性

系统开发过程中需基于医院门诊、急诊管理日常工作情况,设置相应的系统登录、管理员设置、建档立卡、患者挂号、门诊看病、诊断处方、付费取药、药品管理子模块等,以提高系统开发应用针对性。

2.实用性

医院门诊、急诊管理系统开发设计应以医院在新形势下的具体业务流程为核心,在开发设计前须了解设计对象基本业务,在熟悉相关业务流程基础上进行可行性分析,经过概要设计,为门诊、急诊管理系统详细开发设计与实现提供实用性框架结构。

3.稳定性

医院门、急症管理实践中,包括的主要业务流程有建档、挂号、分诊、收费、医生诊疗及药房发药、退药、统计等,以及注射输液(执行单、执行确认)。在系统开发设计中,应基于患者主索引管理系统,建立完整的档案信息管理平台,以构建稳定性的系统管理环境,实现患者历史诊疗记录信息的可追溯。

4.综合性能要求

(1)快速响应。

(2)可靠。

(3)数据准确。

(4)程序正确。

(5)灵活。

(6)安全。

5.兼容性

本设计除了打造集高速、安全、稳定可靠、经济实用、方便操作等优势为一体的信息化诊疗平台外,还充分考虑 SQLServer2005 数据库扩展性与 API 接口的兼容性需求,旨在提升系统应用交互性,实现资源信息的共享,由此为用户提供个性化服务。

(三)医院门急诊管理系统具体应用分析

1.系统总体架构展示

门、急诊管理系统主要为医疗单位提供综合、全面性的办公服务,实现门诊、急诊相关业务流程的协调、优化,进而推动文档管理电子化、信息化与集成化,同时通过信息资源共享,为医生和护士工作站提供协同办公平台。本系统主要由医生和护士工作站两大模块组成,其中,患者、床位、医嘱、检查、消息提醒等工作台均融合于门诊护士工作站。患者接诊、医嘱、检查、检验、病历等工作台主要集中在急诊医生工作站。

基于网络使门诊护士和急诊医生实现协同化工作。当医生下达医嘱后,护士工作站会有相应信息提示,无须专门安排护士人员提取医嘱,即可过系统打印各种医嘱本、输液/注射单、贴、治疗/护理单等,同时完成病情诊断及历史就诊信息查询。而医生和护士急症、门诊相关管理业务子模块均集中于 B/S 架构下的"发放诊疗卡""门诊挂号分诊""医生诊室""门诊收费""药房发药""标本采集"几大核心功能模块之中。根据上述功能结构,本系统基于 Intranet/Internet 先进、实用建设原则,采用"面向对象"的模块化、层次化开发设计思想,实现不同核心模块与业务子模块之间的多层架构,并将医院门、急诊管理系统划分为"用户层""应用层""数据层"三层,以清晰、完整的逻辑结构。确保该系统稳定、高效运行,提升系统运行灵活性,三层架构具体功能目标如下:①系统用户层,采用浏览器实现各信息管理模块间的实时访问与信息交互;②系统应用层,基于完整的应用服务器,封装医院门、急诊管理日常业务逻辑,为医生、护士与患者之间展开信息交互提供沟通渠道和平台;③系统数据层,采用大型的 SQLServer2005 数据库,为医院门、急诊管理日常业务数据处理及应用系统服务提供数据支持。

2.系统详细应用

虽然不同医院之间信息化管理模式并不相同,但医院门、急诊管理业务流程却大致相似。患者就诊前,首先需进行身份登记,而诊疗机构则需发放诊疗卡,管理门诊患者就诊详细信息资料。患者在医院的唯一身份标志就是诊疗卡中的卡内号码。患者在医院身份登记后,需通过挂号等候就诊。医生需通过询问患者病情,进一步体检、诊断并开具门诊医嘱。患者则根据医嘱交费,并完成相应的检查、检验、治疗和手术等急诊过程。因此,根据这一详细业务流程需求,本系统在详细开发设计时,将医院门、急诊管理系统划分为包括"发放诊疗卡""门诊挂号分诊""医生诊室""门诊收费""药房发药""标本采集"在内的6个主要功能模块。

(1)发放诊疗卡模块:基于"诊疗卡发放"信息功能模块,能够为门诊患者提供和创建唯一信息化、数字化标志。患者入院,首先在医院门、急诊管理系统中填写"诊疗卡信息表",除了填写个人基本身份证件号码信息外,还需注明公费医疗、医疗保险或其他记账证明;然后,发卡处工作人员通过医院门、急诊管理系统信息核实,即可发卡。在系统发放诊疗卡模块设计与实现过程中,发卡处工作人员发卡对象为从未领卡患者,已领卡患者可取消或补发。

(2)门诊挂号分诊模块:门诊挂号分诊模块又分为挂号、预约、分诊、退号及挂号设置、报表及查询几个子模块。若患者已领医院门、急诊管理系统发卡处工作人员发放的诊疗卡,通过刷诊疗卡,即可查询基本信息。在此过程中,医院门、急诊管理系统不仅能够支持患者挂号,还可为患者提供快速查询信息的平台,如患者通过条件信息输入,如姓名、身份、数字标志码等信息,能够准确、快速获取门诊挂号分诊基本信息。患者刷卡后,选择相应急症或普通诊断类型,即可挂号到相应医生处完成就诊。

患者根据系统提示挂号后,按照医院诊疗程序规则,系统门诊挂号分诊模块会自动安排患者分诊。若有特殊情况,还可临时调整诊疗计划或急诊医生。

(3)医生诊室模块:包含医生登录系统、叫号系统、接诊系统及药品处方要求系统和检验及其他系统几个子模块。在医院门、急诊管理系统医生诊室工作站,包含两个业务环节,分别为叫号和接诊。在医院门、急诊管理系统候诊队列中,医生可优先选择头名急诊患者,并可以多媒体形式(语音+屏显)提醒患者入室就诊;对于已叫号,但尚未入室就诊的患者,医生可通过医院门、急诊管理系统候诊平台,再次以语音、信息方式提醒。

在医生接诊环节,当患者入室准备接诊后,急诊过程即已开始。医生诊病后需在医院门、急诊管理系统中输入各种申请单,如书写病历、输入处方、检验、检查、治疗信息等。若为复诊患者,医院门、急诊管理系统中会自动显示各种检查影像照片检验结果,据此医生可为患者下诊断结果。

(4)门诊收费模块:门诊收费包含收费、退费报表及查询相关内容。就诊后,患者即可根据医院门、急诊管理系统提示,前往相应门诊处交纳诊疗费用。在此环节,医院门、急诊管理系统除了支持患者退费外,还支持手写处方、检验单、检查单、治疗单和手术单患者缴费。

(5)药房发药模块:包含登录或打开窗口、配药、发药、报表及查询4个流程。患者在医院门诊处缴纳相应的诊疗费用后,药房可手动或自动打印医生开出的电子处方发药单。医院门诊相关药剂人员配药后,医院门、急诊管理系统会通过屏显方式,提醒患者及时取药。取药时,药剂人员需仔细核对患者诊疗通知书信息与配好的药品,信息核对无误后方可完成发药。

(6)标本采集模块:若患者需检验,缴费后到抽血处采集血液标本。医院门、急诊管理处相关工作人员根据医生诊室自动生成的诊断号、检验科别、标本类别、量、明细项及具体次数等,经采集血液标本,然后通过电脑打印血液标本标签,并粘贴于容器中作为特殊标志,交医院检验科室处理。

读取标本标签后,基于电子验单,通过标本检测验证,对患者进行进一步检查。在指定时间内,患者可索取检验结果报告及查询电子验单相关信息。

信息化时代已经到来,如今信息管理系统在各行各业均已得到广泛应用。信息管理系统强大的数据收集、统计和分析功能,不仅可以提高相关机构无纸化办公效率,还可实现相关业务流程间的高效协同与集成。对于医疗机构门诊、急诊工作站而言,每日接诊人数众多,需要处理的信息量庞大而复杂。因此,结合医院业务流程需求,建立一套功能完善、运行可靠的门、急诊专科信息化系统已势在必行。本研究紧紧围绕医院现阶段门、急诊业务管理信息化需求,通过功能模块分析与集成,开发了一款运行稳定、功能相对完善的协同办公系统。经调试与运行,其功能已日趋完善且逐步得到优化为医院门、急诊系统决策提供了重要信息化支持。

第二节　门急诊管理系统的诊治流程

一、门急诊管理系统的内容

门急诊就诊流程主要包括建卡、预约登记、挂号、分诊、收费、检查化验、配发药品等多个环节。门诊管理信息系统针对门诊业务的每个环节划分出相应的子系统,每个子系统具有一定的功能和业务范围,各子系统之间相互联系,并与医院信息系统其他功能模块进行交互。

(一)门诊挂号

主要进行预约、身份登记、建立病案、挂号、退号等业务。对于初次就诊的患者,登记患者的基本信息和医疗保险信息,建立患者索引、再根据患者选择的科室、挂号类型、医生状态进行相应的挂号处理;对于复诊患者,直接扫描就诊卡或病历信息,进行挂号。系统必须保证患者索引的唯一性,并能在医院的各个系统中查询到该患者的相关信息。

(二)急诊管理

快速准确地采集患者信息,根据患者病情的紧急程度进行相应挂号、分诊、诊断、治疗等处理,确保危急患者能够及时得到治疗。

(三)门诊分诊

主要用于解决门诊患者排队的问题,优化患者就诊秩序,节约排队等待时间,为患者创造一个良好的就诊环境,包括免挂号分诊和挂号后分诊。

(四)门诊医生工作站

负责接诊患者,记录患者就诊的详细信息,进行疾病诊断、病历书写、开具检查单和处方单等,同时还具备常用诊断、处方模板、医嘱用法等临床规则的维护功能。由于门诊患者多、就诊时间短,该子系统应该操作简单,响应迅速。尽可能地降低医生的工作强度,提高医生诊治效率。门诊医生工作站是门诊管理信息系统的核心,是门诊患者信息的主要来源,其从功能上也属于临床信息系统。

(五)门诊输液

主要用于管理输液流程,保证输液安全。患者根据处方内容,在缴纳相应的费用之后,可自行去药房取药或经输液室集中配药,在输液室进行输液。

(六)门诊药房

负责门诊药品出入库管理、处方确认、配药、发药等业务。用于协助门诊药房人员完成日常工作。

(七)门诊收费

根据患者的就诊明细进行费用结算、收费,并开具相应的收费凭证。系统提供相应的医疗保险接口,根据患者医疗保险信息进行结算、退费、优惠等业务,并且能够支持多种支付方式。方便患者查询和财务部门审核。

(八)体检管理

健康体检是医院一项重要医疗保健服务功能,通常在门诊进行。该子系统实现体检登记、计费、预约叫号、生成各种单据、报告、报表等功能,并可与医院信息系统中存储的历史诊疗记录进行关联。

门诊管理信息系统通过采集和管理门诊患者的各种信息。满足门诊医疗业务的需要,同时为其他系统提供必要的患者信息和准确的临床记录,通过计算机网络进行科学管理,简化门诊工作流程。由于门诊业务繁杂,信息量大,系统应当提供合理的数据存储结构,减少数据冗余,保障数据的安全性和系统稳定性,实现信息共享。

二、门急诊管理系统业务流程

虽然各医院的管理模式有所区别,但各医院门诊的业务流程却极为类似。

患者在就诊的第一步即进行身份登记,为更好地管理门诊患者的资料,系统可以采用发放诊疗卡的方法,把卡内号码作为患者在医院的唯一标志。身份登记后进行挂号、分诊、医生为患者诊病、开具门诊医嘱等环节,患者根据医嘱交费,完成需要的检查、检验、治疗和手术等诊疗过程。

(一)发放诊疗卡

患者就诊时需持有诊疗卡就诊,每一个患者将拥有一个唯一的患者码。患者来医院后到发卡处填写"诊疗卡信息表",交发卡处工作人员进行诊疗卡信息的录入并发卡。系统设计时应只对从未领卡的患者发卡,已领卡的患者可补发或取消,有的医院已采用二代身份证阅读器自助发卡。

(二)门诊挂号分诊

如果患者已有诊疗卡,则可通过刷卡选择患者类型(医保、公费、自费等)、就诊医生即可完成挂号。预约挂号的患者在预约时间持卡取预约号,但系统也须支持无卡患者的挂号,提供输入条件能够快速而准确获取患者信息发放临时卡。

挂号后系统根据医院的规则自动进行分诊,患者到挂号科室候诊。

(三)门诊医生工作站

1.叫号

医生在患者候诊队列中,按序叫号,以语音和屏幕显示的方式提醒患者应进入医生诊室就诊。医生在诊室多次呼叫患者未到,则将此患者设为过号患者,并在分诊大屏上显示出,该患者会自动排在等候队列的后面,等待医生下次呼叫。

2.接诊

患者进入诊室后,即开始就诊过程。医生诊病后输入处方、检验、检查、治疗等各种申请单,书写病历。如果是复诊患者,可在系统中查阅已完成的检查检验结果或影像照片,根据各种医学证据做出诊断。

(四)门诊收费

患者就诊后即前往收费通过划卡(同时支持手工输入)调出患者的电子处方(同时支持手工录入处方),依据患者类型进行费用结算,收取部分或全部自费费用金额,打印收据及患者费用清单。已收费的处方或申请单传送到医生站、门诊药房、检查、检验等相应科室。系统应支持建卡、挂号、划价、收费一体化,还应支持患者退费的要求。

门诊预交金交款方式支持现金、支票、汇票、各类金融卡,建立预交金账户。当患者交有预交金时,可在门诊医生工作站、药房、检查、检验科室划卡划价并扣减预交金实现收费。在患者本次就诊结束时回到结算中心,结算此次就诊的所有费用,如预交金有剩余退还预交金,打印收据、费用明细清单。患者在划卡时预交金不足时,需到结算中心补交预交金。门诊医生工作站、药房、医技科室收费窗口仅可以支持划卡有预交金患者的交款,不可以收取现金,现金只可以发生在结算中心。

(五)药房发药

患者缴费后,药房即可自动(也可手动选择)打印电子处方单(或称配药单),药剂人员配完药后通过屏幕显示的方式提醒患者前来窗口取药。药房人员核对患者诊疗卡和配好的药品无误后确认发药,已经发出的药品在收费系统禁止退费。

(六)标本采集

如果患者需要进行检验,则在交费后持卡到抽血处采集血液等标本,系统应支持条码试管和打印条码标签,系统读卡和条码后,将该患者检验项目与试管匹配。在系统和试管上急诊患者的检验申请应有标记和普通患者的检验申请区分开来。

(七)门诊输液中心

患者持卡到输液室,护士刷卡确认审核信息,患者除本次使用外的其他药品存入药柜,在系统中录入药柜号,打印输液卡、瓶签和回执单;患者到注射输液室候诊。

三、门急诊应急系统

门急诊应急系统是单机版的门诊划价收费系统,用于在门急诊系统出现重大故障时应急使用。可以实现电子处方、诊疗项目划价和收费的功能。

运行应急系统的电脑平时处于待命状态,每天从 HIS 数据库更新收费字典库,保证应急系统数据库的数据字典是最新的。在应急系统中录入的划价收费数据在 HIS 系统恢复成功后,可导入 HIS 系统中,满足工作使用的各项需求。

(一)门急诊收费应急系统的适用情况

门急诊收费应急系统适用于服务器死机、网络瘫痪、数据丢失或损坏等灾难性问题,并且不能在短时间内恢复正常时。

(二)门急诊收费应急系统运行方式和环境

门急诊收费应急系统是单机版本,运行于 Windows 系统。程序目录中包含两个数据库文件(代码库和业务库)和两个可执行文件(数据导出程序和应急收费程序)。

(三)门急诊收费应急系统准备工作

(1)把程序拷贝到门急诊收费的电脑上。

(2)在一台或者几台电脑上设定自动执行的任务计划,定时执行数据导出程序,导出正式数据库中的用户、科室、发票类别、医嘱项、收费项目、价格等数据,更新到代码库中。

(3)需要使用的时候把最新的代码库文件拷贝到各个门急诊收费电脑上的应急程序目录下即可。

(四)门急诊收费应急系统的基本功能

(1)录入患者就诊和收费信息(姓名、科室、发票号、收费项目名称和明细等)。

(2)保存患者就诊和收费明细数据,打印门诊收费发票。

(3)统计收费员交账报表。

(4)恢复数据到主库。

四、门急诊业务流程优化设计

(一)门急诊财务流程优化设计

对医院门诊与急诊财务系统的优化设计需要对财务流程要素的几个功能板块进行重组,即挂号、收费、排队、信息管理中心的电子档案管理、医学科技辅助、门急诊药房、电子账户结算等7个功能模块。这7个功能模块共同构成了门急诊财务流程系统,其中电子账户结算功能模块为门急诊财务流程系统的核心。

对于优化重组后的模块需具备的主要功能包括以下几种。

(1)电子账户模块:具备患者信息建立、记账结算等功能。

(2)挂号模块:具备就诊卡号与电子账户对接、充值、退款注销、明细查询等功能。

(3)收费模块:具备电子账户费用结算、结算项目发票打印、已打印发票的项目进行财务入账等功能。

(4)药房模块:具备发药、药房入账、退换药物操作、释放电子账户中的占用金额等功能。

经过优化重组后的门急诊财务流程,门急诊人员的主要活动调整为以下内容。

(1)辅助求诊患者挂号建立电子档案以及账户充值。

(2)挂号员负责电子账号建立与维护管理,包括发票打印、清单打印、对账明细查询等活动。

(3)收费员负责已结发票打印。

(4)门诊医生负责电子病历的建立、开方、查单、药方数字化等。

(5)医技医生负责电子信息系统检查确认、对账记账。

(6)药剂师负责以电子方式确认患者的药物取、换、退等活动,以及费用记账。

在优化重组后的财务流程中,虽然患者仍需要进行挂号、收费等活动,但电子模式的流程已经彻底弱化了排队功能,大大节省了就诊时间。

(二)门急诊业务工作流程优化设计

对门急诊业务工作流程的优化设计需要抓住重心与核心,对核心环节进行优化设计可事半功倍。医院门诊中的核心流程模块是电子病案,主要是门诊医生在对患者进行诊治的过程中,根据患者病情所得出的病历信息,以电子形式录入和处置工作流程系统,然后实现业务相关的门急诊系统流程。在这个流程中,门诊挂号、护士站、门诊排队、电子病历、门急诊医技等环节模块的功能需重新组合。从挂号开始,利用系统给患者自动生成电子排队候诊号,并记录信息到系统中,分类为出诊、复诊、急诊等类型,然后将患者信息运用系统进行分析,合理调配就诊。经过优化后的流程,以电子病历为基础,以医生诊疗为中心,不仅能够保存患者的病情信息和医生的诊疗数据,而且能够在后期提供给临床业务模块,增加医院不同业务模块的有效交流和信息共享,提高治疗质量。

(三)门急诊电子病案系统优化设计

目前医院门诊流程大多以财务功能为主,将财务工作作为门诊业务的中心工作,但是这种门诊业务模式和理念已经不适应医院未来的发展,必须进行优化和转变。调整现有的"以财务为中心"的门诊流程为"以业务为中心"的门诊流程。具体反映在医院信息系统的建设上,即将电子病案系统作为门急诊业务流程的重点,与临床系统接轨,实现信息沟通与共享。电子病案的内容应包括最为全面的患者信息,比如病情、检查、诊断、治疗、转归,以及综合的归纳、分析、整理、结论等信息。电子病历的建立有助于提高医疗服务质量和业务水平,一方面为门诊服务提供更为广阔的发展空间,另一方面为临床提供充足的信息资料。

总体来说,在优化重组后的门急诊业务流程系统中,电子病案是其核心部分,是有效支持门急诊提高服务质量的重要支撑。电子病历的信息功能模块应该完整地包括:建立诊疗记录、制定诊疗计划、诊断及治疗方案、处方处置、电子病历管理维护及增删、浏览、查询、调用、统计等功能。

(四)门急诊排队服务优化设计

目前在我国医院系统中,几乎所有医院都有急诊、门诊的设置,但是却缺乏专门的候诊排队系统。目前的处理方法多是由医生叫号、护理人员安排的模式。这种模式太过被动,容易产生纠纷,毕竟急诊不同于普通就诊,对时间有很强的要求,一旦耽搁医治就会造成医患纠纷。对门急诊排队服务模块的服务流程进行优化升级设计,建立一个专门的叫号排队管理系统,设计原则需遵循管理要求,由3个模块构成,分别为候诊排队服务系统、候诊排队管理、排队叫号系统。重组的排队服务系统可分为普通急诊排队和个别急诊排队。对于普通急诊,从患者挂号完成开始,其病情信息及排队信息已录入系统,并在信息屏配置的LED显示屏显示相关排队信息,显示信息包括患者姓名、号码、科室、诊室号。对于个别紧急或突发情况,在患者挂号后,医生可通过操作终端将号码转移到制定科室。

门急诊服务业务流程的优化和重组需要各级领导的重视,加大前景发展的推动力,向现代医疗服务靠拢;需要门急诊系统全员参与,每个人不但重视系统优化,还应积极参与,大力支持和完善门急诊服务流程优化。

针对目前绝大多数医院门急诊服务业务流程做出框架优化,具体实施细节需要在实践操作中加以细化和提炼,最终获得适合各医院情况的系统方案。在整体上,建立了医院门急诊服务流程系统,重组了各模块功能,提出了以诊查患者为中心的服务理念,在局部实践中获得良好的效果,说明这一系统适用于医院门急诊服务,为医院提升自身竞争力提供了理论和实践支持。但就门急诊这一环节而言,简化患者就医的流程、节省时间、提供更为满意的服务是最终目的,因此信息化是一个重要的突破手段,其意义在于医院充分利用信息化的优势,将信息化的成果转化为相应的医疗服务,提高现代化管理水平。经过优化重组的系统也在局部实践中证明,信息化模式的门急诊业务流程一方面可避免人工操作带来的失误和差错;另一方面,在患者就医的过程中,确实减少了烦琐的环节,大大节省了时间,给患者提供了便捷流畅的医疗服务链。

第三节　门急诊管理系统的应用

门诊是医院日常业务中最关键、最重要的业务之一,直接体现医院的服务质量,影响医院的经济效益和声誉。使用门诊管理信息系统不仅能够有效地提高门诊工作效率,减轻门诊医务人员的业务压力,优化门诊业务流程,实现科学化管理;还能够提高门诊服务的质量,规范医疗行为,减少医疗差错,提升医院形象。同时能够实现门急诊患者的信息共享,实现流程监控和质量管理,为医院管理人员决策提供数据支撑。

门诊、急诊工作的特点要求系统达到以下目标:①操作简便、快捷、准确、可行,避免和减少操作员的人为差错;②方便患者就诊,有效解决门诊“三长一短”(挂号时间长、缴费时间长、取药时间长和就诊时间短)的问题;③能进行患者的唯一身份管理,建立患者的健康档案;④在医生工作站录入信息,以患者信息为中心;⑤门诊的各环节实现信息化管理;⑥与住院、检验、医技等子系统进行集成,提升门诊系统的功能。

一、就诊卡

诊疗卡是患者在医院就诊过程中,系统根据病患编码分配机制,为患者分配唯一标志患者编码的载体,常见的载体有磁卡、条码、IC 卡等。

目前国内不同医院之间信息系统或医院内部的子系统,是由不同的厂商提供的产品,一个患者可能有不同医院发放的多张诊疗卡,一个患者在同一医院子系统内可能生成不同的 PID,因此,个人身份识别是区域医疗卫生系统信息共享和医院内部的系统集成所要解决的基本问题。

MPI 是医院信息系统中患者基本信息的主索引,是唯一完整的患者标志,通常它只能由一个应用系统输入,并对其他应用系统进行分发,以保证整个系统中患者基本信息的一致性。MPI 往往通过 EMPI 实现,有不少国外和国内大型 HIS 厂商提供 EMPI 产品,为保持在多域或跨域中患者实例的唯一性。

PIX 是 IHE 中有关患者标志交叉引用的集成规范,也是实现 MPI 的一种方法,使用 HL7标准实现。它允许每个应用系统建立内部的患者标志,通过 PIX 对各个应用系统中的患者标志进行登记和管理,支持其他应用的查询或主动通知信息变更,而在每个应用系统中不需改变其标志符的定义和格式,保证了不同应用系统之间患者标志的同步。

二、发放诊疗卡

患者就诊时需持有医院发行的诊疗卡就诊,每一个患者将拥有一个唯一的患者码,一个部门录入的信息,相关部门可共享使用有关信息。使患者在整个门诊就医过程中各个子系统不间断流畅地运行起来,减少操作人员重复录入,缩短患者的等候时间,避免各子系统孤立运行。同时通过发卡获取患者基本信息,建立患者基本信息档案。发卡系统还具有录入患者基本信息、建立患者档案、建立唯一的患者码功能、发卡功能,丢失卡的挂失功能,补发卡功能,查询发卡患者信息,并处理各种与卡有关的问题。支持发卡系统单独运行;发卡与挂号系统合二为一;支持发卡与录入患者基本信息前后台分步操作。

另外,由于发卡机构的多样性,带来了就诊卡的多样性,因各自医院发行的就诊卡不能通用,导致了"一卡通"的出现,如医疗机构或第三方与银行联合发行的储值卡在集团医院或部分医院通用;更有医保卡、社保卡或以交通 IC 卡为主线的市民卡在区域内使用。

诊疗卡还可以作为电子钱包用于门急诊医疗费用的支付,支持充值、扣款、退费、密码维护以及财务核算等功能,在发放诊疗卡时,支持收取手续费,并做相应的统计。2010 年 10 月,深圳市启动了社保卡与银行卡并联系统的试运行,患者支付费用时,只用刷社保卡即可。医保部分费用从个人医保账户中支付,而自费部分将自动从"并联"的银行卡账户中扣除。

三、门诊挂号分诊

挂号是门诊系统的起点,是诊疗过程中的第一步。系统将记录患者挂号的类型、科室、医生等信息,提供给门诊的其他部分。对患者挂的每一个号系统自动产生一流水号,以管理患者该次挂号的所有信息。

(一)挂号

系统应支持有卡和无卡的患者的挂号,同时可根据不同类型的患者分别进行不同的挂号操作:①如果患者有就诊卡,则应通过刷卡或输入卡号取得患者基本信息,进行挂号;②如果患者无诊疗卡而且是第一次来医院就诊,则应输入患者基本信息,进行挂号;③如果患者无就诊卡而且是再次来医院就诊,则通过查询患者的基本信息的方法,进行挂号。

如果选择的医生号源已满,则不允许挂号。号源可在预先进行设置,也可在挂号时由护士或在接诊时由医生进行临时设置。

挂号应包括预约挂号和预约登记功能,在条件许可的情况下,可以实现自助挂号等方便患者的方式。挂号时同时应打印挂号凭证和挂号收据。

(二)预约

挂号预约包括现场预约、诊间预约、电话预约和网上预约等。系统应支持医院自行设定的预约给号原则,患者在预约时间持卡取预约号。

(三)分诊

是将通过挂号系统提供的患者信息,分配患者到各个就诊点的候诊队列,队列产生条件是:首诊患者根据挂号时产生的序号,按从小到大排序;复诊患者按报到序号与首诊患者间隔排序;优先患者排在队列最前面。

分诊过程分为自动执行和手动执行两种,也可根据需要临时调整分诊次序。①自动分诊:当患者挂号没有指定医生时,系统自动把患者自动分诊给同一科室和同一挂号类别中候诊患者最少的医生,指定医生时该患者直接进入指定医生的候诊队列。②手动分诊:包括根据人为需要将患者设置到相应的医生队列中去,并可实现同队列患者次序调整、不同队列之间的调整。

(四)退号换号

对医生未接诊的患者可进行退号换号处理。退号换号处理后，系统自动删除指定患者等候队列。对于医生已接诊的患者，则不允许退号换号处理。

(五)挂号设置

系统首先要初始化诊别、时间、科室名称及代号、号别、号类字典、专家名单、合同单位和医疗保障机构等名称，并按照当天医生排班计划表，根据患者选择医生和科室的不同，生成不同的挂号费和诊金。对于临时性的安排如某医生不出诊、增加某医生均可通过该功能进行修改。

(六)查询及报表

根据登记号、姓名等信息查询患者基本信息；根据挂号员和时间查询挂号工作量；能提供门诊量、收费项目、会计科目、科室的核算报表。

四、医生诊室

门诊医生工作站系统给医生提供一个集成化的工作平台，是门诊子系统中的一项重要功能，其体现了门诊子系统的先进性，方便医生工作，提高了工作效率；加强质控环节，提高了工作质量。门诊医生工作站包括电子病历的实现，医生通过医生工作站系统对患者进行诊断、录入医嘱、检查/检验申请单等操作。支持自动获取患者信息，自动审核医嘱的完整性和合理性，并提供痕迹跟踪功能，支持合理用药实时监控系统，支持授权医生可以查询患者的历次相关信息，支持自动核算费用，并支持当地医保结算政策。

(一)呼叫患者

门诊医生登录后界面会显示当日挂号(所属科室)的患者，医生通过医生站在医生本人的患者候诊队列中，按序叫号。当叫到患者后，该患者从排队列表中删除，未叫到的号可当时多次重复叫号，也可以在下一轮再叫，也可根据患者报到情况叫号。对于状态为等候的患者在呼叫患者不到后，医生可以选择给该患者过号，该患者会自动排在所有等候队列的后面，等待医生下次呼叫。对于没有使用医生站软件的诊区，支持叫号器方式供医生叫号。

(二)接诊

当医生确认患者到达诊室后，经问病情和体查，根据患者情况做出诊断，诊断界面包括科室常用诊断和诊断记录以及一些非常用诊断。如果医生做出的诊断在科室常用诊断中，医生可以选择相应诊断，此诊断会添加到诊断记录中。若属于非科室常用诊断则在界面中录入。

(三)医嘱录入

当医生录入诊断后，就可以进行医嘱录入，医嘱录入包括输入西药、中成药、中草药、检验单、检查单、治疗单等，应达到如下要求：①支持多种输入方法。编码、拼音码、助记码、电英文模糊查询、分类检索等，方便操作。②支持模板和历史记录的复制，记忆使用频率。③允许插入、修改或删除。④根据公费管理规定自动计算费用。录入时门诊医生可以根据已经维护好的模板选择相应的医嘱，也可以直接录入医嘱项每个汉字的首字母选择对应的项目。录入医嘱后要对医嘱进行审核，医嘱就被保存起来。一旦保存后就不允许修改，只能停止医嘱并新开。

1.药品输入

支持商品名、通用名也支持化学名，之间应能提供互相转换，在打印电子处方上统一用一种药品名称;支持药品剂量自动换算,大单位、小单位包装的换算;可以开成组医嘱,支持药品用量管理,可以控制指定药品的用量。中草药医嘱要求提供常用方剂、协定方剂等方便的输入方式,输入各种中草药的用量和特殊处理办法。

2.申请单输入

为规范管理,方便操作,应根据临床需要和检验检查科室自身特点,把各项目进行组合,并对组合根据多种分类方法进行分类,在开检验、检查申请单时从组合中进行挑选。按照规则,对医生开出的项目组合进行归类,生成申请单。如把相同检验科室、相同标本、相同容器的检验项目组合合并为同一张申请单,用一支试管抽血,以减少抽血量。

3.医疗质量控制

重复医嘱判断、药品库存量判断;限制某类医嘱的条数、限制处方的条数,毒麻药品、贵重药品提示、医疗保险患者用药提示,药品咨询软件的药品适应证和配伍禁忌提示等;根据医生权限对毒麻药品和抗生素类处方分级管理;根据诊断控制药品的用药疗程;依据用法、用量、疗程自动计算整包装、成组医嘱的自动匹配等。

4.退药退费

退药是药房已经发药,在医生工作站进行退药申请,然后到药房退药,最后到收费处退费。退费指药房未发药,在医生工作站进行退费申请,然后到收费处进行退费。

(四)门诊电子病历

医生可以调阅患者的医疗记录,了解患者历史就诊情况。在问诊时,医生在电脑上记录问诊结果形成门诊电子病历,包括主诉、现病史、体格检查、辅助检查、诊断、处理意见等。为便于并规范门诊医生的病历录入工作,系统应支持临床医生建立相关个人或科室的病历模板。

(五)查询及报表

查询患者基本信息、医保信息、既往就诊记录及医嘱、药品、诊疗项目查询(价格、库存数量以及相关的包装规格等)、检验验单结果、检查报告、图像结果等。

医生工作量报表:统计全院医生在规定时间内的挂号人次、接诊人次、金额等。

(六)维护

主要包括科室常用诊断、常用医嘱模板、个人医嘱套、医保特病限制诊疗项目及药品处方类型等。

五、门诊收费

通过划卡(同时支持手工输入)调出患者的电子处方(同时支持手工录入医嘱)划价收费,依据患者身份(医保、自费、公疗等)进行费用结算,收取部分或全部自费费用金额,打印收据及患者费用清单。已收费的处方或申请单传送到医生站、门诊药房、检查、检验等相应科室。支持门急诊合同单位管理;可以按照合同单位或具体病患分别设定信誉额度。支持门急诊预交金管理。

(一)收费

结算时根据患者的身份对全额费用进行处理,如医保患者根据医保政策对费用进行分解,与医保中心联网实时结算,自动收取自费部分的费用,自费患者全额收费。支持语音提示,窗口金额显示屏。具备与门诊药房消息互动功能(发票上打印到指定药房窗口取药的附加信息），收据应该具有自费公费项目自动分开打印的功能，同时收费清单应该反应药品、检查项目的全名，需要有医保标志提示功能。支持现金、支票、银行卡或自助付款的方式。

医保实时结算要求医院有专线连接到医保中心，通过医保服务机器上传下载相关文件，定期或根据需要对照医保三大目录（药品、诊疗和材料）。在收费工作站上需要安装医保系统开发商提供的医院端组件，收费时通过调用组件完成医保费用的分解过程，即可获得所需数据显示到界面由收费员与参保人核对，完成医保实时结算和个人账户支付，同时将结算信息写入到医保相关表中。

（二）退费

应有严格的退费手续，需要有专人管理。支持部分退费和全部退费，保留操作全过程的记录。

（三）发票管理

具有票据领入、领出、回收、报废、票据审核、查对、各种报表等功能；票据自动核销汇总功能，精确到每张发票使用情况；发票在系统中应具有流水号，并必须要与发票印刷号对应；支持发票重打、补打功能，对重新打印的发票应有记录或标志，说明此发票是否是重打印的发票及前次打印发票作废标志，保证发票的可靠性。

收据的起始终结号可以是整个门诊收费处一个序列，各窗口分段使用，也可以各个窗口有各自的起始终结号。如果使用预交金方式，预交金收据号同样实行统一管理功能，预交金收据号既可全院统一排序收据号，也可以各自窗口自行排序收据号。

（四）查询及报表

可查询患者费用、药品价格、诊疗项目、收款员发票、作废发票、结账情况等信息。

统计报表应有按收费贷方科目汇总和合计的日汇总表，以便收费员结账；按收费借方和贷方科目的日收费明细表，以便会计进行日记账。按科室和检查治疗科室工作量统计的日科室核算表，全院月收入汇总表，全院月科室核算表，合同医疗单位月费用统计汇总表，全院门诊月、季、年收费核算分析报表等。报表可自定义修改。报表可根据管理科室工作需要任意设定条件统计所需报表，有导出功能，财务能直接生成记账凭单。

六、药房发药

系统应能根据医院的需要增加药房数量。支持每一个药房出库、入库、借药、库存盘点等各项药房管理。药房具有可用库存数量管理，以便医生开单或处方输入后减少可用库存，保证发药时库存充分（发药后减少实际库存）。

合理解决患者在多个药房混合取药的问题。支持患者自由选择药房或指定药房两种模式。依照药品分类（类别，西药、成药和草药；剂型，口服、外用、针剂、毒麻、输液等）设定药房发药属性。

（一）登录或打开

窗口患者在收费处交费后，门诊药房系统应能够显示已交费患者的处方信息。药房人员登录系统，选择好配药窗口确认后，系统会进入到配药界面（显示所要配备的药品）提前配药。

（二）配药

在配药窗口能够接收收费处已交费患者的处方信息，并按交费先后顺序进行排列自动打印出电子处方。配药人员根据处方进行配药,配药完毕,在配药确认界面扫描处方号或者发票号,同时扫描工号确认配药。配药完毕经确认后,在发药大屏幕上显示相关信息,提示患者前来拿药。

(三)发药

当患者在发药屏幕上看到拿药提示来到窗口,发药人员扫描患者的就诊卡后,发药界面会显示此患者已配好的药品,发药人员点击发药后完成发药操作,同时清除大屏幕上的相关信息。

(四)退药

首先由药房检查药品是否可退,再由医生在系统中开退药申请,根据患者 ID 或收据号,查询其处方信息,药房人员按照相关规定对该患者进行整体或部分退药。在药房退药确认后,方可到收费处做退费处理。

(五)查询及报表

1.发药查询

根据起始日期、截止日期或者根据卡号、登记号、姓名、收据号、配药人、发药人、发药窗口查询相应的发药信息。

2.退药查询

根据起始日期、截止日期来查询某段时间内的药房退药信息。

3.处方统计

根据起始日期、截止日期或者库存分类、药理分类、药品种数查询处方统计信息。

4.工作量统计

根据起始日期、截止日期、药理分类、发药人、药品名称、库存分类或者科室等任何一个条件来查询和生成药房的日消耗表。

第十三章　住院患者管理系统

第一节　住院患者管理系统概述

住院管理信息系统用于采集和管理住院患者的各种信息,协助医务人员进行医疗和护理工作的医院信息系统,又称为住院信息管理系统、住院患者管理系统、住院信息系统。是医院信息系统为临床服务得集中体现,既属于医院管理信息系统,又属于临床信息系统。

由于住院管理的流程繁杂涉及部门较多,传统的手工操作费时费力,不能适应医院现代化管理的需求。进入 21 世纪,计算机技术逐渐替代手工操作,许多医院开始建立较为完善的住院管理信息系统。2013 年,根据中国医院协会信息管理专业委员会调查报告显示,中国三级医院中住院管理信息系统的使用比例已达到 70％以上。

任何一间有住院患者的医院,不论规模大小,住院患者管理都是其医院管理中很重要的组成部分。传统的住院患者管理主要是住院费用的管理,以往这种管理的方式和手段主要是依靠纸和笔来完成的。从患者入院确认床位交预交金开始,住院患者的所有信息都是通过各种卡通知单和记账处方进行传送,然后由手工建立住院患者个人的分户账储存。住院处工作人员根据分户账,使用手工的方法对患者进行住院费用处理,如费用控制、催交预交金、中期结账和出院结算等工作。

众所周知住院患者的病情一般比较复杂,致使现代医院的病房诊疗工作十分复杂,医疗对住院管理的要求也变得越来越高。在准确性、时效性和功能上传统的管理方法已不能适应现代医疗的需要,也越来越不能满足社会和现代医院的发展需要。

一、住院患者信息管理系统的发展

随着信息技术的发展,计算机被逐渐应用于医院管理,在开发和使用医院信息系统(HIS)的早期,住院患者管理就是医院最先尝试计算机管理的领域之一。住院患者计算机管理大致经历了 3 个发展阶段:第一阶段是单机应用阶段,该阶段是基于大众数据库建立起来的简单的数据管理方式,一般仅能提供账页录入和结算等用途,由于功能简单,效率上也与原手工模式相比较并无明显提高,故只在极少数医院中使用过。第二阶段是住院处部门内的局域网应用阶段,这一阶段初期的网络技术开始在医院得到应用,最具代表性的是 Novell 网。在医院住院处部门内部搭建起一个局域网,按住院处内部的各个工作岗位分别开发了入院登记、预交金收取、记账、结算等功能的信息系统,实现了住院处患者管理从人工到计算机化的转变,是现代住院患者管理系统的雏形。这一阶段实现了部门内资源共享,但并没有解决病区和院内其他医疗部门对住院患者的信息录入和利用,最突出的问题是医嘱处方还是沿用原运作方式,各种处方、计费单由人工在医院各部门间传递,最后才汇集到住院处录入,这种后处理的模式,虽然还不是真正意义上的现代化的住院患者管理系统,但为其后续发展奠定了基础,在技术上和观念上为新一代的系统提供了准备,是我国现代住院患者管理系统发展过程中很重要的一个阶段,许多医院都曾经历过这一个时期。第三阶段,20世纪90年代,随着现代网络技术发展和大型数据库应用的逐步推广,基于新一代的网络和软件平台,国内一些计算机公司与医院合作,开始设计和开发医院信息系统,住院患者管理系统首次作为医院信息系统工程中的一个子系统进行设计。在医院信息系统中,他既具有自己完整明确的功能和特点,又承担着为其他子系统提供共享资源的任务,是建设数字化医院不可或缺的基础性子系统。

二、住院信息管理系统的主要目标

(一)为医生和护士服务

实现医生和护士医疗文书的计算机处理,提高医护人员的医疗文书书写效率和质量,规范医疗行为,减少差错事故;通过网络传递各种信息,缩短诊治周期;提供更为准确完整且方便阅读的诊疗咨询信息,辅助提高医疗质量,并最终形成完整的住院电子病历;为管理层、业务层和患者提供方便,为各种决策提供相应信息支持。

(二)为经济管理服务

使住院患者费用实现自动划价,做到在院患者按人、按日进行费用统计,方便医院进行成本核算;防止漏费欠费,堵住收费管理中的漏洞。

(三)为管理服务

充分利用计算机网络的优越性能,实现住院患者信息共享,强化环节质控,有利于过程监控和过程管理,引导质量控制的重心由终末控制向实时环节监督转移;为管理者提供决策所需的动态数据,辅助实现医疗质量提升。

(四)为患者服务

在法规允许的范围内,使可以对患者透明的信息能够通过某种手段方便患者查询。

三、住院患者信息管理系统的组成

住院患者管理是将患者住院期间的所有管理信息和临床医疗信息应用计算机管理,住院患者从入院、入科、转科、诊疗医嘱、出院和病历归档,每个环节上都设置了相应的功能模块,实现对患者住院期间全过程的计算机管理。这些计算机管理住院患者的软件就是住院患者信息管理系统。

一般说来,住院患者信息管理系统主要由住院登记、护士工作站、医生工作站、临床药房、住院收费和病案编目等子系统组成,每个子系统又分为若干个功能模块。为满足医院对住院患者信息全面管理的需要,有的医院信息系统还提供了监护、护理和营养膳食等系统。

(一)住院登记

主要提供住院预约、通知患者入院、等床队列维护、空床信息查询、患者入院登记(身份登记)等功能。

(二)护士工作站

主要完成患者的入、出、转管理,自动生成患者流动统计,床位和护士文档的管理,医嘱的转抄、校对与执行。

(三)医生工作站

主要提供下达医嘱、书写与打印病历;开检验/检查申请单、查询报告结果、检索和调阅病历、调阅医学影像、手术申请和术后登记；填写病案首页和提交病历等功能。

(四)住院收费

对患者在住院期间预交金及所发生的费用进行划价、结算管理。

(五)临床药房

包括库存、摆药处理和处方录入等功能，完成库存初始化、入出库处理、接收由病房发送过来的医嘱进行摆药出库处理、负责其他处方录入和出库处理，包括领导批药、出院带药和住院退药等。

(六)病案编目及病案流通

主要完成对疾病和手术的分类、编码填写，并提供病案检索和相关管理；办理住院病案的借阅和归档工作，登记借阅者、借阅时间、归还日期等信息。

在具体应用时，各医院可根据自身情况和管理需要选择不同的功能组合模式。如有的医院只要求对患者流动和收费进行计算机管理，可采用最基本的模式，即只包含住院登记、集中入出转、住院收费和病案编目系统；有些医院希望对医嘱进行计算机管理，则在基本模式的基础上加入护士工作站，由护士对医嘱进行录入，并在此基础上，加强对药品的管理，加入了临床药房子系统；越来越多的医院则采用了较为全面的管理，加了医生工作站，由医生直接在计算机上下达医嘱，护士通过计算机转抄执行，从而彻底改变了传统的手工模式。

四、住院患者管理系统的特点

住院患者管理系统是面向患者、面向医疗、面向医院管理的一个实际应用程序，又是医院信息系统中的一个重要的组成部分。其应该具备数据准确实时、系统功能完善、界面简洁、操作方便的特色。

在医院信息系统中本系统应具有高度的整合性，要具备自顶向下完整的一体化设计，保证住院患者管理信息系统与病房医嘱、病房药房、财务管理、人事管理、病案与统计等多个子系统有机地结合为一个整体，真正做到患者的任何基本信息，一次录入全院多处共享。系统数据具备高度的一致性和准确性。住院患者管理系统的数据关联着患者的医疗和费用等重要环节，保持各项数据准确和较高的实时性，体现了系统的质量和效率。系统应保证住院患者统计的高度准确和实时，支持网上自动统计功能。同时实现住院患者费用动态实时管理，杜绝费用差错，最大限度减少多收、漏收的现象提供与医疗消费准确、一致、同步的费用明细，让患者明白放心，工作人员操作省心。

系统应功能完整、灵活具有较强的适应性。虽然各地各医院在入出转处理、医嘱划价、费用管理与出纳结算等方面有着许多共同之处，但不同地区不同医院的管理模式和结算方式有着各自的要求。系统必须充分考虑医院的差异性和科学的设计，从而满足不同类型医院的需求。要支持合同单位、大病统筹、医疗保险等多方面对住院患者费用管理的需求。支持全院范围授权用户对患者总账、结算账、细目账、预交金账的查询，支持住院者对"一日清单"和明细费用的自助查询。同时还要支持人工记账方式与计算机化的融合，完成手工传票医嘱(药单、检验检查单、诊治疗单)和其他住院费用的计算机录入记账，适应医院复杂多变的实际需求。

操作简便，人机界面友好，方便掌握和使用。系统用户端基于 Windows 的界面设计，为用户提供熟悉、美观、友善的操作环境。系统在设计上要十分注重简化操作环节，根据实际需要尽量采用优化的录入方式提高工作人员的输入效率,对于量大、重复性高的录入内容应多使用模板化、程式化录入界面和有效的输出方法。

第二节　住院患者管理系统的诊治流程

根据医院选择功能组合模式的不同,住院管理系统一般也相应地分为3种工作流程。

一、工作流程 1

医院采用最基本的功能组合模式,即只包含住院登记、集中入出转、住院收费和病案编目的系统。该种模式的实现最为简单,但仅能对患者流动和费用信息进行部分计算机管理,手工管理的成分仍然较多,无法获得计算机网络化管理带来的诸多好处。

这种最基本的住院患者管理系统的业务流程一般如下。

(1)患者经门急诊收治并开具入院申请单,住院处根据科室空床情况和候床预约通知患者入院,为患者办理入院登记。非免费患者还需交纳预交金。

(2)患者办理住院登记后到相应病区,护士通过集中入出转系统为患者办理入科手续。

(3)经治医生在医嘱本上手工下达医嘱、开检查/检验和手术申请单,并通过人工传送到相应科室。

(4)护士手工转抄和校对医生在医嘱本上下达的医嘱,抄写各种执行单,摆药室根据人工传送的护士书写的药疗通知单进行摆药。

(5)检查/检验和手术室接收纸张申请,进行预约,并在完成之后出具纸张报告,并人工送到相应病房。

(6)患者出院前,护士通知收费处,收费处对患者费用进行审核并结算后,护士采用集中入出转系统为患者办理出院手续。

(7)患者出院后,医生在规定的日期内书写并整理完纸张病历,并通过人工送到病案室。病案室及时进行病案编目。

二、工作流程 2

医院在最基本的功能组合模式基础上,加入了护士工作站和临床药房,此时由护士对医嘱进行录入,对医嘱进行了部分计算机管理,并加强对药品的管理。该种模式较上述第一种模式,对医嘱和药品进行了部分计算机管理,在一定程度上脱离了手工管理的模式,实现了药房与护士工作站之间、护士工作站与收费处间的信息共享,能实现住院患者费用自动划价,可为管理者提供更多更及时准确的数据,网络化的优势得到部分体现。

该种住院患者管理系统的业务流程一般如下。

(1)患者经门急诊收治并开具入院申请单,住院处根据科室空床情况和候床预约计划通知患者入院,为患者办理入院登记。非免费患者还需交纳预交金。

(2)患者办理住院登记后到相应病区,办理入科手续,由护士工作站安排床位,填写相关信息。

（3）经治医生在医嘱本上手工下达医嘱、开检查/检验和手术申请单，并通过人工传送到相应科室。

（4）护士工作站转抄录入和校对医生提交的医嘱，自动生成各种执行单，摆药室根据护士工作站校对后产生的药疗通知单进行摆药。医院根据管理需要，可设中心摆药室进行集中摆药，也可在病区药柜摆药，还可分不同剂型在不同地点摆药。

（5）检查/检验和手术室接收申请，进行预约，并在完成之后出具报告。

（6）患者出院前，护士工作站下达预出院通知，并停所有长期医嘱，收费处对患者费用进行审核并结算后，护士工作站方可将患者进行出院处理。

（7）患者出院后，医生在规定的日期内书写并整理完纸张病历，并通过人工送到病案室。病案室及时进行病案编目。

三、工作流程3

医院采用较为全面的功能组合模式，加入医生工作站，对医嘱和病历进行全面的计算机管理，医生直接在计算机上书写病历、下达医嘱，护士通过计算机转抄执行，相关科室间通过计算机网络进行信息传递和共享。该种模式较上述前两种模式，实现了对患者住院期间全过程的计算机管理，充分利用计算机网络的优势，实现了信息的充分共享，杜绝了手工状态下相关科室及人员的重复劳动，为收费的透明公开管理提供支持，并能为管理者提供决策所需的各种动态数据。但该种模式也对管理提出了较高的要求，需要全体人员有更强的全局观念，需要有严格的管理制度来约束。

该种住院患者管理系统的业务流程一般如下。

（1）患者经门急诊收治并开具入院申请单，住院处根据科室空床情况和候床预约计划通知患者入院，为患者办理入院登记（医院根据管理需要，也可在门诊医生站直接办理）。非免费患者还需交纳预交金。

（2）患者办理住院登记后到相应病区，办理入科手续，由护士工作站安排床位，填写相关信息。

（3）经治医生对患者进行各种诊疗信息的处理。下达医嘱，传送到相应的护士工作站；开检查/检验和手术申请单，传送到相应科室；并可查询患者检查/检验报告、护理信息和检查、手术的预约情况。

（4）护士工作站转抄和校对医生提交的医嘱，自动生成各种执行单，摆药室根据护士工作站校对后产生的药疗通知单进行摆药。医院根据管理需要，可设中心摆药室进行集中摆药，也可在病区药柜摆药，还可分不同剂型在不同地点摆药。

（5）检查/检验和手术科室接收申请，进行预约，并在完成之后出具报告。

（6）患者出院前，护士工作站下达预出院通知，并停所有长期医嘱，收费处对患者费用进行审核并结算后，护士工作站对患者做出院处理。

（7）患者出院后，医生应在规定的日期内书写并整理完病历，然后将病历提交。病案室及时进行病案编目。

第三节　住院患者管理系统的应用

一、住院管理系统的工作任务

住院患者管理系统能使医院更有效、更快捷地获取、处理、储存和使用住院患者的管理和治疗信息。其主要工作任务如下。

(一)住院患者入出转管理

住院患者在医院接受检查、诊疗的过程是一个动态的过程,病床是其最基础的信息。因此系统提供入院登记,为初次入院患者建立个人主索引,办理入院、确认入住科室、病房和病床。为再次入院和预约入院者从患者主索引或预约表中提取已有信息,联机录入与本次入院有关的详细内容,办理再入院手续。为患者办理病床变更、办理出院手续。

(二)住院患者费用和账务管理

系统提供准确、实时的患者住院费用的电子账页和结算;满足医院财务和成本核算;支持公费医疗和医保等特殊身份患者住院费用自付金额的计算。这些都是住院患者费用管理的基本任务,大致包含以下内容。

(1)预交金的收取和管理。

(2)费用接收和记账,完成住院患者特定费用的录入及分类。

(3)住院费用结算和中期结账。

(4)财务统计和报表,自动生成住院处凭单日报和现金日报,生成各执行单的财务收入报表,支持以科室为结算单位的成本核算。

(三)住院患者信息查询

随着社会的进步和我国社会主义市场经济的发展,住院患者对住院费的要求也越来越强烈。以往城市医疗以公费医疗、统筹医疗为主,由于费用计算方法简单,个人支付比例固定,这种需求并不突出。随着医疗体制改革的深入进行,医疗保险、大病统筹等各种不同的医疗保障正在渐渐取代原有的公费医疗。住院患者十分关注自己每天用了什么药做了什么治疗和检查,关注其数量、价格、自付比例和费用。为了维护患者的合法权益,卫生主管部门也下发文件,要求各医疗机构必须为住院患者提供每日清单。住院患者管理系统要适应时代发展,就要满足患者查询需求,为他们提供详尽的每日费用明细。

(四)建立资源共享的数据平台,支持 HIS 和医保系统的顺利运行

建立和提供住院患者主索引,实现与医嘱系统、药房系统、检验等医院内各子系统间共性数据的高度共享和保持一致,消除信息的重复录入和差错。建立与医保系统的数据接口,满足医保对参保入住院医疗费用实施管理和监控的要求。

(五)系统维护

提供保障系统自身正常运转的维护功能,建立用户权限管理,完成数据库表的初始化及初始化参数的设置,构建资源数据库,进行不同条件的录入、查询和修改。

二、住院管理信息系统的应用内容

住院管理信息系统将患者住院期间的临床医疗信息和管理信息应用计算机进行科学管理。患者住院需要经过入院、缴纳押金、入科(转科)、病房诊治、检查化验、划价收费、出院等多个环节,是一个动态的流动过程,住院管理信息系统的核心任务就是对住院患者流动进行科学有序的管理,将患者的流动状况及时、准确地反映给医务人员,对患者的诊疗信息进行统计分析,及时纠正患者流动中出现的问题,提高住院管理的效率。住院管理信息系统针对住院流程的各个环节设置相应的子系统,每个子系统又分为若干个功能模块,实现对患者住院全过程的计算机管理。

(一)住院登记

主要提供住院预约、患者人工登记、床位信息查询、床位管理等服务。患者经门急诊收治并开具入院申请后,住院登记处采集患者相关信息,根据科室床位情况安排患者入院,并收取患者住院预交金。

(二)医疗管理

协助住院医生完成日常医疗工作,进行住院患者诊治、下达和审核医嘱、开具检查/检验单、手术申请和术后登记、调阅医学影像资料、完成病案书写等。该功能直接体现了医院医疗服务的质量。因此必须操作简单,支持医生方便快捷地下达医嘱,快速获取患者的各种信息,并且保证信息准确可靠、保密性强。

(三)护士管理

用于协助病房护士进行住院患者的日常护理,协助护士核对并处理医生下达的长期和临时医嘱,对医嘱执行情况进行管理,保证医嘱的规范性,确保医嘱执行的正确性,同时协助护士完成病区床位管理工作。另外,还应该定期核对患者的缴费情况,及时通知患者缴费。

(四)病案管理

用于提供病案检索和相关管理,进行病案的借阅、追踪和归档工作,完成对疾病和手术的分类编码,进行病案的质量控制和流通管理。病案是医疗过程的主要记录,也是医院科研与教学活动的重要数据来源,病案的规范化管理是医院现代化管理的重要部分。

(五)住院药房管理

主要负责临床药品的库存管理、处方确认、摆药、发药等业务,协助住院药房人员完成日常工作。属于药品管理信息系统的一部分。

(六)住院收费

用于管理患者入院的预交金,根据患者的消费明细进行费用结算、划价、收费,并开具相应的收费凭证统计患者的欠费情况并与护理管理相关联,完成督促患者缴费。

第十四章　检验信息管理系统

第一节　检验信息系统概述

随着医院检验部门各类先进的自动化检测设备的大量引进,传统的检验工作难以应付数据量大、任务繁重的局面,造成管理水平较差、失误率高、工作效率低下。信息时代的到来对检验科室的运行和管理模式产生了重大的影响,以现代计算机技术为基础的临床检验信息系统(LIS)应运而生。LIS利用数据处理技术,以临床检验信息管理为中心,以检验信息生成、处理、存储及数据交换为主线,集网络、通信、决策分析和远程监控于一体,实现临床检验管理的标准化、规范化、科学化、网络化,是协助检验科完成日常检验工作的计算机应用程序。LIS的主要任务是协助检验师对检验申请单及标本进行预处理,检验数据的自动采集或直接录入、检验数据处理、检验执行的审核,检验报告的查询、打印等。LIS将检验全程置于计算机监控之下,大量的检验数据通过仪器接口,经运算整理,形成检验报告转发临床科室。医师通过患者检验结果,提出检验诊断和临床处理意见,还可以参加远程会诊及其他交流合作活动。

一、检验信息系统的发展历程

检验信息系统通称实验室信息系统(LIS),是检验科信息化的必然产物。与其他信息系统一样,LIS也有它自己的发展历程。下面我们将按照大家普遍接受的划分方法加以介绍。

(一)早期发展回顾

自20世纪70年代,某些分析仪器就已经开始使用微处理器进行控制和记录了。到20世纪80年代,改进了的数据处理系统被放在独立的电脑上,可对仪器的检测数据进行简单的存储和分析。这种单机运行的系统通常被视为第一代的LIS。20世纪80年代末、90年代初,关系型数据库被引入到检验数据的存储和管理中,并且出现了以PC为基础、部门级规模的第二代LIS。20世纪90年代中期开始,LIS才逐渐变成一个以局域网为基础、开放的、客户机/服务器(Client/Server,C/S)结构的软件系统,这也是当前得到广泛应用的第三代LIS。

第三代LIS具有如下特点:服务器端程序在Unix、Linux或Windows NT平台下运行,具备良好的系统稳定性;前台程序均为菜单式图形界面,易于安装、维护和使用;使用流行的关系型数据库,如Oracle、SQL Server、Sybase或DB/2等,集中存储患者的检验数据、仪器设备的质控资料以及检验科的管理信息;支持检验科的各种窗口业务,包括需手工处理的项目;可与各种分析仪器进行对接,借助仪器的通信接口实现测试数据的自动采集;具备多种质量控制机制,检验仪器质控数据的采集和处理自动化;提供便捷、完善、灵活的数据查询功能;为开放的系统架构,具有良好的可扩展性;与管理信息系统、电子病历系统等其他信息系统相结合,支持彼此间的信息交换和资源共享:包括检验申请接收、检验结果发送以及费用信息传递等;能够对检验数据进行各种统计分析处理;具备仪器、试剂的管理功能等。

（二）近期发展动向

进入21世纪后,新一代的LIS也已渐渐成形。其主要特征是,进一步完善检验信息的管理,提供对临床诊断的辅助决策支持;支持检验信息的深度处理,使其为医院的科研和教学服务;适应新的检验项目和方法,提供对图形、图像结果的处理能力;信息交换向Internet延伸,并与样本的处理和传递技术以及开放式的实验室仪器相结合,逐渐向实验室自动化系统发展,进而实现实验室全面自动化(TLA)。目前,在发达国家,乃至国内发达地区的某些医院,已有初级TLA的实例出现:医生开具检验申请,采样时电脑可打印条形码并自动将它贴在采样容器上。此后,样本处理和传送全部自动化,检验仪器可依据条形码自动识别检验样本并进行化验。检验的结果则通过网络实时传递至医生工作站,使医生能以最快的速度得到化验的结果。

新一代的LIS并非只在系统功能方面有所拓展,部分产品还使用了新的体系架构,以适应检验信息管理的广域化。此类产品基于Web技术开发,多为浏览器/应用服务器/数据库服务器(B/S/S)型的三层结构。

B/S/S结构的系统易于开发和部署,其客户端只需安装通用的浏览器,因此非常便于升级和维护。当客户端数量众多且网络规模不断扩大时,这一优势尤为明显。尽管B/S/S结构的系统在运行速度方面通常逊于C/S结构的系统,但随着Web技术的不断完善,以及硬件性能的飞速提升,这种速度差异已不再是个严重的问题。而且,Web技术基于Internet,在适应检验信息管理广域化方面具备天然的优势。在当前区域医疗信息共享以及中心医院与所辖社区医院检验信息交换的背景下,使用B/S/S结构的LIS有利于系统服务范围的延伸,并大大减少系统部署和维护的成本,因而常常是区域临检中心LIS建设的首选。

（三）按需服务

随着医疗信息化的逐步普及,一种类似租赁服务的建设方式受到不少医疗机构,特别是小型医院和社区卫生服务中心的青睐。简而言之,这种方式是由厂商建设一个具备数据中心特征的系统,用户则向厂商租用软件来完成日常的业务。租赁方式使得技术力量不强的小型医疗机构能够破除系统建设和维护的技术壁垒,利用厂商的服务实现信息化管理的目标。

早在1999年这种模式即在美国出现,当时将提供这种服务的厂商叫作应用服务提供商(ASP)。在医疗卫生领域,较早使用这种模式的通常是共享需求比较强烈的信息系统,如LIS、PACS、PIS(病理信息系统)等。2001年的互联网泡沫破裂导致大批ASP倒闭,坚持下来的企业于2003年又提出了"软件运营"的理念,名曰"软件即服务"(SaaS)。SaaS本质上是ASP概念的延续和发展,其核心都是依托Internet,将软件部署为托管服务。软件的所有权仍属于服务提供商,并由服务提供商负责软件的开发、部署、维护和升级工作。用户则根据应用规模的不同,按一定周期租赁服务提供商的服务。SaaS与ASP的主要差别或许是,SaaS使用了面向服务的体系架构(SOA),通过在用户和应用之间增加的中间层来处理用户定制、可扩展性及多用户的效率问题。

SaaS模式的好处包括初始成本低廉,能够快速部署,有益于降低用户的总体拥有成本;系统维护全外包,可大幅降低小型医疗机构的技术门槛和风险等。缺点是医疗机构对自己的数据缺乏有效的管控,信息安全存在隐患;系统运行依赖广域网,业务连续性遭遇挑战。

二、检验信息系统的主要作用

归纳一下,LIS的主要作用包括:通过与分析仪器的接口实现检验数据的自动接收,使工作效率和工作质量得以大幅度提高,同时还可降低检验人员的差错率和劳动强度;规范检验流程,并借助质量控制机制监控检验人员的操作以及分析仪器的工作状态,保证了检验的质量;检验结果实现数字化,使之易于长期存储,既可为临床诊断、科学及教学研究提供大量的基础数据,也使大数据量的统计分析以及历史资料的对比成为可能;检验报告实现自动打印,不仅规范了检验报告单的格式,而且可降低手工填写报告单导致交叉感染的风险;提供多种形式的工作量统计,可为实施成本核算和经济效益分析,以及进行检验人员的内部考核提供便利。

此外,通过与其他信息系统的集成,LIS可实现检验结果的网上传递,使临床医师尽早得知检验结果,为患者尽快得到恰当的治疗创造条件;还能有效控制随意搭车化验导致的漏费,减少资源损耗,增加经济效益。

总之,促进检验科的全面质量管理(TQM),提高检验科的工作效率和质量,为临床医师和患者提供更多、更快、更好的服务就是实现检验科信息化的根本目的,而LIS则是检验科实现信息化的重要工具。尽管它仍有控制费用的功能,但更重要的是,它直接为临床医疗工作提供了支持。也正因为如此,LIS也是临床信息系统(CIS)的重要组成部分。

第二节　检验信息系统的功能与目标

一、检验系统的总体目标

不同医院的检验系统会有所不同,但达到的基本目标基本一致。

(1)最大限度地共享及应用现有的信息体系资源以患者医疗信息为主线,筹建LIS系统,计划将所有检验数据联网,实现数据共享。同时,LIS系统应能全面支持检验科开展ISO15189认证,实现检验科日常工作的职能化管理,并为今后的医疗、教学和科研提供帮助,加快医院数字化建设的步伐。

(2)所建LIS系统必须是全院级LIS系统,系统需要符合临床检验分系统功能规范中的要求,遵循国际通信标准、国际集成技术规范,如ISO 15189、HL7、IHE等,构建一个开放式架构的系统。按照国际集成技术规范保护已有投资和尽量减少对现有信息系统的冲击的原则建设医院全院级LIS系统。

(3)系统必须确保数据安全、可靠,并能与医院现有HIS系统、新增系统实现无缝连接。充分考虑LIS、HIS、PACS/RIS等各类医疗系统之间的关系。具备支持客户化修改的能力。LIS系统建设可视具体情况分步实施、分期建设以降低投资风险。

(4)创建符合IHE技术框架的检验科完整的数字化工作流程。实现检验科室内部工作流程的计算机化,包括预约登记、分诊、检查、报告等环节的计算机化。通过LIS系统改造优化工作流程、规范诊断报告,打印出内容完善、标准规范的病案,为生成电子病历奠定医疗信息体系基础。

（5）同时支持条码试管（预条码）或条码标签两种工作流程，实现检验申请条码化自动分拣，临床科室通过 HIS 系统提交申请，LIS 系统自动完成申请单管理、分诊、检查、报告中需要的信息交换，并将检查报告结果自动向 HIS 系统回传，同时完成 LIS 系统中的收费项目确认，确保检查项目与收费信息的一致性，杜绝多收漏收或错收，支持自动计费和分段计费方案。

（6）支持 RS-232、USB、TCP/IP 仪器通信协议，支持 IHE、HL7 和 ASTM 数据交换标准。支持审核样本隔离控制机制，确保检验数据的安全。支持远程传送数据。所有仪器支持 Middle Ware 程式的数据接收和分流。支持 Middle Ware 内部重发功能，并且不需要通过仪器重发。支持 Middle Ware 模块化管理，可实现远程监控。

二、检验系统的功能

检验系统包含从医生申请、传递、实验室操作到报告发放的多个环节，基本功能如下：

（一）检验系统实验室端模块

（1）能够实现实验室设备数据的接收、存储、分析、结果输出等日常业务流程的工作，并且能够实现数据的手工录入。系统支持记录各标本的数值，支持患者检验数据的查询、打印功能。

（2）结果复查：要求实验室管理软件的检验结果可以复查，同时显示多次复查结果。结果复查时可直接设定/重新修改预稀释度，但其他标本不受稀释度改变的影响。

（3）仪器的通讯方式：支持单向、双向及三向模式。

（4）对于仪器结果的确认，系统提供全面有效的监督控制（包括结果修改、失控项目、危急结果），同时质控结果可以对检验结果进行审核。

（5）门诊标本采集中心采用刷卡或扫描申请单方式打印条码，并为患者提供相应的检验回执。

（6）标本签收：住院标本签收，并对相应的送检护士提供本次送检标本的签收单以及检验回执，同时进行自动签收计费。

（7）项目转机：将剩余未完成的标本自动转到另一台相应仪器继续进行，只对标本的未完成项目继续进行试验，结果自动传回。无须重复录入患者资料。

（8）报告合并：可以提供不同时间的检测项目的测定分析结果合并功能。

（9）危急处理：系统对于极度危险的结果以醒目的红色标志出来，以提示检验人员；在临床医生桌面有醒目标志警示（或给主管医生手机发短信提示）！

（10）预设项目稀释度：具有通过 LIS 软件临时修改稀释倍数的功能。对一些特殊标本可预设稀释倍数，没有指定的普通标本不受影响。

（11）手工审核结果：可动态对比跟踪前几次结果；可选择单项、多项或全部项目复查。可保留多次复查结果。并可任选其中一次作为最终结果，可添加评语。

（12）漏收费保护功能以及不合格标本的回退功能。

（二）检验系统医生申请模块

这个模块的使用者为医院的门诊医生以及住院医生。门诊及住院的开单模式统一一致，方便医生操作。

（1）模块中提供平诊以及急诊的选项，提供复诊单的开单方式。在勾选了复诊单的情况下,允许医生发出相同项目的多条申请信息。

(2)根据检验申请,智能判定样本类型,并按样本类型等信息对检验申请项目进行自动分配试管。

(3)支持灵活的检验开单模板,医生可以根据科室、个人的实际需求,建立属于科室的以及个人的模板。

(4)医生模块提供检验单查询以及打印功能。

(三)检验系统样本采集、传输模块

1.对于样本的采集

主要分为门诊以及住院两种类型,标本采集的过程同样是经过医生开具检验单,护士根据传输到标本采集系统中的信息开始执行样本采集的工作。

对于门诊患者,扫描患者化验单上条码的同时,门诊标本采集系统会判断该患者是否已经缴费,对于未缴费的患者,门诊标本采集系统不能提取该患者的化验项目,这种方式有效地杜绝了漏费。门诊及住院的标本采集系统均提供标本流向监测功能。住院患者的扣费则由检验系统实验室端模块完成。

2.样本传输可以由医院的临床支持中心完成

标本从医生开出申请单,到护士采集样本、支持中心传输样本到实验室接收标本、上机操作等一系列与检验相关的时间点都要完整的记录。

(四)检验系统检验单自助打印模块

目前门诊及住院医生工作站中都能够打印出患者的检验单结果,但是鉴于门诊医疗工作的流程,门诊医生不会将患者的检验结果打印出来,而是在门诊医生的检验系统中查询结果。一般情况下,患者可自行到集中式报告领取中心处领取门诊检验结果。住院患者检验单原来由检验科每天下午集中打印,并派专人按科室将结果分类,再送往各个临床科室。检验结果送到科室的时候就随意放在护士站或者医生办公室。在这种情况下,经常会出现纸质检验结果丢失的情况,同时无法做到保护患者隐私。

根据这种情况,LIS系统在医生工作站增加了报告打印功能,住院患者不需要到检验科打印结果,可以等出院之前由医生集中将该患者的检验结果全部打印出来,加入病历中,上交至病案室。

LIS系统除了在检验申请的模块中加入了报告打印的功能之外,还提供了检验单的自助打印功能。现在自助机已经在各大医院普及,患者从以前单纯的通过自助机挂号,延伸到通过自助机打印检验报告,患者可以通过自己的诊疗卡在自助机中打印出自己的检验报告。这一功能大大地缓解了集中式报告中心的工作压力,分流患者。从节省成本的角度出发,门诊检验报告在自助打印系统中能够实现门诊报告单首次打印控制,避免患者重复打印,浪费资源。

(五)检验系统质量控制模块

(1)自动接收仪器的质控结果:自动计算各类数据、标准偏差、CV和范围。

(2)支持 Levey-Jennings 质控、Westgart 多规则质控、Monica 质控和 z-分数质控。

(3)质控数据的自动分析和报警:一旦仪器出现质控超标将及时报警,并在问题未解决前锁定仪器,不发出任何报告,直到问题解决。

(4)建立相关校验标准,实现异常检验结果的分离,确保检验结果的可靠性。

(5)开放质控规则定义,提供失控自动分析机制、报警机制和处理意见备案。

(6)提供基于患者检验数据的质控分析。

(7)支持多种质控分析图,可选择显示测定值。支持多测点的质控图。

(8)支持失控分析与处理。

(9)支持室内质控数据统计与分析。

(六)检验系统统计分析模块

统计分析模块功能是 LIS 系统的重要组成部分,系统提供了灵活多变的统计功能,可以组合患者 ID 号、姓名、性别等一系列信息进行组合查询统计,也可以根据仪器设备或者工作人员等信息进行检索。

(七)检验系统数据安全以及系统管理模块

(1)系统数据维护:设置对系统的基本数据库,如化验的中英文项目名、用户配置表、检验仪器、仪器通道管理、科室人员分配、项目组合等进行维护。

(2)数据备份:有完整、实用、可靠的数据备份、恢复方案。仪器结果数据可暂存于 Tenninal Server,在数据库恢复过程中不影响仪器工作。

(3)完备的数据删除、数据整理和数据封存功能。

(4)支持网络数据库系统与单机数据库系统并行运行,联机仪器测定数据同时写入网络和单机数据库。

(5)提供网络断开后的单机运行模式,并且实现网络正常后单机数据库数据的入网。

(6)提供检验数据的溯源。

(7)支持双机热备功能。

(8)支持检验报告审核后主服务器与备份服务器的数据同步。

(9)支持检验数据的导入与导出功能。

三、临床检验信息管理的功能设计

(一)功能原文

实现常规检验、生化检验、免疫检验、微生物检验、分子检验等全流程信息管理。具体功能包括条码管理、标本管理、全过程时间管理、设备数据采集、诊断报告书写、质控管理、诊断报告审核、危急值管理等。

(二)应用场景

1.医嘱执行与标本采集

护士完成医嘱核对确认采集时间及费用信息后采集检验样本并生成标本条码绑定患者信息。

2.样本送检接收核对

送检人员对采集的样本进行分类处理,遇到不合格的样本进行退回或销毁处理并记录原因;确认合格的样本,生成送检单并由送检人员将样本送到样本接收部门;接收人员对样本确认接收,对需要加急复查等特殊情况的样本分类处理,遇到不合格的样本进行退回或销毁处理并记录原因,确认合格的样本完成接收再由核收人员对样本进行核收分类处理,遇到不合格的样本进行退回或销毁处理并记录原因,核收合格的样本,送到检验部门进行检验;检验人员对样本再次进行确认、核对、排查问题,并根据情况确定是否要进行复查、镜检等下一步处理。

3.样本审核与报告打印

审核人员确认检验样本发布检验报告并可对检验危急值进行危急值处理,医护人员和患者可查询和打印检验报告,患者可在自助机上完成报告自助打印。

(三)业务流程

护士采集检验样本绑定患者基本信息,由送检人员确认样本信息并将样本送到执行部门,接收人员完成合格样本接收或不合格样本退回,检验人员对样本进行实验设备检验生成检验结果数据,审核人员确认检验数据发布检验报告并对检验危急值进行危急值处理,医护人员和患者可查询和打印检验报告。

(四)功能设计

1.条码管理

提供检验项目属性、样本类型、容器类型、检验样本送检地点等管理,可进行项目的合并和拆分,可根据项目属性决定条码打印的数量并可根据医疗卫生机构的业务要求灵活排版。条码管理支持打印或预制,在检验项目和试管匹配时可完成项目和试管条码的对照管理。

2.标本管理

提供从样本采集开始对操作人员、操作时间、操作地点等样本流转信息的全面监控,具体包括:正常样本管理流转管理节点,从正常的业务操作记录中获取对应的信息;自动识别样本条码上的患者信息、检验项目的选择;通过日志查询样本在流转过程中的操作痕迹;对于存在异常情况的样本支持提醒管理操作(如样本超时送检、样本超时核收、样本超时审核等),并可建立异常数据、异常标本等情况的处理方法;对于样本完成检验后支持样本的后处理、销毁等管理并可监控操作环节和管理规范。

3.全过程时间管理

包括检验项目医嘱开立、标本采集、条码绑定、费用确认、打印回执单、检验样本送检、检验样本接收及入库、不合格样本退回、标本上机检测、检验报告审核、报告打印等时间点的样本流转全过程记录与管理。

4.设备数据采集

支持自动记录来自检验分析仪的所有结果并可将结果自动采集到相应患者的资料档案中。支持多台分析仪的同一样本的检验结果显示在同一屏幕上,并可根据设备编码加以区分。

5.诊断报告书写审核

诊断报告提供可编辑输入界面,对于图文报告类检验,提供图像采集功能,可直接从设备端获取图像,也可以从其他系统获取图像文件;送检样本检验过程中的项目结果填写、细胞计数、特征信息填写、诊断信息填写等提供录入界面,并可对实验结论、图像显示、诊断报告内容等提供打印、查看等功能。

诊断报告审核提供报告多级审核、自动分析、发布权限功能。

6.质控管理

提供检验设备、试剂等质控对象的基本信息、有效时间、批次等内容质控管理。支持提供质控月度报告、失控管理报告、月度工作总结等；可以完成 L-J 图、Z 分数图等多种画法，并可自动计算均值、标准差、变异系数等；可以完成多水平图像显示、数据显示、失控点、过程点等数据显示，支持失控记录的填写。

7.危急值管理

提供危急值设定与维护功能，对存在危急值、艾滋病类、多重耐药类等情况时，可以通过应用程序、短信平台、消息平台等方式发出提醒，提醒医务人员及时处理并可提供详细的日志记录。

第三节　检验信息系统工作流的实现

一、临床检验工作流程解析

(一)门急诊患者检验的基本流程

1.医生开具检验申请单

如果医院已经配备了门诊医生工作站，并且完成了与 LIS 的系统集成，则医生将直接在门诊医生工作站上完成检验申请单的电子化，然后打印检验申请单（如果医院实行了检验无纸化，则只向患者提供导诊单）。

2.患者缴纳检验费

收款员依据患者 ID 调出待缴费的项目并完成收费。如果医院建立了门诊预交金体制，则此步骤也可在门诊医生工作站完成，从而简化就医流程。

3.采样

多数检验需护士采样（如血液化验），某些检验也可患者自己采样（如尿液化验）。采样过程中完成样本与样本标志（通用条形码）的关联至关重要，标志样本的条形码既可现场打印，也可以使用预先贴在样本容器上的条形码。

4.送检验申请单和样本到检验科

通常由护士、检验人员或患者将检验申请单和样本送至检验科。一些医院设计了真空传送系统，但较高的运行成本妨碍了它在国内医院的推广。

5.检验技师核收样本

这是门、急诊检验流程中的一个重要环节，如果医生已经在门诊医生工作站上完成了检验申请单的电子化，则检验技师只需扫描检验申请单或样本容器上的条形码（或输入患者 ID）即可从门诊系统中读出相应的检验申请单。但是，如果医院尚未启用门诊医生工作站，则检验技师就必须在核收样本的同时将检验申请单录入 LIS，以实现检验申请单的电子化。调出电子化检验申请单的同时，LIS 将自动生成一个样本试验号码。检验技师需将样本试验号抄录到样本标签上，然后确认接收，并在适当时候打印出工作任务单以便上机化验。

6.化验样本

检验技师使用仪器（或者手工操作）化验样本。

7.接收分析结果

如果检验仪器具备数据输出端口,检验结果将由联机电脑自动接收。否则,化验结果只能由检验技师手工录入计算机。当然,对于手工化验的结果,也只能由检验技师手工录入。

8.检验技师审核检验结果

检验技师在正式发布检验报告前必须对检验结果加以审核,倘若无误,将对检验结果予以确认。如果出现异常数值,可根据需要对样本重新进行分析。

9.输出检验报告

检验技师正式发布检验报告,既可在检验科打印检验报告后送至门诊部,也可由门诊部的电脑进行远程打印。

(二)住院患者检验的基本流程

1.医生开具检验申请

如果医院病房仅有护士工作站,则由医生开具检验医嘱,而由护士将医嘱录入计算机并完成检验申请单的电子化。倘若病房已有医生工作站,则医生可直接在医生工作站上开具检验医嘱并生成电子化的检验申请单,而护士只需在护士站接收医嘱(包括电子化的检验申请单)。电子化检验申请单生成后,由护士将它打印出来。当然,为了实现无纸化,也可只打印条形码贴在样本容器上。

2.护士采样

护士应把标志样本的条形码打印出来并粘贴在样本容器上(如果使用预置条码,则须扫描该条码以完成与检验信息的关联),然后依据打印的检验申请单采集样本,同时记录采样人和采样的日期、时间。如果已经实现了移动护理,也可在患者床旁使用个人数字助理(PDA)直接扫描条形码确认相关信息后采样。

3.传送检验申请和样本到检验科

大多数医院由护士、检验技师或专职人员负责送样,但也有少数医院使用了真空传送系统一类的传输装置来完成这一工作。

4.检验技师核收样本

检验技师接收样本时可直接扫描样本容器上的条形码(或输入患者 ID)调出相应的电子化检验申请单,检查所采样本是否与检验申请相符,以及样本是否符合检验要求(比如有无溶血)。倘若医院尚无住院系统,那么检验技师只能在核收样本的同时将医生所开检验申请单录入 LIS,以实现检验申请单的电子化。电子化检验申请单被调出时,LIS 将自动为它分配一个样本试验号码。检验技师需将样本试验号抄录到样本标签上,然后确认接收,并在适当时候打印出工作任务单以便上机化验。

5.计费

通常,可选择在以下 3 个环节之一完成检验计费。

(1)医生开具检验申请。

(2)检验技师核收样本。

(3)输出检验报告。

如果选择在第一个环节完成检验计费,杜绝检验漏费将是其主要优点。但当患者病情改变时,容易因医嘱变化而增加退费。如果选择在第三个环节完成检验计费,则与第一种情况相反;因医嘱改变导致的退费倒是没有了,但如果患者在检验报告发布之前出院,就会产生漏费。选择在第二个环节完成检验计费可算是两种情况的折中:一旦检验技师核收了检验样本,就意味着开始执行化验操作,这时将不再允许撤销检验医嘱(退费);而且,开始执行化验操作即计费也避免了因患者提前出院导致的漏费。因此,大多数医院均选择在检验技师核收样本时完成检验计费。

6.化验样本

检验技师使用仪器(有些项目需要手工操作)化验样本。

7.接收分析结果

所有手工化验的结果,均由检验技师手工录入计算机。对于不具备数据输出端口的检验仪器,其化验结果也只能手工录入。而那些具备数据输出端口的检验仪器,化验结果将由联机电脑自动接收。

8.检验技师审核检验结果

正式发布检验报告之前,检验技师应对检验结果进行审核:如果没有不合理数据出现,即对检验结果予以确认。否则,可详细检查各操作环节有何异常,必要时可重新对样本进行化验。

9.输出检验报告

检验结果审核通过后即正式发布检验报告,检验报告将由检验科打印后送至病房。当然,检验报告发布后,医生和护士可在病房医生或护士工作站上直接调阅相应的检验结果,也可在本地直接打印检验报告单。

(三)打印条码与预置条码的比较

作为成熟、廉价的标志技术,条形码在 LIS 中得到了普遍应用。当前用于标志检验样本条形码不外乎两类,即"打印条码"和"预置条码"。

1.打印条码

是在采集样本时将所需要的标志信息打印在条码上并现场粘贴在容器表面,从而建立起检验信息与特定容器的对应关系。由于条码在医嘱生成后打印,因此易于提供详尽的患者信息,如患者的姓名、性别、ID、病案号、病区和床位信息、标本类型、采集方法甚至检验项目等,不仅方便操作人员核对,也利于样本的后期管理。再者,打印条码多采用碳带热转印技术,耐腐蚀,较适合实验室环境下使用。使用打印条码的主要缺陷是,硬件投入大,且粘贴条码时须仔细,若不端正可能造成仪器识别困难。

一般认为,打印条码有助于检验科建立全面质量管理体系,比较符合 LIS 的发展方向,应当作为检验样本条码化管理的首选方案。

2.预置条码

是厂家预先印刷并粘贴在容器表面的,采集样本时通过扫描容器表面的条码完成检验信息与特定容器的关联。其主要优点是批量生产,成本低廉,且粘贴规范,便于仪器识别。缺点是信息量小,对建立全面质量管理体系帮助有限。由于条码是预先印刷的,因此只能有条形码和编号,无法提供患者的详尽信息。既不便于操作人员核对,也无助于样本的后期管理。从某种意义上讲,使用预置条码只能是检验样本条码化管理的过渡性方案。

二、LIS 工作流

(一)标本登记

LIS 能实现检验标本登记/录入自动化,并接入医院的现有 HIS,在两者中的任一情况下,自动从以往服务过的患者数据中检索、录入相关资料信息,在医生工作站、护士工作站等医院各个工作站完成标本登记及条码打印的工作,相关人员将已经贴好条码的标本送往检验科。

(二)标本流管理

1.标本接收

(1)接收者在接收标本时候,通过读取试管上的条形码,记录接收时间和接收人员。

(2)能够打印出所接收的标本清单列表。

(3)对于不合格标本的回退和记录处理。

(4)显示申请单所处状态(系统将其分为未收费,未采样状态;已收费,已采样状态;已接收,已产生结果但未审核,已审核)。对于未收费的申请是否能进入检验流程要设置开关,并有权限控制。

(5)有针对住院患者的记账功能。

2.标本后处理

已经完成检验的标本进行统一存放,采用条形码记录标本存放的具体位置,并能快速查找到所需的标本(例如:需要复查的标本、暂存待处理的标本)。

3.检验单时间点控制

可对标本所在状态实时管理,节点主要分为医嘱时间、采样时间、送检时间、接收时间、核收时间、核准时间、打印时间等人员和时间点管理方式。

(三)临床检验涵盖的业务

1.临床化学、临床免疫学、血凝试验

系统要具有临床化学、临床免疫学、血凝试验模块,提供了临床化学、临床免疫学、血凝试验专业的各项检验、结果编辑、报告处理等多项功能。

2.临床血液学、流式细胞学

系统的临床血液学检验模块,要提供临床血液学专业的各项检验、结果编辑、报告处理等多项功能。

3.临床体液检验

系统的临床体液检验模块,要提供临床体液检验专业的各项检验、结果编辑、报告处理等多项功能。临床体液检验包括尿检、粪检、胃液分析、脑脊液检查、精液检查、前列腺液检查、阴道分泌物检查、浆膜腔积液检查、毒品五项分析等检测,每项检测均有各自不同的工作界面。

4.临床微生物学

微生物(细菌)培养业务处理:系统根据医院检验设备的接口功能提供两种处理方式。检验设备带有标准 RS232C 接口,系统直接获取设备产生检验结果数据,自动生成检验报告单;检验设备提供非标准接口,使设备数据无法导入系统的检验报告中时,系统提供检验结果的录入功能。

5.血气分析

系统的血气分析模块,要提供血气分析项目检验结果的编辑、修改及批准发出检验报告的各项功能。

6.免疫检验

系统识别条形码同时确认对应检验样本号,寻找对应的检验设备,锁定检验日期,进行检验结果的录入工作。查询确认检验样本和项目,并与系统提示患者临床基本信息进行对照,对检验结果无缝连接设备直接传递结果,进行审核、确认传给临床科室;没有实现与检验设备无缝对接时,需根据最终检验结果提示,进行手工录入,形成完整检验报告单,传递临床科室。

(四)报告审核和打印

1.报告审核

(1)提供检验数据审核及检验报告审核。

(2)自动列出该患者相同检验项目以前的检验结果,方便审核人员比较。

(3)对认为不准确的结果进行复查,并对复查项目进行自动标记。

(4)用户可以自定义样本的审核条件。

(5)对未通过审核条件的样本,将提示原因。

(6)检验人员可以对未通过审核的样本进行复检。

(7)如果样本结果的确异常,检验人员也可以进行强制审核通过。

(8)在特定权限下能够提供反审核功能。

(9)能够在系统内调用患者临床相关信息(医嘱、病历等)。

(10)保留修改过项目的原始数据,便于进行质量分析。

2.报告发布及打印

(1)把患者检验报告摘入电子病历中,为形成完整的电子病历提供数字基础。

(2)门诊支持自助取单,患者自助取单时只能打印一次,如果检验结果没产生可以提示患者。

(3)门诊咨询处设检验报告复印、打印处。

(4)临床医生除了能看到项目检验结果和图形还能看到临床意义。对于进行过复查的项目,自动加上复查标志,此标志同时也出现在报告单上,方便提示临床医生,告知该检验项目已经复查。

(5)系统提供将同一患者不同标本的检验项目合并到一张检验单中,以便于打印、发布和查阅报告,例如:糖耐量分为30、60、120、180分钟共计5次血糖结果,但这是5个不同的样本。

(6)经审核的报告单,临床医生可以自行打印。

(7)没有交费的检验报告不打印,特殊情况需要打印要有权限批准。

(五)质量控制

仪器的质控管理是对检验仪器设备是否能够正常运行的一次检验,关系到检验结果是否正确。因此每天的质控情况应当有所管理,LIS系统对于质控管理的内容包括以下内容。

1.质控图像

每天对检验仪器进行的质控我们可以按照检验科室的要求对低、中、高3种浓度的操作进行质控曲线的处理,也可以只做一个水平的曲线处理。

2.质控数据

可以通过权限来进行控制,只有具备权限的人才能够处理质控数据,而且可以控制没有核准的质控数据,但不可以打印出图和表格。

3.质控规则和质控物

(1)定义质控项目的质控数量为1～30。

(2)设置质控的靶值和标准差(靶值和标准差可以通过一段时间内的均值和标准差计算获得)。

(3)设置质控规则,LIS提供了 Westgard 规则和 Crubbs 规则。

(4)对于每个批号的质控来说质控物可能存在不同,则每次在更换试剂的时候都要来维护质控物信息。

4.失控报告

为检验科提供了质控中存在的问题和改进方法。

5.质控数据汇总

(1)质控数据月汇总报告。

(2)质控数据月度分析。

6.质控数据相关性分析

相关性分析是指一台仪器或多台仪器对于不同的试验方法进行相关性分析验证的一个试验,待实际试验完成后,用户可以对应检验日期、检验仪器、检验项目和样本的选取方法(随机选取,指定样本号选取),然后进行相关性分析;可以得到对应的斜率、截距、相关系数.对应的分析样本数量等信息,为验证仪器的检验有效性提供实验依据。

7.仪器间项目比较

(1)不同仪器质控数据比较。

(2)不同仪器普通数据比较。

(3)不同仪器质控数据汇总比较。

(4)不同仪器普通数据汇总比较。

(六)数据统计查询分析

1.查询统计

(1)检验人员可以根据多条件组合(患者信息、临床信息、时间范围、操作人员等),来查询样本的检验结果,也可以导入 Excel 电子表格形成检验工作列表,以备存档。

(2)用户可以自定义检验项目的阳性范围,查询得到在此范围内的样本列表。

(3)可以查询任意时间段内样本的复检情况。

(4)对于多次检验相同项目的患者,可以对这些项目进行对比分析,描绘出一条变化曲线,以便观察病情变化情况。

(5)查询检验结果变化超过 $X\%$ 或阴阳性转换的患者。

(6)得到标本送达检验科的时间,得到已发出的报告单列表。

(7)查询标本的申请时间、采样时间、化验室接收时间、审核时间和发布时间。

（8）得到样本号和条形码之间对应关系的列表。

（9）可以通过多条件的组合得到任意时间段内收入和支出情况。

（10）系统对用户修改型操作都做了日志记录，用户可以通过此查询来得到此日志记录，从而增强了系统的安全性。

2.统计分析

（1）可以对不同仪器，相同检验项目之间检验结果的比对情况进行统计。

（2）对任意时间段内某一检验项目的均值和（1倍、2倍、3倍）标准差之间的统计。

（3）对任意检验时间段内检验项目的相关性统计。

（4）检验项目的 ROC（接收者操作特征曲线）统计。

（七）试剂管理

1.试剂卡片管理

（1）确定试剂的所属类型、规格、基本单位、价格、供应商和厂家等信息。

（2）确定试剂和仪器项目之间关系，以及每次测试用量。

（3）确定试剂在不同库存地点的包装单位，并且定义不同包装之间的数量转换关系。

2.试剂出入库管理

（1）记录入库试剂的提供者和入库地点。

（2）记录出库地点、试剂类型、批号和出库数量，并且系统自动递减该批号试剂现存量。

（3）记录出入库试剂的数量和批号。

（4）记录本次出入库的制单人、复核人、经办人和备注。

（5）根据仪器项目每次测试用量和测试的数量，来自动计算出试剂的总用量，并做出库处理。

（6）对库存试剂报损应留下记录，包括执行人、审核人、执行日期、执行原因，系统将自动递减该报损批号试剂的现存量。

（7）可以对出入库单进行查询、修改、删除等操作。

3.有效期管理

（1）根据库存地点、试剂名称和类型，查询在某个时间点上即将过期的试剂列表。

（2）提供各种试剂的入库时间和出库数量及现有结存量。

（3）可以设置临近失效期一定天数就自动报警功能。

4.查询统计

（1）试剂用量分析，根据检验业务统计出任意时间段内各种试剂的测试（Test）数量，根据试剂的每测试用量来得到该时间段内试剂的正常消耗量。

（2）台账管理可以组合试剂名称、批号、类型、时间段和出入库地点等查询条件，对各类事务的流水账进行快速查询。

（3）月总账管理，试剂月总账统计主要统计条件有库存地点、试剂种类、起始日期、终止日期。

（4）库结存管理得到月初结存，月中发生数和月终结存数。

（5）可以设置库存下限，当库存低于下限时，系统自动报警。

5.采购计划管理

(1)统计试剂的现结存量与试剂卡片中的最低结存量进行比较。

(2)有利于管理人员来做出及时、准确的采购计划,合理安排资源。

(八)主任管理

1.人员权限管理

(1)对科室人员的自然情况、角色,可登录小组的内容进行管理。

(2)能够进行科室人员工作量统计。

2.文档管理

(1)记录各类文档的类型、编号、主题、创建人、内容、存档位置等信息。

(2)提供查询和修改功能。

(九)设备管理

(1)记录仪器名称、安装使用时间、维修时间、故障原因、维修单位及维修费用等维修事件记录。

(2)可以对维修费用在一定的时间段进行费用的分摊,便于仪器的成本核算。

(3)提供对仪器设备维修事件的查询。

(4)仪器收支统计的数据依据:在一定时间段内,仪器收入、仪器成本、仪器维修的成本等。

(5)根据仪器的收支情况系统自动计算仪器的收支比率。

(6)用图形来直观地表示仪器在一定时间段的收支比率变化。

(7)管理人员可以实时对仪器工作状态进行监控。

(十)科室排班

(1)排班条件是科室及其成员、时间段。

(2)可以进行查询、修改和删除。

(3)排班计划可以自动生成 Excel 文档。

(十一)系统安全及维护

1.数据维护

(1)检验组合设定:可以设定组合包括的相关项目、样品类型、默认仪器,同时可以把此组合分配给多台仪器,对每个组合可以设定样本号范围,符合手工编号习惯。

(2)检验项目:包括检验项目编号、项目名称、代号、检验科室、SOP(服务/对象对)、报告打印、参考范围、处理报告结果类型、换算因子、容器、样品体积、液体类型及有效天数、报告单位、报警界限、收费、是否为计算项目以及自动对比同一患者项目历史结果。

(3)项目参考值范围按患者年龄、性别、标本类型、方法学、怀孕、排卵期及吸烟等参数划分。

(4)用户及权限设置:进行用户设置、各系统、功能模块权限设置。

(5)所有报表均是开放式,可以对报表做灵活修改。

(6)设备等相关字典数据表的输入及维护。

2.系统安全

数据安全:提供整套数据备份及应急情况处理方案。

(十二)检验设备数据采集系统

(1)设备数据采集方式包括串口通信方式、TCP/IP 网络通信方式、数据库读取方式、共享文件读取方式。

(2)串口方式支持单向、双向实时控制方式(设备具备双向条件的)。

(3)双向系统支持实时获得医嘱,检验结果能力,可以自动建立检验单。

(4)检验原始数据流保存,提供查询、回溯模式。

(5)对错误信息通过日志形式保存,提供查询。

(6)双向系统实现模式可分 3 种。①支持条码系统的。②支持位置,杯盘号方式的。③支持检验单样本排号方式检验结果自动合并功能。

第十五章　放射信息管理系统

第一节　放射信息系统概述

放射科的信息系统建设水平高低不仅衡量着医院硬件设施的建设水平和发展方向,更衡量着放射科工作效率的高低。放射信息系统(RIS)是基于医院影像科室工作流程和任务执行过程管理的计算机信息系统,主要实现医学影像学检查工作流程的计算机网络化控制管理和医学图文信息的共享,并在此基础上实现远程医疗。RIS包括病患者安排系统、放射科管理系统等,涵盖了从患者进入放射科后的一切信息文本记录、放射科的日常工作管理、病历的统计。RIS的发展经历了由非标准阶段向标准阶段过渡和发展的过程,HL7标准目前已在北美和欧洲发达国家广泛采用和遵从。

一、放射信息系统的含义

放射信息系统指的是管理放射科内所有患者资料和科室日常工作的综合管理信息系统,该系统具有准确、安全、快速等特点。RIS是伴随着数字化影像技术、网络技术以及计算机技术等发展而逐渐发展起来的。建设RIS的主要目的是进一步加强医院放射科的内部管理和工作流的管理。开发和利用RIS系统,可以在很大程度上提高医院综合诊断的水平,提高医院的工作效率。

二、放射信息系统的特点

概括起来,放射科RIS主要有以下几个特点:①能够承载各种各样的医疗信息,不仅包含了患者的自然资料、就诊信息和影像诊断报告,还包含了可以管理的影像耗材和图像诊断信息;②当诊断医师在书写诊断报告时,RIS能够为医师提供患者的影像检查结果和以前的检查报告,以便诊断医师进行参考和对比;③RIS处理信息的速度较快,在检查结束后能够在最短的时间里将影像报告发出;④利用RIS可以实现对患者资料信息的长期保存,以便后期开展随访和跟踪;⑤RIS还能够统计放射科的各种数据,如每天、每周、每月、每年统计人员的数量、收入以及消耗的成本等,以便医院对大型医疗设备的效益进行分析,为后期设备的购置提供参考,还可以统计出诊断医师书写报告的总数、技师检查患者数量,以及统计影像检查的阳性率和诊断符合率等重要信息。

三、医院放射科RIS的功能分析

(一)接受远程检查申请单

在通常情况下,基层医院的影像设备常常无法满足检查所需,例如,个别二级医院中缺少多排CT,导致某些疾病无法准确诊断。在这种情况下,患者常常需要重新到三级医院挂号检查。重复就诊无疑耽误患者疾病的治疗。如果二级医院的医师能够直接开具三级医院多排CT申请单的话,就为患者,尤其是急诊患者节省了时间,也减少了三级医院的压力,还能让三级医院的设备得到更充分的利用。

(二)实现远程检查预约

若 RIS 支持远程检查申请,那么远程检查预约也应被支持。运用 RIS 来构建集团检查预约信息平台,便于跨院实现空闲时段的检查服务。运程预约检查的患者仅需在预约时段内到达预约医院接受检查即可。

(三)回传远程诊断与书写报告

从集团医院的内部分析,三级医院的放射科医师常常需要到二级医院去协助诊断,再加上个别一级医疗机构不具备诊断和报告的资质,因而影像检查必须由更高级别医院的医师诊断和出具报告,而这些报告依然需要回传给该医院。这就需要集团医院的放射科首先应该具备远程诊断以及书写报告的技术平台,并能够将该平台集成到该院放射科常态化工作流程中。待该模式成功运用后,便可以提高该院的诊断水平。为了避免所有患者均往高级医院检查,要求上述应用具有较强的互动性,在这种互动操作下就可以将集团医院的检查科室整合成一个虚拟的大科室。但是,整合上述应用仅仅建设区域 PACS 是远远不够的,而检查申请单、检查预约、检查报告以及远程审核等均属于 RIS 的任务,因此只有构建区域 RIS,才能实现整个集团医院检查科室相互之间的协同。

四、放射信息系统的主要构成

通常情况下,RIS 主要是由一台或者数台服务器、十余个登记工作站、十余个报告工作站以及与其对应的网络环境构成。其中服务器的配置常常采用一主一辅的方式,其中辅助服务器主要充当备用,当主服务器发生故障时,系统便会自动切换到备用服务器中,以此保证系统的稳定性和数据的安全性。而登记工作站的功能是登记患者的检查信息和相关资料,并通过扫描仪将检查单扫描并存储于服务器的数据库中,以便医师在书写诊断报告时进行调取和参考。RIS 中的影像报告工作站常常与 X 线、DSA、CT、MRI、SPECT、超声等影像设备相连。因此诊断医师在书写诊断报告时,可以通过检索姓名、住院号、影像检查号、门诊号等方式从数据库中调取所需的患者信息。待书写完成诊断报告后,常常需要将其上交给上级医师审核,并将最终的诊断报告和影像照片打印出来递交给患者,而诊断报告书的信息则会自动存入患者数据库中。

五、放射信息系统实现的目标

RIS 是整个放射科工作流集成的核心,提供了患者登记、预约、诊断报告录入、数据处理、统计分析、存档、查阅和打印输出等,涵盖了整个放射工作流程。工作流程数字化是整个数字化放射科建设的关键,它通过链接放射科工作中涉及的所有数字环节,优化各个环节的工作流程,以达到提高工作效率的目的。

RIS 应当满足以下几点要求。

(1)遵循美国医疗卫生信息交换第七层协议 HL7 医学信息交换标准,支持 DICOM3.0 医学数字图像通信标准。

(2)与 PACS 实现整合构成了完整的放射科信息系统,可同时摄片、诊断和制作报告,满足科室管理和工作流程的要求。

(3)优化工作流程,院内资源共享,提升医院的管理水平和医疗服务质量。

(4)扩展患者数据库扩大病源,以预防和治疗相结合提供个性化服务。

(5)与 HIS 集成,实现跨地域医学信息交流和远程医疗等功能扩展,增强医院的综合竞争优势,提高效率和效益。

六、放射信息系统的系统网络

RIS 的核心是网络上的数据共享。RIS 运行于局域网上,该局域网由服务器及若干个工作站连接而成。网络拓扑架构为星形总线拓扑架构,传输协议遵循网络传输协议标准 TCP/IP(传输控制协议/网际协议)。网络主干带宽为 1G,网络采用 ATM 宽带多媒体异步通信网。网管服务器管理着整个网络的资源及维护系统的安全,对远程登录访问用户进行验证连接管理服务。网管服务器及数据库服务器可配置 Windows SER 2008/Unix,i5 以上的 CPU,8GB内存,500G 硬盘,10/100M 自适应网卡,1000W 和 0.5AH(安时)的不间断电源(UPS)。

七、推广放射信息系统的意义

(1)有助于完善医院放射科的硬件设施体系,从整体上提高医院的医疗水平。

(2)将科研成果与医疗卫生事业有效结合起来,提高为广大群众服务的效率和质量。

(3)为医院放射科检查诊断提供强有力的技术支持,使影像检查结果更加精确。

(4)使放射科的资料、信息以及图片资料等得到完好的记录和保存,为后期的研究和分析提供保障。

(5)为医学影像教学提供大量的图像和文字资料,有效提高了影像课程教学的时效性。

(6)实现病例素材的实时检索和回放,为影像学术交流提供了便利。

综上所述,现代化医院建设与医院信息系统的发展紧密相关,而医院放射科作为重要的检查和治疗科室,其信息化程度影响着医院数字化建设水平。鉴于放射科运用 RIS 存在很多优点,因此,相关医师要掌握 RIS 的运用方法,将 RIS 的作用展现出来,提高医院医疗服务水平和质量。

第二节　放射信息系统的架构与功能

一、放射信息系统架构

放射信息系统的架构可采用基于 Web 的 B/S 三层的服务模式,与数据库一同工作,所有的数据交换都通过模块的接口和方法予以实现。第一层为用户服务层,提供信息和功能、浏览定位等服务,保护用户界面的一致性和完整性。第二层为事务服务层,包括登记、报告编辑、查询、维护、打印及存储进程的调度等服务。第三层为数据服务层,提供后台的定量化数据存储管理及检索服务等。数据存取架构可采用数据存取(UDA)中的高级编程界面(ADO),其前端应用程序是一致的,与后端数据库的具体存取方法相分离;各种数据库管理系统服务的 COM(组件对象模型)接口规范,就可以被前端应用程序存取。

放射信息系统架构的特点要求:①采用 Visual C++2008 和多媒体技术开发,操作系统采用 Windows;②RIS 主机的最低配置为 CPU 型号 i5 的兼容机,内存 4GB;③医学报告、登记、浏览等工作站可采用 Windows Xp Sp3(专业版)或更高版本。登记工作站具有输入患者基本信息,查询、浏览数据库信息的功能。诊断报告工作站可以进行报告编辑,检索数据库中的科研信息。远程浏览工作站以综合服务数字网(ISDN)、非对称数字用户线路(ADSL)连接; ④终端机最低配置为 CPU 型号 i5,内存 2GB,网络带宽 100M;⑤工作站最低配置为 CPU 型号 i5,250G 硬盘;⑥数据库服务器安装 Oracle 数据库,为网络提供数据服务;⑦数据储存及备份可采用硬盘加光盘,价格低廉,操作简便。

二、放射信息系统的功能

放射科的工作过程可以分为两个阶段,第一个阶段是拍片并获得图像的过程,第二阶段是医生读片并做出诊断的过程。

拍片过程是安排患者进行检查并获取检查图像的过程。在这个过程中,包括了患者的检查预约、检查流程的登记与管理、各种操作记录的生成、检查费用的记录与审核、图像的洗印与登记。整个流程主要由放射科的技术员完成。

医生读片阶段是产生检查报告结果的过程,包括读片、书写初步报告、病例讨论、报告的审签、报告的归档、随诊过程等。这是医生判断疾病的过程,由于在此过程中需要应用大量的医学知识和经验,因此也需要有大量的其他部门的信息。

放射信息系统的主要作用就是帮助放射科的技术人员和医生处理这两个阶段中需要的大量信息,以提高检查的工作效率、减少差错、方便医生获得信息。系统的功能可归纳为:①检查科室管理,提高设备使用率和检查工作效率、缩短患者排队时间、减轻检查医生的工作量;②经济管理,在检查确认的同时实现自动或选择划价,从而提高检查计价的实时性和准确性,避免漏费和欠费的发生,方便医院进行成本核算;③检查报告处理,为医生提供书写检查报告工具,方便医生查询医院临床科室和其他医技科室信息,提供随诊信息处理工具;④检查工作数、质量管理,及时完整统计检查工作情况,为科室管理提供科学数据,为医院提高检查针对性和效率提供依据。

第三节 放射信息系统的工作流的实现

医学影像信息系统是由设备(包括采集、存储、显示和后处理设备等)、数据(患者、诊断和影像相关数据)和数据工作流程三部分组成,设备和数据是信息系统工作流的基础。患者就诊管理服务贯穿整个 RIS 影像诊断工作流的始终。

RIS 工作流如下。

(1)患者在入院时进行登记,前台登记信息输入到 HIS 系统中的患者登记单元中。临床医师通过 HIS 系统下达摄片预约请求通知 RIS 系统。

(2)RIS 患者登记就诊系统中的检查预约单元接受从 HIS 系统传来的预约信息对工作流程、流量与排队时间的控制,创建诊断管理服务,任务单包括患者的自然信息(或人口统计信息),并与相关影像一起进行存储。医师根据放射科的实际情况填预约单,预约过程排序后把该检查预约请求传送给放射科通知进行摄片。

（3）检查完成后，成像设备把获取的影像通过 RIS 与 PACS 的接口传输到 PACS 数据库中存档。

（4）PACS 系统把处理好的影像自动传输到诊断工作站，放射医师可以在工作站方便地阅读和比较新老影像数据并制作放射报告，并通过 RIS 与 HIS 的接口传输到 HIS 临床工作站，将诊断结果返回给临床医师。

（5）临床医师根据设定的权限通过获取 PACS 影像存档库中的影像数据和 RIS 放射诊断报告，综合诊断得出正确的结论。

第十六章　其他医技信息管理系统

第一节　医技信息系统概述

一、医技信息管理系统概述

医技信息管理是医院信息管理的重要组成部分，为医院信息系统的正常、有效运行提供基础支撑。医技信息系统包括 PACS 系统、医技科室管理系统、临床检验信息管理系统、血库管理系统、微生物实验室管理系统、手术麻醉管理系统、病理信息管理系统等。

医技部门是辅助诊疗科室，医技人员运用本专业理论和技能，用不同的方法，对患者特定部位或标本进行检查，为临床医生提供可靠的信息及科学依据，为患者的健康服务。医技科室包括检验科、血库、病理科、放射科、超声影像科、手术室、麻醉科以及功能检查室等。因此，医技信息管理的共同任务就是接受门（急）诊和病区发来的各种申请，安排患者的各种检查和检验申请，将采集标本录入结果，或通过各种科学手段完成检查，得出检查结果，并发回给申请者，同时完成患者计费。而系统记录下来的各种结果和描述是电子病历的重要组成部分，也是医院各种数据统计和分析的依据。

二、医技信息管理系统建设目标

医技信息管理系统的共同目标是将患者的基本信息从程序端向仪器发送；从仪器端准确采集并记录各种结果；从网上接收或手工录入申请并通过网络将结果传送给申请者，以缩短治疗周期；准确将费用计入 HIS 系统；通过提供患者相关信息，提供标准化字典及报告书写模板，辅助提高诊断质量；完成各种医技工作量的统计，为深入的统计分析提供可靠的原始数据。

三、医技信息系统的组成

医技信息管理系统由影像归档和通信系统（PACS）、医技科室管理系统、检验信息管理系统（LIS）、微生物管理系统、血库管理系统（BMS）、手术麻醉管理系统（AIMS）、病理信息管理系统（PIMS）等组成。

（一）影像归档和通信系统（PACS）

是医院信息系统架构中的一个重要组成部分，是利用计算机及网络技术对医学影像进行数字化处理的系统，其目标是能代替模拟医学影像体系，主要解决医学影像的图像采集和数字化、图像与报告的存储管理、数字化医学影像的高速传输、图像的数字化处理和重现、图像信息与其他信息集成方面的问题。医学图像信息的数字化及其计算机处理技术从根本上改变了传统的医学图像采集、显示、存储和传输的模式，为医学诊断、临床治疗以及医学研究提供了精确的医学图像信息，进而提高了医学图像资源的使用价值和使用效率。

（二）医技科室管理系统

配合 PACS 系统，适用于多个医技科室，包含有患者的预约功能、签到排队功能、科室内部管理功能,以及科室内部排班、工作量统计等功能。

(三)检验信息管理系统(LIS)

是指通过计算机对实验室日常工作、科学管理、学科建设、学科发展等方面所产生及所需求的信息进行收集、处理、存储、输送和应用的系统。

(四)血库管理系统(BMS)

是检验管理系统下的子系统,与检验管理系统有着密切的关系,但又区别于检验管理系统。

(五)手术麻醉管理系统(AIMS)

是一套适用于医院手术室麻醉科的科室级临床信息系统。其主要的任务是解决麻醉师在术中对患者的麻醉监测及麻醉记录单的记录,同时对所有的信息流数据进行储存。

(六)病理信息管理系统(PMS)

是一个特殊的医院图像诊断管理系统,是一个针对手术中或检查科室获得的组织标本的病理诊断的整个过程进行信息管理的系统。

四、医技信息系统分类

医技信息系统可分为三大类。

(一)检验系统

医疗设备输出的检测数据,医技人员审核通过后客观数据作为报告单,医疗设备输出的数据不能人为修改。代表性的系统是检验系统。

(二)检查系统

通过医疗设备输出的检测数据,系统重现后诊断医生对检查数据进行仔细的研究、处理,进行主观判断,书写电子化诊断报告,最终和检查数据一起组成一份完整的报告单。代表性的系统是影像归档与通信系统、病理系统、电生理系统等。

(三)治疗系统

根据临床医生的电子医嘱,医技科室医生根据患者的个体情况制订辅助治疗计划,技师执行并记录执行过程。或者技师根据治疗计划操作辅助治疗设备进行相关治疗。代表性的系统是透析系统、放射治疗系统、康复理疗系统等。

五、医技信息系统信息规范和标准

医技的各个管理系统需要在仪器和各个系统之间做信息交互,医技所涉及的各类信息标准主要有以下几种。

(一)DICOM 标准

是医学图像信息系统领域中的核心,它主要涉及信息系统中最主要也是最困难的医学图像的存储和通信,可直接应用在放射学信息系统和图像归档和通信系统中。

(二)HL7 标准

是目前医疗信息数据交换标准中应用最广泛的一个国际标准,涉及整个医院信息系统。它不仅是 HIS 信息系统病案系统所遵循的标准,实验室也有越来越多的检验仪中用 Winsock 控件可以实现 TCP 服务。

(三)RS-232C协议

主要用于串口的数据通信,传输效率低,程序设计语言中用 Mscomm32 等控件实现。主要设置通讯的串口、波特率、奇偶校验、数据位、停止位及协议,是目前检验仪器通讯中使用最广泛的一个数据底层通信协议。

六、与其他信息系统的数据交互

医技信息的各个管理系统在采集数据的时候需要和各类仪器进行数据交互,在医生做诊断时需要读取 HIS 系统中的患者基本信息和收费信息,需在各个医技管理系统之间调阅相应的检验、检查结果,以及电子病历中医生各个病程记录内的各类诊断信息。在检验和检查报告出具后,供各类系统调阅。

七、医技信息管理系统的意义

医技检查是患者就诊过程中需要涉及的多个节点、多个科室,需要流畅、便捷的信息系统支持。

(一)临床诊断需要

医生无法完全依靠临床经验去精确、全面、细致地了解每个患者的症状和体征,通过一系列的仪器辅助技术,帮助医生得到检查检验数据,为临床诊断提供论据。

(二)提高效率、降低成本、优化工作流程

通过医技管理系统,将各种功能集合在医生工作站,医生直接在医生工作站查看患者的相关结果,不需到医技部门打印报告,患者也可通过自助服务机打印所需报告。

(三)质量管理基础数据

通过数据积累,形成完整的诊疗数据,为科学研究提供数据,通过分析数据获得更深入的洞察,为医疗的发展提供强有力的支持。

第二节　超声系统信息管理

一、超声系统信息管理概述

超声检查以其独特的诊断价值深受医生和患者的重视。目前大多数超声设备并未配备超声报告书写系统,使得医生书写报告成了一项繁重的劳动,同时大量有价值的超声影像资料亟待有效存储和管理。

无论是超声设备、诊断人员,还是病例资料,显然用简单的超声影像工作站无法满足超声科室的管理要求,必须用网络的方式来解决这个问题。PACS 为超声子系统的实现给出了较为完善的解决方案,从医院的角度而言,超声影像工作站系统要能与各种型号的 B 超、彩超连接,实时采集、显示、处理和存贮超声图像,采用全数字化处理技术,可对各种超声图像进行动静态的图像采集。在医院中进行系统安装时,需要明确哪些超声设备需要动态采集,哪些静态采集就能满足要求。因为这涉及安装成本,不同的采集卡价格差别比较大。一般心脏彩超需要动态采集,而普通彩超或是黑白超静态采集就能满足医疗和科研的要求。在图像的质量上

尤其要注意是否会出现闪烁、是否会产生信号干扰、产生干扰的原因能否解决等,关键是在把握该款采集卡所采集的图像质量是否能够满足科室的要求。

超声数字影像采集工作站是 PACS 中重要的子系统之一。医院的超声子系统一般包括视频采集、报告书写、图文报告存储等部分。

许多超声设备是支持 DICOM 3.0 标准的,因而也可以通过 DICOM 协议进行 DICOM 图像的发送而不需要采用采集卡。但在这样的条件下,图像要在做完检查后再另行传输,而且也不能够实时显示,在流程上多了一道环节,对下一步的书写报告制约性较强,相对比较麻烦。对于超声科室来说,要求出报告的速度较快,这是不适宜的。

为了减轻医生的劳动量,同时为了输出一份图文并茂的精美超声报告单,医院超声检查科室需要一个以主流的计算机软硬件技术及网络技术为开发基础的超声影像报告管理系统,以适应医院信息化数字化、无片化的管理。

超声子系统的软件硬件的设计主要是实现以下的功能:①超声影像动态和静态的采集、显示、存储和传输;②基本的图像处理,如数据压缩、图像增强、去噪声、病理信息标记等,基于网络的影像数据发送、提取和查询,包括了图文报告的书写和归档、超声数据记录与存储等,患者相关信息的查询、统计及维护;③计算机显示与 B 超监视器同步实现显像;④基于现行的医疗标准,有较强的扩展性和兼容性,易于维护;⑤数据的自动备份功能;⑥支持音视频的采集;⑦系统的管理和实时帮助功能。

主要功能包括以下几种。

1.音频采集

记录医生的语音诊断信息,声音数据和影像数据一起按 AVI/MPEG 格式编码存储。这可以经过后期加工成为十分典型的影像教学资源。

2.图像采集

分为静态图像和动态超声视频的采集。超声子系统能够通过捕捉卡获取超声设备输出的视频信号或者是直接获取支持 DICOM 接口的超声设备的图形信息。清晰的图像实时显示,静态图像转化为标准的 DICOM 格式,动态视频存储可根据需要定制成各种视频文件格式。静态图像和动态超声视频的采集保存了可贵的生动的病例资源,既可用于教学,也可进行科研或学术交流,十分方便。通过设置脚踏开关,满足了医生快速采集图像的要求。

3.图像处理

利用现代计算机技术和图像处理技术以及信号处理技术,能够提高超声影像的质量,克服超声设备提供的影像模糊、失真、噪声大等缺点,改善图像质量。对采集到的图像数据进行压缩、增强、去噪、病理标记等处理以便于数据存储和病例诊断。

4.影像回放

能够随时回放从超声设备上获取的图像信息,并且提供快进、倒退、单帧播放等功能,方便日后的学习研究,也为制作教学课件提供素材。

5.图文报告

根据医院报告的模式定制报告模板,轻松的编写和打印图文报告。

6.联机帮助

对超声子系统的使用者在操作、管理、查询、功能选择、解疑方面提供各种联机的帮助信息。

二、医学超声影像信息管理系统设计的应用

(一)用户管理

主要用于管理用户的相关信息,包括普通用户信息的管理和管理员用户信息的管理,为了系统的安全性普通用户和管理员都可以对系统进行读取操作,但管理员能对普通用户信息进行添加或者删除等操作,而普通用户对除自己以外的所有信息不能修改。

(二)图像管理

主要是用于对图像的采集及其处理两方面,由科室诊断医生对患者检查器官进行检查,检查过程中超声影像会显示在屏幕上,就诊医生通过屏幕上的图像进行检查、标记、记录和保存等操作,最后打印在报告单上。对于图像处理来说,不同的仪器输出图像的质量是大不相同的,对于超声影像来说,图像是否清晰直接影响诊断医生的报告结果。因此,图像处理对系统起着决定性作用。图像处理分为两个阶段,第一阶段是判断图像是否清晰,如果清晰输入打印报告单,如果不清晰进入第二阶段。第二阶段是对图像进行图像校正、图像优化、图像效果增强和降噪等操作,结束此类操作后输出打印报告单。

(三)语音识别系统管理

报告单中语音的识别和录入与医院的数据库相连接,同时将检查者的相关信息自动导入,根据医生对患者病情的描述,语音识别系统将对医生的语言进行分析和处理,根据对数据库中现有的数据和资料进行分析,总结多位检验丰富医生的输出报告单,根据报告单中对不同症状的不同描述给出类似症状的治疗方法,医生也可以对其治疗方法进行修改,最终医生由语音将报告单输出打印,完成诊断。

(四)报告单管理

近年来,随着超声影像学技术在诊断中广泛应用,对于诊断中报告单的要求也日益提高。报告单管理主要用于医生的输出打印,医生对已检查完的患者进行诊断,该检查部位是否健康,如健康,输出报告单上会显示无异常现象;如发现问题,系统中智能诊断子系统会通过医生对患者诊断器官的检查和在诊断过程中的语音识别,通过对患者病情的了解给出几种相应的治疗方法,医生选出最适合患者当前状况的治疗方法进行打印报告单。

根据用户对超声影像信息管理系统的需求,实现了系统的总体设计方案,不光完成了超声影像信息管理系统的结构设计和功能设计,而且本系统中的语音识别技术还解决了超声科室中检查效率低、人员分配不平衡等问题。利用语音的录入和控制使医生诊查的准确性增加了,本系统中有语音输入和外设输入两种控制方式。其中语音系统带有录音功能,可以让医生的操作更加规范化,以减少不必要的医疗纠纷,医生用语音的方式操作整个超声影像的检查过程,相对于之前超声检查的医用人数也减少了。证明了超声影像信息管理系统不光满足了用户的基本需求同时也能提高了医生的工作效率。

三、超声信息系统升级的研究与启用

(一)系统升级设计与实现

1.工作流程优化

超声检查的工作流程主要包括以下环节:预约登记、报到分诊、检查确认、写报告。在系统

升级过程中,重点对预约登记、分诊报到等制约超声检查的关键环节进行了优化,由于每天的超声检查较多,尤其是每天上午 7:30 左右与下午 13:30 左右,患者集中在登记台领取分诊号,导致大厅拥挤,甚至领取分诊号后仍需要等待 3～4 个小时才能进入检查室做检查,为缓解患者排队等候压力,在登记台、分诊台分别设置了自助预约机和自助报到机,提供自助服务,患者可通过扫描检查申请单的检查号或 ID 号来实现检查预约和自助报到。同时,在检查和打印报告阶段,设置了中心报告室,录入员集中在中心报告室内,每人可同时录入 2～3 个检查室的报告信息,录入完成后再回传给检查医生,确认报告并最终打印。

2.功能需求分析及设计实现

(1)基本功能需求:超声信息系统升级,充分考虑了医院信息化建设的大环境,使其与其他系统充分融合,才能够真正发挥作用。升级后的超声系统与 HIS 之间通过中间表传递检查申请、文字报告和收费信息,超声服务器主要负责支持本部门的业务流程和短期图像数据管理,全院级 PACS 中心影像服务器负责全院的影像集中管理及长期存储,超声服务器通过DICOM 协议将获取的影像实时汇集到中心影像服务器上,中心影像服务器再以 DICOM 标准服务对其他服务器和显示工作站提供图像存取和调阅服务。同时,升级后的系统要全面支持超声科的工作流管理,并满足各环节特定的功能要求。

(2)自助预约、报到:超声检查患者数量较多,为实现对候诊患者的合理分流,需要在预约时,通知其报到日期和大致的检查时间,避免在开诊前集中在登记大厅等候。为此,系统提供了每个检查室的预约计划表和每个项目的平均检查时间(妇产、介入等特殊检查项目除外),在候诊患者预约时,系统根据患者的检查项目和预约数量(支持同一患者多张检查申请单同时预约),打印预约单,并在预约单上显示报到日期(具体到当日的上午或下午)和大致的检查时间,以及相关注意事项。患者可根据预约单信息,合理安排时间,同时,也提高了超声科室的工作效率。

患者自助报到时,根据预约的报到日期,按照上午或下午报到,上下午的报到起止时间可自定义更改,超出时限报到,自动提示去登记台进行人工分诊。报到完成后,自助机提示请在大厅等候叫号,同时,系统按时间顺序产生患者列表,由各检查室医生按照顺序叫号,并显示在分诊叫号屏幕上。

(3)图像采集与处理:系统具备医学影像传输功能,对 DICOM 接口的超声设备,,支持直接将设备生成 DICOM 图像归档;对视频接口的超声设备,通过采集卡采集,自动将图像转换为标准 DICOM 格式归档,满足临床调阅。同时,实现了对超声图像高品质的同步动态显示与采集,并针对 PHILIPS QLAB、GE 4DVIEW 等最新一代高端超声机,提供了图像后处理软件集成。

(4)中心报告室:为缓解人力资源紧张和患者增多的矛盾,此次升级首次提出了中心报告室的概念,即由检查医师在检查室做检查,同时对检查情况进行录音,系统针对各类病种,规范了医师的录音方式,如肝囊肿,需要录大小、形态等,检查完成后,将报告录音传输至中心报告室,由中心报告室内的录入员进行报告的录入,报告录入完成后,再提交到原检查室,由检查医师进行审核,审核完成后,由检查医师完成打印。

中心报告室减少了报告的出错率,检查医师分别有 3 次机会确认检查,第一次为检查过程,第二次为录音过程,第三次为审核报告过程;同时,减少了录入员数量,规范了报告的格式和内容,实现了诊断报告的规范化、标准化,提高了科室工作人员的工作效率。

(5)科室管理和质量控制系统:可对某时间段内的检查申请、预约和检查情况统计,尤其是可按检查医生、检查执行科室和检查结果对某时间段内不同费别、不同身份、不同患者、不同检查项目的超声检查人次、超声设备工作量、医生工作量及其费用等进行统计,有利于科室的日常管理;可查询某时间段内漏费信息,提供住院患者检查补计价功能,并回传 HIS;可查询出院患者的出院诊断和出院小结,按检查时间、检查项目、检查医生等计算超声诊断与出院诊断的符合率,有利于对诊断质量的控制,有效提高了诊断的正确性和效率。

(二)应用效果

新升级的系统和原系统检查人次和患者等候时间数据显示,升级后的系统在性能上超越了老系统,实现了对候诊患者的快速分流,同时,新系统使用 DICOM 或高清采集卡采图,明显提高了图像质量和利用率,满足了检查医师快速采图、回放及存储需求,并支持动态影像和诊断全程的实时、同步显示、跟踪和记录,提升了超声科室整体的技术水平和服务质量,同时,在医院医疗、教学和科研上又有着广泛的应用前景。

第三节　输血系统信息管理

临床输血管理系统主要是对受血人员的申请用血信息和血液配发信息进行管理。包括用血信息的申请、审核、配血前检查、配血、发血的管理;血液接收入库、配血处理、发血出库、输血反馈等。

一、输血系统架构及业务流程

(一)系统架构

输血系统与医院其他信息系统一样,满足《医院信息系统软件功能规范》,数据项目内容设计符合相关规定要求开放式接口设计,便于和其他系统整合。

输血系统主要包括医生申请、血库配发和管理等部分。

(二)业务流程

医生下达输血申请,即备血与静脉抽血医嘱,护士采集标本,扫描标本条码进行标本布置。对无抽血医嘱的输血申请不需护士介入。医生下达取血处方(输血医嘱)后,为提高取血时效,护士可提交取血申请,并根据输血科的回复取血或直接到输血科窗口取血。急救输血时,按绿色通道方式由无处方权的下级医生或护士打印取血处方护士取回血液后,在输注前扫描血袋条码进行输血确认,再次核对血液信息与患者信息,并作为输血开始时间。输血过程中发生输血反应或输血完毕,护士进行输血反馈,包括输血结束时间、输血初步疗效、输血反应有无及其详细信息等。费用自动处理:所有输血过程均自动产生费用。对于住院患者,医生申请产生标本抽血医嘱;执行医嘱产生抽血费用;检验和配血结果录入产生检验和配血费用,配血费用不固定时可以浏览、修改或增加;打印取血处方产生输血医嘱;执行医嘱产生输血费用;按处方发血出库自动产生血液费用;备血出库按备血出库量产生费用;未用完退回时,再减掉多余的费用。对于门诊患者,医生申请即产生抽血费和输血费,标本签收产生检验、配血和血液费用,由收费处统一收费,当使用"一卡通"时在注射室和血库刷卡收费。

(三)嵌入到医生工作站的临床输血管理

临床用血申请需求由医生发出,因此在住院与门诊医生工作站中有输血管理系统,主要功能包括用血申请、输血检验申请、下达取血处方、输血反馈、输血咨询等。

系统要求:医生能快捷、准确、规范地进行用血中申请;所有用血相关信息能自动从 HIS、LIS 中提取最新结果,不需要医生查找填报;系统自动判断是否需打抽取标本进行输相容性检查;自动生成备血医嘱与输血医嘱。病历首页的用血量统计;输血不良反应,可由医生或护士在系统内填报;输血不良反应预警提示;输血相关知识的宣教。

(四)嵌入到护士工作站的临床输血管理

1.功能内容

包括标本布置、输血确认、打印取血处方、输血反馈、输血咨询等。

2.系统要求

输血前相容性检查的标本条码管理、输血护理记录、输血相关费用管理、输血相关知识宣教。在整个输血链中,护士是血液冷链管理最后环节的具体实施者,也是保证安全、有效输血的重要决定因素之一。

二、输血信息的管理

(一)功能管理

对全血、血液成分及临床用血全流程管理,包括采血、运输、配血、出库、献血者信息、输血不良反应、温度(运输、存储)、有效期等。具体功能包括血制品种类管理、出入库管理、临床输血管理、温度管理,血制品有效期管理等,其中临床输血管理中包括标本管理、血型鉴定、配血管理、诊断与报告管理、输血不良反应上报、输血适应证管理、全流程追溯管理、自体血回输管理、输血评价等。

(二)应用场景

1.血库日常管理

血库管理者对血制品的流程进行定义,并且为血制品进行入库存放等库存相关管理,通过血库日常管理实现库存的盘点、查询和统计功能,并重点关注血制品存放的温度控制、效期控制。

2.输血申请与审核

申请用血时血库管理者对用血申请的血型鉴定、抗体筛查、交叉配血、包装回收等各个环节进行审核控制。接收输血申请时,血库管理者对输血申请再次审核,由血库专业配血人员使用患者血液标本进行配血实验,记录配血实验结果并进行发血、回收确认使用后的血制品包装。

医生为需要输血治疗的患者做输血申请,并做审核确认,医生为需要输血治疗的患者填写输血申请单时,可将患者的诊断和检验检查报告的结果进行采集并在申请单中进行保存。

当患者的检验检查结果有异常或检验检查结果及诊断对于本次输血治疗有影响时,可以自动对临床医生进行提示,当申请用血量超出预定义的阈值时,将给出提示并将申请交由医务部门审核。

3.发血

输血申请审核通过后交由血库专业配血员,完成审核、血型鉴定、抗体筛查、交叉配血后发血。

4.输血治疗

护士领取血制品后核对血制品信息,为患者进行输血治疗,输血过程中,护士需要在规定时间内进行床旁巡视,观察是否出现输血异常,如有异常则需评估判断是否停止,并做好输血记录。

5.血袋回收

血库管理员将血袋收回,自动匹配已发血制品条码,形成闭环管理。

(三)功能设计

1.血制品种类管理

提供血制品成分构成、血制品编码规则、血制品效期、血制品存放条件、血制品价格等种类管理,提供可重复使用的血制品字典数据和统计查询分析管理。

2.出入库管理

(1)血制品入库前:血库管理员可通过扫描血制品的条码自动匹配识别核对血制品信息。

(2)血制品入库时:血库管理员可为血制品完善补充基本信息包括效期、数量、日期等。

(3)血制品入库后:血库管理员可根据已经审核的临床用血申请进行配血发血,支持发血流程同步,自动记录出入库血制品信息台账,支持查询统计分析。

(4)报损管理:血制品出现损坏不能使用时,血库管理员可通过扫描血制品的条码锁定血制品,生成报损单;支持从库存中删除破损的血制品。

(5)血库盘点:可为血库管理员生成血库的盘账记录,支持打印盘点单;支持血库管理员录入并保存实盘数据;支持血库管理部门进行盘点调整,支持将盘账数量同步为实盘数量,支持盘点差异数据和损坏数据统计分析。

3.临床输血管理

(1)用血申请:支持医生开立备血医嘱,并填写输血申请并可按要求填写诊断相关内容和检查检验相关结果;可按照输血量的不同,支持由上级医生、部门管理员或者医务部门逐级审核,并由输血部门完成复核的流程处理。

(2)备血配血:输血部门接收输血申请后,可根据患者的检验报告和护士采集的标本与血站血制品信息自动匹配核对。

(3)领血输血:执行护士领用血袋,支持扫码确认与患者信息核对无误后执行输血医嘱。

(4)回收血袋:提供血袋回收确认与管理,不能回收的血袋可填写原因。

(5)标本管理:提供对输血的患者的血型鉴定、血型复核,使用的标本进行全生命周期信息的存储和记录。

(6)血型鉴定:提供血型鉴定检验医嘱的全部流程,提供获取血型鉴定结果。输血信息管理可自动识别血型鉴定结果并存储记录。

(7)配血管理:可扫描血制品包装上条码自动获取已入库的血制品信息,可根据需要输血患者的血型鉴定结果自动判断血型是否一致;配血员可记录配血结果,如出现不匹配情况提供提示并禁止发血管理;配血完成后可自动记录配血费用。

(8)诊断与报告管理:填写输血申请单时,可将患者的诊断和检验检查报告结果录入在申请单中进行保存;如患者的检验检查结果有异常或检验检查结果及诊断对本次输血治疗有影响时,可对临床医生进行提示;输血申请单中的诊断和检验检查结果可用于医疗质量的评估和输血信息管理的查询统计。

(9)输血不良反应上报:可将使用血制品的血袋编码绑定在不良反应记录上,可用于上报流程追溯和查询统计。

(10)输血适应证管理:可根据输血适应证管理规定自动匹配需要输血的血制品种类,在输血申请审核后可记录该输血申请的患者情况及用血目的,可用于统计查询和医疗质量分析使用。

(11)全流程追溯管理:可提供将血制品字典定义、血制品入库、血制品保管、输血申请、血制品发放、输血医嘱执行、血袋回收等一系列闭环流程的管理;可根据血制品包装的条码号实现各个流程节点操作人、操作时间及位置的全流程追溯。

(12)自体血回输管理:患者需要进行自体备血时,可核对患者基本信息、检查患者检验检查结果,记录采集血液方式、时间、操作人数据,生成血制品条码;患者进行自体输血时,可自动匹配自体备血的血制品条码,输血治疗时可记录血制品条码号、输血时间、输血操作。

(13)输血评价:提供临床输血前评估及输血效果评价表的填写保存及打印。

4.温度管理

提供与制冷存储设备的连接可自动获取温度数值,可按照约定时间点记录存放血制品设备的温度并能够形成历史温度记录。当设备温度高于或低于警戒值时可进行报警。

5.血制品有效期管理

可自动进行当前时间与入库时记录的血制品效期对比,可对有效期将近或已经失效的血制品进行提示报警。

6.库存查询统计

(1)日常库存查询:血库管理员可对所管辖的血制品进行库存查询、出入库查询、有效期筛查。

(2)日常库存盘点:血库管理员可定期对所管理的血制品进行库存盘点工作。

(3)日常库存统计:血库管理员可对所管理的血制品按部门使用量统计、按血制品种类统计、按本次就诊输血次数、按输血不良反应等不同分类进行查询统计分析。

三、与其他系统集成

与其他医技系统一样,输血管理系统也不是孤立的,在数据流、工作流方面与相关系统交互操作。可采用多种方法。

(一)采用 RV 实现输血管理系统与 HIS 的集成

HIS 通过发送消息把数据传递给输血管理系统,输血管理系统在接收到消息后经过处理返回给 HIS 响应(消息),HIS 再进行相应的处理。

(二)中间表形式集成

通过中间表实现输血管理系统与 HIS 的集成是在 HIS 或输血管理系统数据库上创建一系列公共的中间表,通过触发器或修改医生站源程序把患者信息以及用血信息数据保存到中间表中的方式传输给输血管理系统,在输血管理系统工作站复查、配血、发血和计费,再把发血信息和收费信息数据保存到中间表,再次用触发器把发血信息保存到 HIS 的用血记录和收费信息中。

(三)数据库直接操作

传统的解决方法是让输血管理系统的开发人员通过编程直接操纵 HIS 数据库中的相关数据表,这种方法 HIS 不做任何改动和开发,输血管理系统需要的数据直接到表中读取,需要返回的信息也直接写到相关的表中。

(四)通过 Web Service

实现输血管理系统与 HIS 的集成输血管理系统在需要与 HIS 交换数据时,通过调用 Web Service 提供的相关服务接口来实现数据交换。

第四节 病理系统信息管理

一、病理系统概述

病理系统作为病理诊断设备的后处理系统,完成对 PAL、NTSC 等视频信号或数码相机输出端的病理图像的获取、显示、存贮、传送和管理,实现了病理科各种病理图像数字化,使病理诊断更加精确、快捷,提高了教学质量,增强了科学研究的效率。

二、病理系统架构和业务流程

病理科内部的业务流程主要包括临床医生开申请、病理检查申请登记、收费、标本取材、大体照相、切片、深切、特殊检查、初步报告、确认报告等。

病理科原工作流程主要为,收到检查申请单和标本,手工登记检查信息,样本经过取材、脱水等步骤后做成切片并诊断,诊断完成后在申请单背后书写诊断报告,再由专门医生使用报告工作站根据诊断报告录入并保存,保存申请单,但不保存显微镜影像。

三、病理管理的应用

(一)功能原文

通过标本识别(标本识别、患者识别、标本与患者对应关系等),实现医院患者病理标本(包括手术标本、内镜标本等)送检的全过程进行规范化、精细化的管理,整个送检流程实时监控且可追溯。具体功能包括:标本封装、标志、转送、登记、接收、核对、监管等。

(二)应用场景

1.病理申请与登记

医生为患者开立病理申请医嘱,登记护士核对病理申请单信息后进行病理标本登记。

2.病理取材与技术处理

病理医生对完成登记的病理标本取材,如大体图像拍摄和大体标本描述。病理技师对取材后的标本进行技术处理如对组织学标本进行脱水、包埋、切片、染色,对细胞学组织离心、涂片、固定等信息记录。

3.病历审核与报告打印

报告医生对技术处理后的标本进行镜检,采集相应的镜检图片并书写病理报告,并可对存在检验危急值的报告进行危急值处理。审核医生确认并发布病历报告后,医护人员和患者可查询、查阅和打印报告,患者可在自助机上获取打印报告。

(三)功能设计

1.标本封装、标志

医技、手术室等部门将采集到的患者病理标本进行封装,打印具有病理标本唯一标志的条码并关联患者唯一标志,条码粘贴于封装的病理标本包装盒的外表面。

2.标本转送

由医护人员将病理标本送至病理部门,记录标本运送人员、运送数量以及运送时间等,并打印病理标本外送单。

3.标本登记、核对和接收

病理部门医护人员接收标本,通过扫描条码直接采集患者基本信息、项目信息、费用信息、申请单信息等,并进行信息核对,核对无误后进行病理检查登记。可按病例库进行分库登记,如组织学(常规)、细胞学、液基细胞、外院送检、肾穿刺、分子病理、器官移植等,用户也可以自定义病例库。

4.标本监管

提供病理标本全过程的记录与管理,支持取材明细表记录任务来源、取材序号、取材部位、材块数、取材时间、取材医生和记录入员等信息;提供"标本处理"记录,包括"常规保留""永久保留""教学标本""科研标本""全埋""脱钙""已用完""销毁"等内容,支持输入剩余标本的存放位置;采集大体标本图像,进行大体组织描述;支持自动生成切片条码标签;支持书写诊断报告、打印或向临床发送确诊报告;提供三级医生诊断模式,上级医生可对病理诊断进行复查、书写修改意见并单独保存供原报告医生查看;向取材和制片人员分别发送补取、重切、深切、特检等医嘱申请;支持对免疫组化切片进行评级等。

5.病理图像采集

对提交的病理标本进行图片的采集,支持视频信号采集。采集的影像可以存为 BMP、JPG 等通用格式,也可转换为 DICOM 格式。

采集方式支持用数字摄像机来获取病理显微镜图像,保证图像的清晰度及视野的最大化。支持采集任意多幅图像,支持显示标本相关的检查项目、取材描述、玻片信息和标本原始图像等信息。

6.病理报告采集

可根据报告类别、检查部位等设置相应的诊断模板,在报告输入时可直接选择,支持病理诊断辅助编码,支持 ICD 词库,允许用户直接录入标准诊断与编码。支持图文混排报告,提供报告版式自定义功能,支持报告多图显示,支持报告标题、字体、布局等的定制,支持图像大小和布局的调整,支持报告的打印输出,支持报告状态可设置为初步报告和确认报告,初步报告、确认报告和任何一个参与诊断的医生的意见均保存在数据库中。

四、应用中的注意事项

无论采用哪一种方法获取数字化病理图像,都应包括显微镜的各种倍数下各个部位视野,如肿瘤有代表性的视野、不典型的视野、反映边缘与周边组织关系的视野等。由于病理图像的整体结构在诊断中具有很重要的意义,因此低倍镜图像的采集十分重要。

数字化病理图像打印输出效果受图像本身的分辨率和打印机的分辨率两方面的影响。采用高分辨率的喷墨或彩色激光打印机可打印输出能与普通照片相媲美的图像。

作为病理信息系统,通常采用的是专业数码摄像机加专业图像采集卡的方法。其视频信号稳定,所得的显微图像清晰。

五、病理信息系统的优化在病理科工作中的应用

随着医院信息化建设的深入,作为医院信息化重要组成部分的病理信息系统已广泛应用于病理科。自本院病理信息系统更换运行后,伴随着从临床医师开具医嘱至病理报告的发出,病理检查全流程与病理信息系统密不可分,同时科室人员管理、档案管理、仪器试剂管理、日常记录等均可在系统内实现管理及记录。病理科工作人员对病理信息系统的依赖性越来越大,对病理信息系统提出的需求也越来越多,持续有效地优化病理信息系统才能满足临床及病理科的需求,提高病理科医疗服务水平和管理。

(一)改进前病理信息系统运行状况

本科室自 2017 年使用病理信息系统管理日常工作,由于原厂家设计的病理信息系统不能很好地适用于本科室工作和管理,在使用过程中临床及病理使用人员对系统又提出了大量需求,所以运行一段时间后出现诸多问题。主要包括:①病理标本监控问题,病理仪器与系统不能连通,病理危急值不能发送提醒。②冷冻临时报告无法发送至医师工作站,病理科发出的签字报告无记录,临床医师无法查阅和追踪病理标本在病理科的检查状态。③病理结果不能复制拷贝,切片质量评价未按标准分级评价,档案管理功能的科室工作量统计,不合格标本记录及统计,无法一键更新。④无仪器试剂管理、人员无排班计划、仪器日常维护记录表格填写功能等,严重影响了病理科工作效率,也导致了临床和患者的不满意。运行几年来,经过对系统进行不断的完善和优化,已能满足目前的日常工作。现将本科室对病理信息系统所做的主要优化列举出来,供同道们参考。

(二)改进的地方及方法

1.病理标本的监控

通过增加标本条码,临床获取标本后将打印的条码粘贴于标本容器上,通过人员授权于系统内扫描条码监控标本所在位置及操作人员,实现标本的追踪。

2.病理仪器与系统连接

包埋盒打号机、全自动免疫组化染色仪、冷光仪通过创建仪器接口使病理信息系统与仪器完成数据传输,无须进行二次手动录入。

3.病理危机值通知

本科室定义的危机值通过"危机值"字段传送至医院短信接收平台,由医院短信接收平台发送至开单医师的手机中或相应科室的值班手机中,通过系统可以查看临床医师是否阅读短信及回复,如规定时间内未阅读回复进行电话通知。

4.冷冻临时报告的发送

增加冷冻报告 Web 显示界面,在医师工作站添加一键链接按钮,链接到冷冻报告界面、医师工作站,实现查阅冷冻临时报告。

5.病理科发出的签字报告

增加病理报告发放一览表,对于已发出的报告进行确认,实现报告是否已发出记录。

6.病理标本在病理科检查状态

针对临床医师经常电话询问标本检查状态,增加病理标本所处状态(已登记、检查中、延期原因、已审核、已发送),链接在医师工作站的界面,通过 Web 界面显示标本状态。

7.病理结果复制拷贝

已发送病理报告以图片形式显示在医师工作站,无法对报告内容进行复制粘贴,通过增加报告的文本格式,实现病理结果的复制拷贝。

8.切片质量按标准分级评价

由病理医师对制好的切片进行质量评价,分为甲乙丙丁 4 级同时添加切片不良因素。

9.工作量统计

技师工作量的统计,包括登记病例、取材记录例数/蜡块数、组织包埋例数/蜡块数、常规切片例数/蜡块数、冷冻切片例数/蜡块数、细胞制片、HE 染色、巴氏染色、免疫组化例数/蜡块数、特殊染色例数/蜡块数、报告打印、报告发放。医师工作量的统计,包括标本取材例数/蜡块数、冷冻主诊、冷冻审核、特殊医嘱、报告主诊、报告审核。

10.不合格标本记录及统计

增加标本情况选择,分为合格与不合格,当为不合格标本时,选择已维护好的不合格原因,添加不合格标本统计功能。

11.一键更新功能

由于病理信息系统安装的客户端较多,没有一键自动更新功能时,系统升级优化,维护人员需要对每个客户端进行设置。通过一键更新功能,当系统更新时,对服务器进行先更新;系统使用人员启用病理信息系统按钮时,系统自动更新后再运行。

12.仪器管理功能

添加科室仪器设备一览表,仪器维修保养记录。

13.试剂管理功能

增加通过条形码管理试剂,包括试剂计划、试剂入库、试剂出库、试剂批号验证、发票核对、试剂回退、试剂报废、库存报警、统计上报的功能。全面信息化管理试剂。

14.人员排班计划功能

增加人员排班计划功能,对科主任授权,由其对全科人员进行排班,科室人员登录系统即可查看排班情况。

15.仪器日常维护记录表格

病理仪器众多,因此涉及填写的记录众多,将纸质记录转化为病理信息系统内的记录表格填写,减少工作人员烦琐工作。

(三)病理信息系统优化后工作流程

通过优化病理信息系统,分析本科室病理信息系统,同时结合外院病理信息系统和其他厂家系统运行模式,笔者推荐以下病理检查流程和科室管理。

1.门诊患者病理检查流程

临床医师通过医师工作站开具医嘱→临床工作人员扣费后打印条码→将条码粘贴于采集容器上→取下标本后于系统内扫描条码确认采集→配送人员于临床收集标本并在系统内扫描条码→配送人员将标本送达病理科并进行扫描条码确认送达→病理科人员进行标本检查并签收录入病理系统内→对标本进行处理→主诊医师录入报告→审核报告→发送并打印报告→纸质报告送至临床。

2.住院患者病理检查流程

临床医师通过医师工作站开具医嘱→临床工作人员打印条码→将条码粘贴于采集容器上→取下标本后于系统内扫描条码确认采集→配送人员于临床收集标本并在系统内扫描条码→配送人员将标本送达病理科并进行扫描条码确认送达→病理科人员进行标本检查并签收录入病理系统内→对标本进行处理并执行扣费→主诊医师录入报告→审核报告→发送报告。

3.病理科管理功能的应用

病理科的档案管理、查询统计、排班计划、仪器试剂管理、表格记录的填写,均可在信息系统内实现。

(四)优化后的病理信息系统发挥的作用

1.病理检查流程的作用

优化后的病理信息系统更贴合本科室实际情况、更符合指南标准、更大程度满足临床需求,得到了系统使用人员、临床医护人员和患者的极大满意。病理检查流程从系统内不能全面监控管理优化到临床开单至病理报告发出的全流程,其中涉及的环节众多,通过条码管理实现了病理检查全流程管理。为临床医师提供在线实时查询病理标本状态,使临床医师更为准确及时地获取标本在病理科的情况,减少不必要的电话沟通,同时通过报告内容的复制免去了临床手工录入信息的工作。对于病理工作人员通过信息系统一次录入信息即可传送数据接口传送至仪器,减少不必要的重复工作。

2.病理科管理的作用

优化后病理信息系统增加了更多病理科的管理功能,提高了科室信息化管理水平,免去过往众多纸质记录的填写和仪器试剂信息的登记,使科室申请单、蜡块玻片等档案管理更规范,科内也可最大程度实现无纸化办公。减少病理科工作人员烦琐且不必要的工作,使工作人员有更多的时间投入的专业技术和病理诊断中。

随着信息化的深入、病理专业的不断发展,临床医护人员以及病理从业人员对病理信息系统会提出更多更高的要求。病理信息系统的优化、完善是一个不断持续的过程,一个好的病理信息系统在病理检查流程和科室管理中,不单能实现标准化、规范化、科学化,更应该注重个性化的服务。各个病理科应以最大限度提升患者的满意度、满足临床、提高病理科工作效率为基本原则,根据科室具体情况不断加以优化完善。身为病理工作人员应该做好迎接更为完善的系统,加强学习与时俱进,这样才能应对信息化背景下的病理工作。

参考文献

[1]邵庆华.远程医疗护理统筹与质量控制[M].长春:吉林科学技术出版社,2019.

[2]吴兆玉,陈绍成.实用医院医疗管理规范[M].成都:四川科学技术出版社,2019.

[3]杭波,马计.远程医疗服务模式创新与系统平台化技术分析研究[M].哈尔滨:哈尔滨工业大学出版社,2019.

[4]彭朝林.中国精准医疗产业研究[M].北京:华龄出版社,2020.

[5]李林.医疗创新管理与实践[M].广州:中山大学出版社,2022.

[6]梁海伦.现代医院医疗服务管理[M].北京:化学工业出版社,2021.

[7]沈剑峰.现代智慧医院建设策略与实践[M].北京:人民卫生出版社,2021.

[8]尚文刚.医院信息系统教程[M].2版.北京:科学出版社,2022.

[9]牟雁东,王钧慷,何述萍.现代综合医院门诊管理[M].北京:化学工业出版社,2022.

[10]黄远湖.智慧时代医院建设新思维[M].南京:江苏凤凰科学技术出版社,2022.